U0262411

腰椎病中西医结合治疗

主 编 樊天佑

科 学 出 版 社

北 京

内 容 简 介

本书分上、下两篇，共12章，上篇概述了腰椎病的定义、诊断、鉴别诊断及治疗；下篇详述了盘源性腰痛、腰椎间盘突出症、腰椎管狭窄症、腰椎滑脱症、腰椎不稳、腰椎侧弯等病的病因病理、诊断、中西医治疗，以及腰椎的康复与养护等。本书不仅涵盖了腰椎病的中医药治疗、手术治疗等，还重点介绍了中西医结合治疗措施、国内外先进的治疗理念及微创治疗方法。明确提出了腰椎病不同阶段的治疗决策与方法，对腰椎病的治疗具有重要指导意义。

本书适合从事中西医结合治疗的骨伤科、骨科医师等参考阅读。

图书在版编目（CIP）数据

腰椎病中西医结合治疗/ 樊天佑主编. —北京：科学出版社，2017.7
ISBN 978-7-03-053365-4

Ⅰ.腰… Ⅱ.樊… Ⅲ.腰椎—脊柱病—中西医结合疗法 Ⅳ.R681.505

中国版本图书馆CIP数据核字（2017）第132590号

策划编辑：王海燕 / 责任校对：张小霞
责任印制：赵 博 / 封面设计：吴朝洪

科 学 出 版 社 出版
北京东黄城根北街 16 号
邮政编码：100717
http://www.sciencep.com

天津市新科印刷有限公司 印刷
科学出版社发行 各地新华书店经销
＊

2017 年 7 月第 一 版 开本：787×1092 1/16
2018 年 9 月第二次印刷 印张：16
字数：362 000

定价：79.00 元
（如有印装质量问题，我社负责调换）

《腰椎病中西医结合治疗》编写人员

主　编　樊天佑
副主编　裘敏蕾
编　者（以姓氏笔画为序）

丁　超　车　涛　圣小平　汤　俊　孙　剑
杜　震　李玉梅　李岩峰　吴文虎　邱卫东
余小鸣　忻志平　张　洁　张璟婷　陈永强
陈朝蔚　邵　萍　林盛明　罗　蔚　郑　晓
饶　武　倪卫祖　高令军　梁仁根　谢晓亮
戴琪萍　魏贤振

序

　　腰椎病是一种临床常见性、多发性疾病。它的发生几乎贯穿于人的整个生命阶段，患病率仅次于上呼吸道感染。近年来，腰椎病在临床上具有日益年轻化的趋势。而且其复发率较高，甚至迁延不愈，严重影响了患者的日常生活。

　　腰椎病的发病机制较为复杂，病程较长，从有腰痛症状的退变开始，到腰椎完全融合，往往持续数年，在疾病的发展过程有自发性再稳定的可能。因此，决定腰椎病的治疗时，必须充分考虑其生理病理、生物力学、稳定性破坏与再稳定状态等多种因素。

　　目前，腰椎病的治疗方法众多，但尚无一致的、明确的治疗规范。中医药治疗是腰椎病非手术治疗的重要手段，手术治疗同样具有一定的优势。如何选择最合理的治疗措施仍然是一个值得探讨与商榷的问题。樊天佑医师和他的同事长期从事中西医结合治疗腰椎病，所在科室是上海市中西医结合治疗腰椎病特色专科、国家中医药管理局重点学科，在中西医结合治疗腰椎病方面有丰富的经验和独到的见解。书中总结了多年的临床经验并结合大量国内外文献，将其客观、详细地呈现给读者。内容涵盖了腰椎病的病理生理、中医药治疗、手术治疗等，重点介绍了中西医结合治疗措施、国内外先进的治疗理念及微创治疗方法，具有很好的参考价值。

　　希望该书的出版能为从事中西医结合治疗的骨伤科、骨科医生提供有益的帮助。

中华医学会骨科分会委员
中华医学会脊柱学组委员
外固定学组副主任委员

前　言

　　随着现代社会的发展，腰椎病成为严重危害人类健康，影响人们正常工作、生活的常见病和多发病。我国每年有不少于150万人因腰椎病就诊，患者的生活质量明显下降。近年来，随着对腰椎退变病理生理研究的不断深入，腰椎病作为腰椎退变性疾病的总称，这一概念已经越来越清晰。腰椎退变是一个长期的退化并伴随着椎间盘和椎体同步再塑的结果，是一种损伤与修复的不平衡状态。其治疗结果存在许多不确定性，无论何种治疗方法都不能防止或逆转退变的病理过程。因此，对于骨伤科医生而言，腰椎病的治疗是一个具有挑战性的问题。

　　近年来，随着先进技术和研究方法的应用，临床上对腰椎病的认识和治疗取得了长足的进步，并出现许多新的预防和治疗措施。但如何选择最合理的治疗措施仍是困惑患者和医生的问题，是非手术治疗还是手术治疗？如何在合适的时间选用合适的治疗方案？现有的临床资料表明，没有足够的证据支持腰椎病应该非手术治疗或手术治疗。临床实践中，医生应当充分考虑到腰椎病的病理和生理、生物力学、稳定性破坏与再稳定状态等因素。

　　中医中药治疗是腰椎病非手术治疗的重要组成部分，其作用不容忽视，临床上亦显现出良好的疗效。因此，中西医结合治疗可能是一合理、有效的治疗腰椎病的方法。

　　为了能在上述问题中有所突破，编者查阅了大量国内外资料，以了解最新学术动态，对腰椎病的认识及治疗进行重新梳理，始终遵循着中西医结合的原则。作者总结了自己多年治疗腰椎病的经验体会，提出腰椎病分期治疗的理念，在选择治疗方案时高度重视脊柱的稳定性。最终在全体同事的协助下，精心编写完成此书，真诚期望能为骨科、骨伤科年轻医师提高对腰椎病的认识而提供帮助。

　　本书分为上、下两篇，共12章，上篇以基础理论为主，着重介绍了腰椎病的新概念、病因、发病机制、研究新进展，以及腰椎病的治疗策略、方法等；下篇为临床疾病篇，主要介绍腰椎常见病的临床诊疗。全书图文并茂，内容充实，既有新观点、新技术的阐述，也有传统特色治疗的介绍。书中部分内容相互渗透、重叠，强调中西医结合、并重，以期为中西医结合事业奉献一份绵薄之力。

　　本书尽管阐明腰椎病为腰椎退变性疾病的总称，但为便于读者查阅，书中仍延用了传统的疾病命名。由于编者水平有限，书中存在的不足之处，敬请同道指正谅解。

　　感谢侯筱魁教授、陈永强教授、邵萍教授的悉心指导！

中华中医药学会运动医学分会委员
上海市中西医结合学会骨伤分会委员
上海市中西医结合学会脊柱专业学组委员
上海中医药大学附属市中医医院骨伤科主任

目 录

上　篇

第 1 章 概 论

第一节 腰椎病的概念与流行病学

一、腰椎病的概念

腰椎病是一个宽泛的概念，是很多种腰椎疾病的总称。腰椎病通常是指腰椎的退行性疾病（lumbar degenerative disc disease，LDDD），在临床上表现为以腰痛、腰部活动受限和腰腿痛为主要症状。往往有提前退变的证据，同时伴有临床症状。腰椎病涵盖了一定的影像学发现和临床症状的范围。影像学范围包括椎间隙狭窄或增生、椎间盘的膨出或突出、MRI 第二加权低信号、终板改变及关节突关节的变化。腰椎病包括了腰部软组织劳损、腰部肌筋膜炎、腰椎退行性骨关节病、腰椎间盘突出症、腰椎管狭窄症、腰椎节段不稳和退变性脊柱侧弯等疾病。

腰椎退变是一个长期的退化并伴随着椎间盘和椎体同步再塑的结果，包括椎间盘结构因适应生理负重改变所产生的暂时性调整，以及对损伤的反应，是一种损伤与修复的不平衡状态。而损伤不仅包括急性创伤，也包括累积应力、生活方式、重体力劳动等慢性损伤。

二、腰椎病的流行病学

腰椎病是中老年人常见的疾病，据调查，在美国人群腰痛患病率为 17.8%，而由于我国人群所承受的劳动强度更大，导致人群总体腰痛的患病率高达 50%。腰椎退行性疾病所致的下腰痛已成为丧失劳动能力及生产力的主要原因之一。在我国每年有不少于 150 万人因腰椎病就诊。腰椎病与下列多种危险因素有关。

（一）年龄

椎间盘的老化与年龄呈正相关，早期的椎间盘退变可见于一定的个体，有研究表明：可发生在人一生的第二个 10 年。文献报道，45 岁以下是下腰痛的多发年龄，且它的发病年龄正趋于年轻化。随着年龄的增长，机体腰背肌肌力下降、韧带劳损，严重影响了脊柱的稳定性，再加上脊柱及椎间盘的退行性变化，从而更易发生腰椎疾病，但关于这一说法至今仍无统一定论。

（二）性别

早期椎间盘退变可见于女性，也见于男性，通常男性比女性要延迟 10 年。有研究发现，下腰痛男性总患病率大于女性，众所周知，从事重体力劳动的工人多为男性，工人因承担重体力劳动，特别是扭转和上举动作使得人体腰部易受损伤，所以患者中男性的比例更大，腰痛的患病率更高。但也有学者对自然人群下腰痛的调查发现，总人群中女性下腰痛的患病率高于男性，考虑可能为目前社会劳动结构发生变化，重体力劳动在逐渐减少，而长时间固定姿势的工作逐渐增加，男性相对女性会具有一定程度上的多动效应，因此长期从事固定姿势劳动的女性更容易发生腰部损伤。此外，中年女性腰痛与系统性激素变化相关，特别是中年女性卵巢囊肿患者，系统性腰痛容易与腰椎退变性腰痛相混淆。对这种病人，即便有明显的退变影像学改变，在考虑手术治疗时，也应该非常小心。有明显的影像学退变性表现，而没有临床症状，在老年人中也很常见。

（三）姿势

长期的不正确坐姿、卧姿会导致腰椎生理曲度的变化，日常工作中如果长时间使腰椎处于前屈或侧弯状态，势必增加腰椎间盘负荷引起腰椎间盘退变，所以不正确的姿势有导致下腰痛发生的可能。此外如身体过度侧弯、后凸、前凸，这些长期的不良姿势都容易造成腰背畸形，持久的静态负荷会影响血液循环及代谢产物的清除，导致下腰痛的发生。姿势不正确被认为是下腰痛发生的一个原因，但研究表明：灵长类动物的椎间盘退变和人类的椎间盘退变没有种族差异，认为两足行走的姿势不是单一因素，生物力学因素更为重要。

（四）体型

肥胖被认为是下腰痛发生的危险因素之一，由于肥胖会加重脊柱的负担及磨损。肥胖患者过多的体育锻炼会加重下腰痛的发生率。此外，还有研究显示身体瘦弱的人则因为腰背肌肌肉组织少，韧带力量较弱，脊柱不稳，易导致腰椎间盘突出，进而也会多发下腰痛。

（五）遗传因素

腰椎退变性疾病与遗传因素有一定关系，Vartola 等的研究（1991）表明：32% 腰椎间盘突出的年轻患者有家族史。有家族史的患者中，21 岁以前发生腰椎退变的相对危险性高于正常人的 5 倍。

（六）吸烟

吸烟与有症状的椎间盘退变性疾病相关。有研究表明吸烟与腰椎的 Modic 改变相关。国外学者对腰痛病人的调查显示，有 67% 以上的患者曾经有吸烟史，且这个比率随腰痛程度的增加呈显著上升趋势，调查表明吸烟导致腰背痛患病率明显增高，尤其是 45 岁以下的吸烟者发生下腰痛的相对危险性为 2.33。但导致这种患病率增高的原因尚不明确，可能是吸烟容易引起慢性支气管炎等呼吸系统疾病，而咳嗽时引起椎间盘内压及椎管内压增高；此外，烟草中的尼古丁可能会减低椎体血容量，从而影响椎间盘的营养，使椎间盘容易发生退变。另外，吸烟可以诱发骨质疏松；吸烟也可以诱发咳嗽，导致纤细的骨小梁发生微骨折，吸烟降低血红蛋白的携氧能力，影响椎间盘内细胞的存活。

（七）环境因素

环境因素导致下腰痛的状况已不容忽视。荷兰一项研究报道，ICU 护士下腰痛的发生和工作环境有关，如工作空间的狭小，物品不易触及，这些因素限制了工作姿势，增加了腰背负担，从而导致腰背痛的发生。Gershon 等研究发现组织结构、工作条件、组织文化等环境因素是导致护士腰背痛的重要原因。

（八）职业因素

据统计，70% 的人因为职业因素患过腰背痛，特定职业人群下腰痛的患病率高达50%。国内对伏案工作人员及经常站立的售货员、纺织工人、护士、学生、司机、编辑、冷库作业工、坦克乘员等职业调查显示，这些人群是职业性腰背痛的高发人群，其中以搬运工和护士的患病率最高，流行病学调查研究显示，护士、搬运工等职业的下腰痛患病率在 40% 以上。他们长期体位固定，姿势较少变化，被要求经常弯腰和扭转，这些都会加速椎间盘、小关节退变和腰部肌肉、韧带劳损，产生下腰痛。研究显示从事重体力劳动是下腰痛的重要诱因。许多流行病学调查结果表明，重体力劳动发生职业性下腰痛的危险性大大增加。反复的推、拉、抬重物等动作会加速小关节、椎间盘的退变和腰部肌肉、韧带劳损，产生腰痛症状。重复性工作不仅会加速椎间盘、小关节及韧带劳损，而且容易引起肌肉尤其是腰背肌疲劳，削弱其对脊柱的稳定作用，发生下腰痛。长期静止性姿势被动牵拉所产生的慢性劳损都可导致棘上、棘间韧带最终断裂，椎间盘受损，腰椎稳定性破坏，从而出现非特异性下腰痛的症状。调查研究显示我国汽车驾驶员腰痛的患病率为57%～82%，略高于国外同类人员，其原因可能是由于长时间的驾驶和道路的颠簸，很难保持端坐的体位，这些人群经常是前倾坐位，由于骨盆向后倾，身体脊柱弯曲加大，椎间盘及后部韧带的负荷大幅增加，使腰部受到损伤而产生腰痛。

（九）精神心理因素

随着生理 - 心理 - 社会医学模式的转变与实施，心理因素越来越受到医家的重视。有研究显示，心理因素与下腰痛的发生存在相关性，调查证实下腰痛患者的心理健康普遍较差，如精神紧张、抑郁，肌肉长期处于紧张状态，机体痛觉过敏，从而易产生下腰痛或加重症状。临床中发现某些长期受疼痛困扰的下腰痛患者，疼痛使其精神脆弱、产生忧虑和恐惧，也常常加重症状，增加痛感。此外研究也提示心理因素与下腰痛的发展和预后都存在较高的相关性。

（十）社会因素

社会因素也是造成慢性下腰痛的一个重要原因。需注意力高度集中的工作，如工作时间长、单一，容易给工作者产生相当负面的不良影响，造成人体的自身抗病能力下降或病情的加重。有学者报道，对职业不满意的人群下腰痛的发生率比满意度高的人群要高出 2.5倍，调查还发现与同事等人际关系的好坏也与下腰痛的发生明显相关。

第二节　脊柱腰段的应用解剖

一、腰椎的结构特征

（一）腰椎骨性结构

腰椎由 5 个椎体及其间的椎间盘组成，是最大的活动椎体，也是人体重要的支撑和运动结构。腰椎椎体（图 1-1）较大，椎弓也较其他部位发育得好，因而能承受较大的应力。腰椎前部为椎体，其横断面呈肾形，左右径比前后径略大，并且前高后矮。后部为椎弓，包括椎弓根、椎板、关节突。椎弓根较短，由椎体后外侧靠上缘发出，其上缘形成较浅的椎上切迹，下缘形成更为明显的椎下切迹。两侧椎板较宽，于中线相遇形成棘突，棘突指向后方，宽大呈四棱柱形。椎板和椎弓根的结合处有上、下关节突，上关节突有凹陷的关节面，朝向内侧。上关节突的后方有骨性突起加固，称为乳突，是手术中置入椎弓根螺钉的重要骨性标志。下关节突有凸起的关节面朝向外侧，略偏向前方。两横突薄而长，起自上关节突和椎板的连接处，向外、稍向后方延伸。L_5 椎体较其他椎体呈更加明显的肾形，前方比后方高，这是腰骶角形成的重要因素。横突大而且坚固，有强大的髂腰韧带附着，髂腰韧带将腰椎固定在骨盆上。

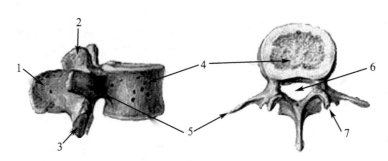

图 1-1　**腰椎椎体的右侧面、上面观**
1. 棘突；2. 上关节突；3. 下关节突；4. 椎体；5. 横突；6. 椎孔；7. 乳突

（二）腰椎韧带

腰椎韧带围绕腰椎形成一个致密的结缔组织套，是重要的稳定结构（图 1-2）。

1. **前纵韧带**　位于椎体和椎间盘前方的坚强固定带，牢固地附着在椎间盘上，并止于椎体的骨膜鞘中。深层较短的纤维连接邻近的椎体，表层的纤维跨越 $L_2 \sim L_4$ 椎体。前纵韧带会发生与年龄相关的退变，其弹性和分散能量的功能降低。附着处骨密度的下降、矿物质含量的减少也会导致韧带力量的降低。

2. **后纵韧带**　位于椎管内，附着于椎体和椎间盘的后方，在跨越椎间盘纤维环时较宽，跨越椎体时较窄，有阻止椎体后部分离的作用，可在屈曲时与黄韧带共同维持脊柱的稳定性。

3.黄韧带 黄韧带短而厚，连接相邻的椎板，韧带的上方附着椎板的前表面的下半部和椎弓根的下部，分为内、外两部分，内侧部分止于下位椎板的背面上部，外侧部穿行在关节突关节的前方，附着于关节囊上。黄韧带由80%的弹性纤维和20%的胶原纤维组成，弹性纤维使黄韧带呈黄色。黄韧带弹性在屈曲时允许椎板的分离，在中立位时处于紧张状态，可阻止黄韧带的皱褶。弹性纤维随着年龄增长而减少，因此老年人黄韧带的弹性降低，中立位时预张力减小。Kashiwagi发现随着年龄增长，黄韧带中的胶原和高分子蛋白多聚糖的含量增加，而这一改变使得老年人的黄韧带容易发生钙化和肥厚，从而导致椎管狭窄。

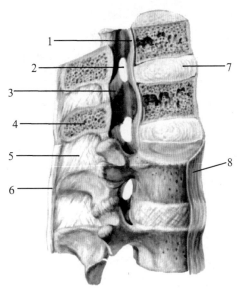

图 1-2 **腰椎的韧带（正中矢状切面）**
1. 后纵韧带；2. 椎间孔；3. 黄韧带；4. 棘突；
5. 棘间韧带；6. 棘上韧带；7. 椎间盘；8. 前纵韧带

4.棘间韧带 连接相邻的棘突，前后方分别与黄韧带和棘上韧带相延续。由胶原纤维和少量的弹性纤维组成。与年龄相关的骨软骨化通常发生在30岁以后。

5.棘上韧带 连接棘突尖部的韧带，在L_4/L_5终止，L_5以下由腰背筋膜贯穿。棘上韧带与棘间韧带紧密相连，形成棘上韧带-棘间韧带-腰背筋膜复合体，将腰背筋膜锚定在腰椎棘突上。棘上和棘间韧带相对比较薄弱，在极度屈曲时常常为首先损伤的结构。

6.横突间韧带 连接相邻横突的韧带，与其他腰椎韧带不同，其胶原纤维疏松且排列不规则。被描述为分隔前后腰椎的结缔组织层。

（三）关节突关节

关节突关节是上位腰椎的下关节突和下位腰椎的上关节突形成的关节，又称后椎间关节，或"zygapophycial"关节，由关节囊、关节面、滑膜、关节盘状结构组成，具有典型滑膜关节的特征（图1-3）。

1.关节囊 包裹关节突关节的背侧和上下缘，附着于关节软骨边缘，前方与黄韧带相延续，后方被多裂肌深部纤维加强。关节囊的上下端有囊下袋，内含脂肪。囊的上下端有两个微孔，囊内脂肪可通

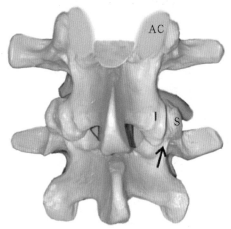

图 1-3 **$L_3 \sim L_4$ 关节突关节后面观**
箭头所示为右侧关节突关节的垂直关节面；AC.关节软骨；I.L_3椎体的下关节突；S.L_4椎体的上关节突

过此微孔与囊外脂肪相通。

腰椎的关节突关节含有三种囊内结构：①脂肪垫，位于关节的上下端；②滑膜皱襞，关节内最大的充填物，皱襞包裹脂肪、胶原和血管，可向关节内延伸 5mm，滑膜皱襞有神经分布，可能是退变性关节疼痛的来源；③结缔组织缘，呈楔形，在关节囊内表面处增厚，填充关节面弯曲边缘留下的空隙。

2. 关节面　腰椎关节突关节面形状和指向变化较大，因此会影响节段的活动方向和范围，关节面的指向是阻止椎间关节前移和旋转脱位的重要因素。关节面的形态可呈扁平形、弯曲的 C 形或 J 形，弯曲的关节面有更大的接触面，可以更好抵抗前方移位、防止旋转。腰椎的前凸使得 L_5/S_1 承受相当大的应力，楔形的椎间盘和 L_5 椎体使得 L_5 在骶骨上有前移的趋势。与典型的腰椎下关节突朝向外、轻度向前不同，L_5 的下关节突明显向前，形成一个钩形结构，而骶骨上关节突则起到一个钩扣作用，这一结构特征对阻止椎体前移具有重要的意义。

（四）椎间盘

椎间盘为相邻椎体间的纤维连接，由中央部软的髓核和包裹其外的纤维环构成，是人体中最大的无血液供应的组织（图 1-4）。

1. 纤维环　由多层同心圆形胶原纤维和蛋白多糖组成，蛋白多糖凝胶将各层胶原纤维紧密连接在一起，防止纤维环的扭曲。外层纤维环主要由粗大的胶原纤维构成，并附着于邻近椎体的外缘，外层纤维的各层之间几乎没有细胞和基质成分，糖胺聚糖的成分也较低。内层纤维完全包裹髓核，并与软骨终板结构相连接。纤维环每层间相互平行，在椎体间斜行排列，两相邻层排列方向相反，这种层叠排列是构成椎间盘生物力学和功能的基础，允许一定的角运动，又通过限制剪切和扭曲应力提供节

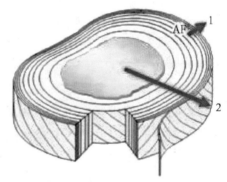

图 1-4　**腰椎间盘纤维环的排列**
1. 纤维环；2. 髓核

段间的稳定。纤维排列方向与水平方向的夹角为 40°～70°。椎间盘后部的排列方式较其他部位平行，此处纤维环更薄，腰椎前侧和外侧纤维环的厚度是后部的 2 倍。因此，纤维环的后部是薄弱区，容易发生退行性改变和损伤。

2. 髓核　髓核为半流体胶冻状物质，占椎间盘的 40%～60%，年轻成人水的含量约为 76%。在髓核的上部和下部，纤维束与软骨终板平行；在纤维环和髓核的连接处，少量的纤维束向内深入髓核的中心。髓核中心也存在少量垂直排列的纤维。作为流体，可在压应力下产生形变，并起到传导和分散应力的作用。

3. 终板　连接椎体与椎间盘的软骨，在组织学上，一般认为是椎间盘的一部分。软骨终板在邻近椎间盘界面为纤维软骨，内层纤维环紧密附着，而邻近椎体一侧为透明软骨。终板有两个重要的功能：第一，营养椎间盘，软骨终板形成一个透明的屏障，水分和营养

物质通过这个屏障在髓核和椎体的骨松质之间进行交换；第二，发挥屏障作用，防止髓核进入椎体。

4. 椎间盘的主要成分 椎间盘的基质主要由胶原纤维组成，胶原纤维和少量的弹性纤维嵌入到蛋白多糖 / 水凝胶中。椎间盘的基质中含有软骨细胞和成纤维细胞，具有支持和修复作用，细胞含量占椎间盘组织的 1% ～ 5%。纤维环和髓核均由这些成分构成，只是含量不同。

（1）蛋白多糖：蛋白多糖广泛存在于身体的组织中，是椎间盘中重要的基质成分，这种大分子物质具有亲水和保水特征。髓核中蛋白多糖的含量远高于纤维环，椎间盘中主要存在硫酸软骨素和硫酸角质素两种蛋白多糖。硫酸软骨素与水的结合能力是硫酸角质素的2 倍。纤维环与髓核的蛋白多糖基本类似，但结构上存在差异。蛋白多糖带有大量的负电荷，可吸引额外的阳离子进入基质中，这些阳离子和蛋白多糖分子一起，形成了椎间盘内的高渗状态，维持流体的容量，使得椎间盘在承受高负荷压应力时，也能维持膨胀状态。椎间盘退变时，硫酸软骨素和硫酸角质素的比例发生变化，蛋白多糖的含量下降。在负荷状态下，液体的流失也会加快。

（2）胶原纤维：胶原纤维是人体主要的结构蛋白，典型的胶原纤维分子由 3 个多肽链聚合而成，形成三螺旋结构。胶原纤维分子以 1/4 交错模式排列形成胶原纤维。椎间盘中已经被证实有 7 种胶原蛋白，但只有Ⅰ型和Ⅱ型胶原占有较大的比例。Ⅰ型和Ⅱ型胶原蛋白的化学和物理特性都存在很大的差别。Ⅰ型胶原广泛存在于皮肤和肌腱中，具有相当大的抗张力强度。椎间盘中的Ⅰ型胶原主要分布于纤维环的外层。

（3）弹性纤维：弹性纤维存在于纤维环和髓核中，在纤维环和髓核交界处较为集中。尽管在椎间盘中存在弹性纤维，但其弹性主要取决于流体静力学的性能和胶原纤维改变纤维方向的能力。弹性纤维可能有助于椎间盘变形后形状的恢复。

（4）水：椎间盘内的主要成分，随着年龄增长发生变化明显，水的含量和蛋白多糖的浓度有关。

（5）椎间盘的营养：椎间盘是人体最大的无血管供应的组织，椎间盘的营养主要来源于营养物质的扩散。营养物质通过两条途径到达椎间盘：经纤维环周围血管的纤维环途径；经终板下毛细血管的终板途径。

二、椎管、椎间孔

（一）腰椎管

腰椎管由椎孔连接而成，其前壁为椎体后缘、椎间盘、后纵韧带，后壁为椎板和黄韧带，侧壁为椎弓和椎间孔。椎管为一骨性纤维管道，其内容纳脊髓、神经根和马尾。各种原因发生的骨性或纤维结构的异常，可导致椎管的一处或多处狭窄，压迫上述内容物引起症状，临床称之为椎管狭窄症。

（二）侧隐窝

椎管两侧的延伸部分，向下外与椎间孔相通，前壁为椎体后缘，后壁为椎板和黄韧带，外侧壁为椎弓根，内侧壁为硬脊膜囊。是神经根硬脊膜外段行经的一段骨性通道。黄韧带肥厚合并椎间盘突出等可造成侧隐窝的狭窄，是腰椎管狭窄的常见类型。

（三）椎间孔

椎管的出口，前壁为椎间盘和椎体后缘，后壁为黄韧带和上关节突，上、下缘为椎弓根的切迹。神经根通过椎间孔的上部，神经根的走向从上到下逐渐变斜，L_5 神经根于出口处已经降至椎间孔的下部，椎间孔的矢状径逐渐变短，而神经根却变粗，因此，L_4、L_5 神经根容易被卡压。椎间盘退变后，椎间隙高度下降，纤维环向后突出，关节突的增生和黄韧带的肥厚可造成同序数的神经根的卡压。

三、腰椎的神经分布

脊髓共有 31 对脊神经，每对神经根连接的区域都是独立的，脊髓被划分为相应的虚拟的节段，每个节段通过相应的脊神经来发挥效应。在腰段有 5 对脊神经，由相应的椎体节段命名，腰椎的脊神经于同序数椎体的下方椎间孔穿出椎管。成人脊髓止于 $L_{1\sim2}$ 水平，神经根在 L_1 以下形成马尾。因此，腰椎的脊神经穿出椎间孔前在椎管内行走一段距离，上位腰神经为 9cm，下位腰神经约为 16cm。脊神经自硬脊膜发出后至椎间孔的解剖区域，我们称之为神经根管。侧隐窝或椎间孔狭窄等因素会造成神经根管的狭窄，神经根管的狭窄往往使同序数的神经根受累，并产生相应的神经症状。而椎间盘的后外侧突出造成的神经根受压，经常导致下位神经根的受累，见图 1-5。

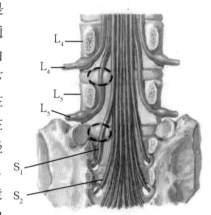

图 1-5　第 4、5 腰椎之间的椎间盘突出压迫第 5 腰神经而不是第 4 腰神经

窦椎神经：又称脊膜神经，每个节段不止一根窦椎神经，一个椎间孔能容纳 2～6 根窦椎神经。由与脊神经相连接的交通支发出，位于背侧神经节和腹侧神经节的远端。主要功能是感受伤害性刺激和本体感觉。窦椎神经通过椎间孔重新穿过背侧神经节的前方进入椎管，进入椎管后，沿着多个方向走行，与对侧及上下的窦椎神经形成神经网，支配硬脊膜、血管外膜、韧带和椎体周围骨膜等相关区域（图 1-6）。

四、腰椎的运动节段与节段运动

"运动节段"或"关节三联体"是指椎间盘及其相邻的上下椎体间关节，是腰椎运动的基本单元。典型的运动节段包括：相邻的椎体、椎间盘和关节突关节（图 1-7，图 1-8）。

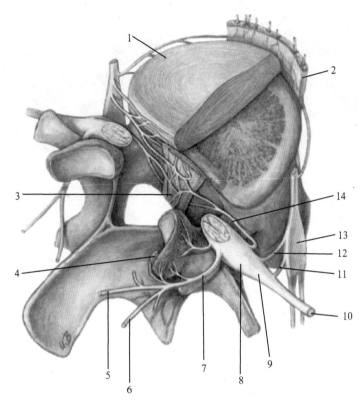

图 1-6　腰椎的神经分布

1. 椎间盘；2. 前纵韧带；3. 后纵韧带；4. 关节囊；5. 内侧支；6. 外侧支；7. 后支（背侧支）；8. 脊神经节（背根神经节）；9. 脊神经干；10. 前支（腹侧支）；11. 白交通支；12. 灰交通支；13. 交感干神经节；14. 窦椎神经

影响运动节段的因素包括椎间盘的厚度、纤维软骨的顺应性及相邻椎板的大小和形状。椎间盘的厚度大、相邻椎体的终板的横径较短时运动范围较大。女性椎体的终板直径较男性小，而椎间盘的高度和硬度则与男性相同。因此，女性的腰椎运动节段较男性有较大的运动范围。关节面的形状和指向、韧带和肌肉决定运动的方向和类型，控制运动节段运动量的大小。运动范围受韧带和肌肉的紧张性、骨性对位的限制，在不同的运动节段对运动的限制也不同。

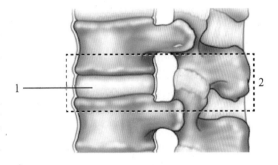

图 1-7　腰椎的运动节段图

1. 椎间盘；2. 运动节段

腰椎运动节段的运动往往是"偶联"或"三联"运动。一个椎体在一个轴线上的旋转或平移始终与这个椎体在另一个轴线上的旋转和平移相关联，即所谓的偶联。例如：脊柱的旋转总是伴随一定程度的侧屈。同样，脊柱的侧屈也总是伴随一定的旋转。评估脊柱的

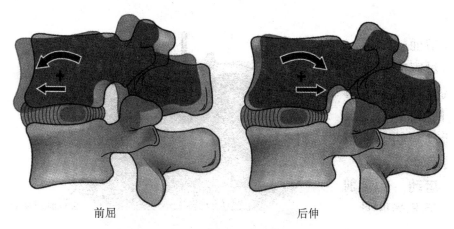

前屈　　　　　　　　　　　　　　后伸

图 1-8　表现为矢状面上的旋转和平移运动的腰椎节段屈曲和后伸运动：腰椎前屈时，矢状面上向前旋转和向前平移，腰椎后伸时矢状位上向后旋转和向后平移

运动必须考虑正常发生的运动组合，单纯观察前屈、后伸、侧屈和旋转是不恰当、不准确的。应当了解正常运动形式及病理相关的异常运动形式，对运动形式组合的观察尤为重要。通过组合运动模式进行治疗也可能是可取的。

　　运动过程中，在压力的作用下，软骨下骨和关节软骨会发生等量的形变，骨变形会对椎体运动产生少量的影响，如果融合或固定椎体后部结构，在垂直应力的作用下，椎弓根前部的骨结构仍有足够的可塑性来确保椎体和椎间盘之间的运动，后方的融合和固定手术能稳固不稳定的节段，但不会使融合节段完全固定。

　　脊柱前屈运动中腰椎前屈运动的范围最大，L_1/L_2 节段的屈曲范围约为 $8°$，L_4/L_5 和 L_5/S_1 约为 $11°$。腰椎屈曲运动是椎体在矢状面上向前的旋转及前方平移运动的偶联。腰椎屈曲时，上位椎体向前旋转，下关节面相对下位椎体的上关节面轻微向上并向后滑移。随着身体的前倾，重力作用使椎体向前平移。关节突关节在屈曲开始时关节间隙增大，椎体向前平移时关节突关节间隙闭合，从而限制椎体继续向前的平移。关节突关节在维持腰椎的稳定性及限制前方剪切方面起到重要作用。在屈曲过程中，椎体的旋转运动主要受到小关节囊的限制，关节突关节的限制作用很小。当腰椎前屈时，前方的椎间盘受压，后方的纤维环牵张，完全屈曲时，椎间盘内的压力增加 80%。前屈时张力不仅作用于软组织结构，同时还可作用于小关节附近的骨性结构。

　　腰椎后伸运动是椎体向后旋转和向后平移的结合。下关节突在上关节突上向后滑移，直到下关节突触及到下位腰椎的椎板。在关节突和椎板之间，关节突关节的下隐窝处的脂肪垫和疏松的结缔组织形成了一个缓冲区，有助于减少后伸过程中的突发应力。当关节突接触到椎板时，继续增加的负荷使椎体向后轴向旋转，上位椎体在下关节突上旋转，下位椎体的上关节突向前摆动，小关节的关节囊紧张，强大的应力可导致关节囊的破裂。因此，后伸时产生相应症状的原因可能是小关节关节囊的损伤，下关节突和椎板间的关节囊的嵌顿，或关节突的撞击所致的椎板的骨膜损伤。后伸运动可使椎间盘内压力增加，后伸时，椎间盘前部的纤维环受到牵拉，后部的纤维环状物向外膨出，并使椎管直径减少约 2mm。后伸运动时，在某些情况下，可减少椎间盘后部的纤维环应力，这可以解释为什么某些背部中央疼痛的患者后伸时疼痛缓解。

腰椎旋转运动的范围大约为 3°，因上下关节突相互接触而使旋转受到限制。旋转运动时，一侧关节突关节的关节面相互接触，而对侧的关节尚有一定的间隙，此时继续旋转，旋转将以紧密接触的小关节突为轴心进行。腰椎的椎间盘也有抗扭转作用，腰椎旋转时，旋转侧纤维环紧绷，对侧松弛。椎间盘的胶原纤维可延长 3%～4%，但超过 4% 就有断裂的危险。当旋转运动超过 3° 时，相应的小关节成为运动的轴线，导致椎体向侧方摆动，对侧的小关节突向后内方摆动。由于椎体的横向移位，下方椎间盘在受到由旋转所致的扭转应力的基础上，又出现侧方的剪切应力。因此，强大的旋转应力可造成以下结构的损伤：受累的小关节，承受扭转和剪切应力的椎间盘及对侧紧绷的小关节囊。

腰椎侧屈运动非常复杂，与椎体间关节和小关节的旋转运动相偶联。日常生活中单纯的侧屈运动很少，绝大多数的侧屈运动伴随着其他运动形式同时发生。侧屈范围为 10°，L_5/S_1 节段由于髂腰韧带的限制，侧屈减少至 3°。侧屈时，上位椎体的下关节突相对下位椎体的上关节突向下移，同侧的椎间孔的横截面积减小。

五、腰椎前凸与矢状位平衡

正常人体站立时，腰椎有一个凹向后的弯曲，称之为腰椎前凸。站立时，由于骶骨的前倾，骶骨的顶面与水平面形成一个 50°～53° 的夹角。如果腰椎与骶骨平行地形成关节，躯干将会向前倾斜。为了弥补骶骨的前倾，维持身体的直立，腰椎凹向后方弯曲。腰椎前凸和以下因素有关：① L_5 椎体的楔形结构，其前缘比后缘高 3mm；② L_5/S_1 椎间盘也呈楔形，前方垂直高度比后方垂直高度高 6～7mm；③ L_5 以上的椎体轻度向后倾斜；④竖脊肌的紧张状态。腰椎前凸的大小个体间的差异较大，同一个体在不同的位置和姿势下，前凸的大小也不同。体位、病理因素、压缩应力、鞋及下肢的生物力学因素都会影响前凸的大小。

腰椎前凸是影响脊柱 - 骨盆矢状位平衡的重要因素。正常人站立时 C_7 椎体中心向下的垂线经过人体的重心，并经过骶骨平台。腰椎的前凸与骨盆的位置和形态相互影响，腰椎的曲度随骨盆的位置而改变，以维持脊柱球性平衡。当腰椎的一个或几个节段发生退变时，脊柱的排列可能会发生改变，从而诱发脊柱 - 骨盆的代偿机制以维持脊柱 - 骨盆的矢状位平衡，保持站立时 C_7 椎体的垂线通过骶骨平台的理想状态。当腰椎排列改变超过脊柱 - 骨盆的代偿范围会导致代表重心线的 C_7 椎体垂线前移，在此情况下，即使脊柱 - 骨盆的代偿机制允许维持站立位置，病人也会很不舒服，很难长久维持站立（图 1-9）。临床研究表明：腰椎前凸是影响脊柱 - 骨盆矢状位平衡的重要因素，脊柱与骨盆的矢状位不平衡是手术后腰痛的重要原因。在手术治疗腰椎疾病时，通常更多地注意局部的神经减压，而容易忽视维持矢状位平衡，导致手术后发生慢性腰痛。近年来，恢复腰椎前凸、维持矢状位平衡已成为腰椎融合手术的重要原则。

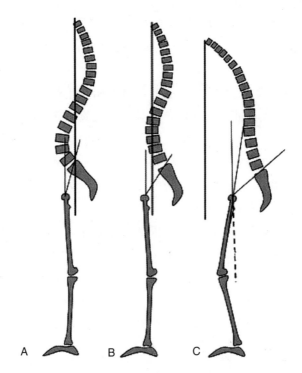

图 1-9　进行性脊柱后凸的代偿机制

A. 平衡的脊柱，C_7 椎体的垂线通过骶骨平台；B. 随着脊柱前凸的逐渐丢失，骨盆的后倾使 C_7 椎体的垂线维持在股骨头后；C. 严重不平衡，骨盆后倾达到极限，膝关节屈曲试图使 C_7 椎体的垂线后移

第三节　腰椎病的病因与病理生理

腰椎病通常是指腰椎退变性疾病，顾名思义，退变是腰椎病的基础，是腰椎病的主要特征。腰椎间盘的退变性疾病是其主要类型。目前，究竟是由于损伤而造成椎间盘的退变，还是由于退变容易造成椎间盘损伤，进而损伤又加快退变，尚不完全清楚。

一、损伤

椎间盘是相邻椎体间的纤维软骨盘，是人体最大的无血管组织，其内的细胞密度仅够维持椎间盘的健康，当椎间盘受伤或产生疾病时，椎间盘内细胞不足以支撑其修复。椎间盘髓核富含高分子多聚糖，具有较强的亲水性。它像一个液压装置，能均匀分散邻近椎体的应力。当纤维环具有足够的弹性时，能允许椎体间有较小的运动，并能限制髓核，阻止椎体的过度运动。如果椎间盘因退变而变得过于僵硬，将起不到避震作用，且容易受损。因此，椎间盘的损伤有累积效应，退变的椎间盘更容易受损。

在日常生活中，椎间盘很容易受到损伤，损伤后椎间盘的正常生理功能遭到破坏，直接导致其生物学改变，最终发生退变。有研究表明：椎间盘的退变往往继发于椎间盘或椎体的损伤。流行病学研究表明：椎间盘突出与过度的机械负重相关。所有椎间盘退变的特征性改变，包括纤维环裂隙、软骨终板塌陷、髓核突出、椎间盘内的破裂，均可在过度机械负荷的模型上再现。损伤可能是导致椎间盘突出和退变的重要原因（图 1-10）。

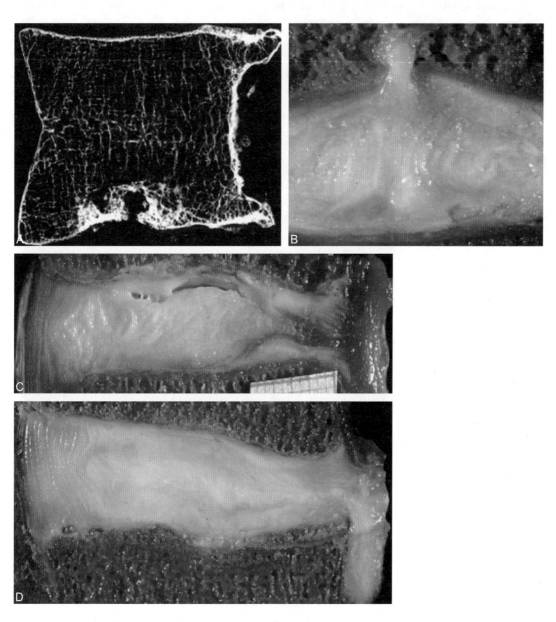

图 1-10 退化和突出腰椎间盘的结构缺陷：所有图片中左侧为前方

A. 尸体椎体矢状位显微 X 线片显示一个大的许莫氏结节，它是由于局部终板的骨折，随后出现椎间盘垂直方向的突出而产生；B. 尸体椎间盘的照片，显示椎间盘对压应力的反应，通过终板垂直突出到椎体内；C. 尸体椎间盘矢状面显示后部纤维环出现了一个完整的放射状裂隙；D. 与分图 C 类似，弯曲和压缩应力导致髓核通过纤维环突出，但在这个标本上，椎间盘是完好无损的

椎间盘受到多种应力作用，包括压缩、剪切、弯曲和旋转应力；腰椎支撑身体重量的60%，有来自身体的重力、快速运动的惯性力、肌肉紧张所产生的应力。

过度的纵向压缩负荷，通常损伤邻近椎体的终板，即便没有骨折，终板损伤也可能会阻碍椎间盘营养与代谢产物的运输，最终导致椎间盘的退变。强大压应力可造成终板骨折，使髓核向终板膨出。终板损伤的部位通常在椎体上终板的中央部位，因为此处的终板最薄，骨小梁密度低。

旋转和弯曲应力通常造成纤维环的损伤，正常腰椎旋转范围为 $1° \sim 3°$，旋转受小关节和纤维环限制，旋转超过 $3°$ 时，旋转以关节突为轴心，旋转应力的力臂加大，容易造成后外侧纤维环的损伤。

复合负荷能导致椎间盘的突出。正常椎间盘类似一个液压装置，脊柱前屈时，椎间盘的一侧压缩，另一侧牵拉。后部牵拉的纤维环变薄，椎间盘内压增高，容易造成纤维环损伤，进一步产生椎间盘的突出。椎间盘突出后，髓核的内压力快速下降，超过50%压应力从髓核转移到纤维环，也从椎间盘转移到椎弓，导致小关节的退变。椎间隙狭窄、邻近椎体间韧带松弛导致运动节段稳定性下降，这种运动节段的稳定性可随着椎体边缘的增生而恢复。

二、腰椎的老化与退变

（一）椎体的改变

在人体的衰老过程中，男性和女性均伴随着骨骼系统骨皮质和骨小梁的丢失。椎体骨小梁的丢失，导致椎体强度下降。骨丢失的发生受到绝经、降钙素水平的降低、肾上腺激素减少、钙吸收和体育锻炼等因素的影响，女性比男性更明显。骨丢失导致椎体的高度降低，强度下降，在压力载荷下骨小梁难以承载应力，并产生微骨折。随着骨小梁的减少，骨皮质承载更大的压缩载荷，导致椎体对抗变形的能力下降，并容易损伤。由于椎体内骨小梁的减少，内部缺乏骨支撑，椎体的微骨折引起终板的变形，并逐渐突入椎体。老年人随着椎体终板凹陷的增加，椎间盘逐渐向椎体方向凸起。椎体的骨质疏松、椎间盘的退变及脊柱的减震能力下降会导致椎体的骨赘的形成，骨赘的形成有利于增加脊柱的稳定性。但是骨赘的形成可以压迫椎管内或椎间孔内的神经组织而产生相应的临床症状。随着年龄的增长，软骨细胞发生程序化死亡，椎体终板的软骨逐渐被吸收和变薄，并为骨组织所代替、硬化。终板退变导致通过终板弥散到椎间盘的营养物质减少，椎间盘的代谢产物排出异常。终板的通透性改变可能是椎间盘退变的原因之一。

（二）椎间盘的变化

随着年龄的增长，椎间盘髓核水分和蛋白多糖减少，胶原纤维的含量增加。这些生物化学的改变，又使得椎间盘内的沉默细胞增加，基质大分子的转换变慢。生长完成后，椎间盘的弹性下降，椎间盘变硬。均匀分散传导应力的能力下降，使椎间盘容易损伤。另外，随着年龄的增长，椎体的终板变薄，空隙率增加，在老年人会出现系统性骨质疏松。但是，多数老年人不出现大的椎间盘破裂和椎间隙的狭窄，没有血管和神经的长入。这些都是与年龄相关的椎间盘改变，称之为"老化"。

椎间盘退变是一种模糊的对进行性结构破坏的细胞调节反应，是损伤与修复的不平衡状态。老化与退变的区别在于退变的椎间盘有结构的破坏，结合有加速的、提前的老化信号。椎间盘退变的主要特征包括提前的与年龄相关的椎间盘成分的改变、纤维环的放射状或环形的裂隙、外侧纤维环边缘的撕裂、纤维环向外的膨出或向内的塌陷、椎间隙的狭窄、邻近椎体的边缘增生、血管和神经的长入。

由于遗传、老化或负重等原因，椎间盘变得如此纤弱，以致日常活动即能造成椎间盘的损伤。椎间盘的损伤导致损伤区域基质压力的异常，从而阻止基质的合成，并产生异常的细胞信号，激活酶的活性，加快基质降解。损伤的椎间盘试图进行自我修复。不幸的是，椎间盘内的细胞密度低，不足以支持其修复。椎间盘的退变往往是进行性的，直到结构破坏。

Adam 认为椎间盘有两种退变的表现形式："终板驱动"的退变和"纤维环驱动"的退变。"终板驱动"的退变，以终板骨折为起始，涉及内纤维环的破裂，多发生在上腰椎和胸椎。有较高的遗传性，发病早，与疼痛关系不明显。"纤维环驱动"的退变，有放射性纤维环裂隙或椎间盘突出，常常影响下腰椎，遗传性相对较低，在中年阶段发展迅速，常导致严重的腰背痛和坐骨神经痛。

三、椎间盘退变的影响因素

椎间盘退变的病因尚不完全清楚，并非单一因素导致，可能与基因的易感性、机械负重及椎间盘的营养有关。

（一）基因的易感性

有研究表明：基因因素对椎间盘退变的影响，远高于环境、行为、性别、肥胖、身高、职业和吸烟等因素。基因因素对椎间盘退变的影响，主要是通过影响椎间盘和终板内细胞外的基质来实现的。编码椎间盘结构和功能成分的基因相关研究强调基因的多态性参与椎间盘的退变，主要关注于结构蛋白（如 I 型胶原、IX型胶原和XI型胶原）、蛋白多糖（如硫酸软骨素等）、基质降解酶及其受体（如 MMP-3、MMP-9 和 TIMP-2）、与炎性因子相关的基因（IL-1 α/β、IL-6、TNF-α）。基因在分子水平调节蛋白质的结构，如硫酸软骨素的基因通过改变基因的长度，使硫酸软骨素核心蛋白变短，从而导致类似退变的基质中水的含量下降。基因的多态性也影响胶原纤维的结构。椎间盘结构蛋白基因的差异性与椎间盘的退变性疾病相关，同样，这种相关性也见于基质降解酶及其抗体。基质降解酶（如 MMP-3、MMP9 和 TIMP-2）数量和活性的变化能改变基质的代谢，加速椎间盘的退变。不仅基因的多态性与椎间盘的退变相关，基因的突变也和椎间盘退变相关。IL-1 受体、IL-1、IL-6 的基因变化与椎间盘的退变进程显著相关。

（二）机械负重

长期以来，机械负重被认为是椎间盘退变的主要原因。腰椎比脊柱的其他部位承担更多的机械负荷，使得腰椎间盘退变多发。有研究表明：机械负重与腰椎间盘退变相关，它能诱导椎间盘的退变，并主要影响软骨终板、邻近椎体及支持软骨终板的框架，通过这种非"直接"的作用影响椎间盘的退变。实验研究表明：压力负荷可诱导椎间盘的退变，特别是经过震动的机械负重后，椎间盘显示有明显的退变征象。

（三）代谢与营养因素

椎间盘内细胞营养的缺乏是椎间盘退变的主要原因。椎间盘是人体最大的无血管供应组织，椎间盘内细胞仅依靠"脆弱"扩散的营养维持大量的细胞外基质。椎间盘的外侧纤维环的细胞部分通过邻近后缘纵韧带的血管获得营养，而髓核内的细胞则完全依靠通过毛细血管网和椎体骨髓窦的扩散获得营养。当椎体终板软骨硬化时，由于扩散距离的变长，椎间盘内细胞糖和氧等营养物质获得困难，代谢产物的运输困难，使椎间盘内的氧浓度下降，pH 降低。这种改变能够影响盘内细胞合成的活性：蛋白多糖的合成反应对低 pH 非常敏感，蛋白多糖的合成明显减少，进而导致椎间盘内水分的减少，最终导致椎间盘的退变。此外，系统性灌注减少，如动脉硬化、糖尿病、吸烟等也是影响椎间盘营养的危险因素。

主要参考文献

［1］ Battie MC，Videman T. Lumbar disc degeneration：epidemiology and genetics. J Bone Joint Surg AM，2006，88：3-9.

［2］ Videman T，Battie MC，Gill K Manninen H，et al.Magnetic resonance imaging findings and their relationgships in the thoracic and lumbar spine Insights into the etiopathogenesis of spinal degeneration .Spine，1995，20：928-935.

［3］ Shen M，Razi A，Lurie JD，et al，Retroli sthesis and lumbar disc hemiation：a preoperative assessment of patient function .Spine J，2007，7（4）：406-413.

［4］ Kramer PA，Newell-Mirris LL，Siinkin PA. Spinal degenerative disk disease（DDD）in female macaque mankeys：epidemiology and comparison with women. J Orthop Res，2002，20：399-408.

［5］ Shiri R，Karppinen J，Leino-Arjas P，et al.Cardiovascular and lifestyle risk factors in lumbar radicular pain or clinically defined sciatica：a systematic review. Eur Spine J，2007，16：2043-2054.

［6］ Leino-Arjas P，Soloviewa S，Kirjonen J，et al.Cardiovasular risk factors and lowback pain in a long-term follow-up of industrial employees. Scand J Work Environ Health，2006，32：12-19.

［7］ Shiri R，Karppinen J，Leino-Arjas P，et al.The association between obesity and low back pain：a meta-analysis. Am J Epidemiol，2010，171（2）：135-154.

［8］ Virtanen IM，Noponen N，Barral S，et al.A putative susceptibility locus on chromosome 21q for lumbar disc disease（DDD）in the Finnish population.J Bone Miner Res，2007，22：701-707.

［9］ Willams FMK，Kato BS，Lisvshits G，et al.Lumbar disc disease shows linkage to chromosome 19 overlapping with QTL for hand OA.Ann Rheum Dis，2008，67：117-119.

［10］ Zhang Y，Sun Z，Liu J，et al.Advances in susceptibility genetics of intervertebral degenerative disc disease. Int J Biol Sci，2008，4283-4290.

［11］ Soloviewa S，Lohiniva J，Leino-Arjas P，et al.COL9A3 gene polymorphism and obesity in intervertebral disc degeneration of the spine：evidence of geneenvironment interaction. Spine，2002，27：2691-2696.

［12］ Gruber HE，Norton HJ，Ingram JA，et al.The SOX9 transcription factor in the human disc：decreased immunolocalization with age and chronic back pain. Psychol Med，2005，35：1275-1282.

［13］ Currie SR，Wang J .More date on major depression as an antecedent risk factor for first onset of chronic back pain. Psychol Med，2005，35：1275-1282.

［14］ Zhao FD，Pollintine P，Hole BD，et al . Vertebral fractures usually affect the cranial endplate because it is thinner and supported by less dense trabecular bone. Bone，2009，44：372.

［15］ Le Maitre CL，Freemont AJ，Hoyland JA. Accelerated cellular senescence in degenerate intervertebral disc：a possible role in the pathogenesis of intervertebral disc degeneration. Arthritis Res Ther，2007，9：R45.

［16］ Adams MA，Roughley PJ. What is intervertebral disc degeneration，and what cause it. Spine，2006，31：2151-2161.

［17］ Adams MA，Dolan P. Intervertebral disc degeneration：evidence for two distinct phenotypes. J Anat，2012，221：497-506.

［18］ Leino-Arjas P，Soloviava S，Kirjonen J，et al. Cardiovascular risk factors and low back pain in long-term follow-up of industrial employees . Scand J Work Environ Heath，2006，32：12.

［19］ Chan SC，Ferguson SJ，Gantenbein-Ritter B. The effects of dynamic loading on the intervertebral disc . Eur Spine J，2011，20：1796-1812.

［20］ Battie MC，Videman T，Gibons LE，et al . Determinants of lumbar disc degeneration. A study relating lifetime exposures and magnetic resonance imaging findings in identical twins. Spine，1995，20：2601.

［21］ Battie MC，Videman T，Parent E. Lumbar disc degeneration：epidemiology and genetic influences. Spine，2004，29：26-90.

［22］ Ching CT，Chow DH，Yao FY，et al.The effect of cyclic compression on the mechanical properties of the inter-vertebral disc：An in vivo study in a rat tail model. Clin Biomech（Bristol Avon），2003，18：182.

第2章 腰椎病的诊断

第一节 临 床 表 现

一、病史

详细、准确地采集病史是临床诊断的关键。在临床工作中，不少的误判可能是由病史采集不完全或不准确所造成的。影像学技术的飞速发展，给腰椎病的诊断带来了很大的帮助，但不能因此而忽视病史采集的重要性。病史的采集过程，是训练临床思维方式的重要组成部分。在询问腰椎疾病病史时，不仅要全面了解本病的特征，还应该了解个体的特殊性、出现的并发症、存在的系统性疾病，以及与鉴别诊断有关的思考内容和联想。应了解所涉及的神经有无功能障碍等并发症，仔细询问和了解病人的诉求、对治疗的期望，并考虑到病人的心理和社会因素。

根据疾病的特点，病史采集既要系统、全面，又要突出重点。对腰椎病病人，询问病史通常应包括以下内容：疼痛的起因、部位、量、严重程度、持续时间、进展、加重与缓解因素、相关症状，不明原因的消瘦、发热，肌力减弱，膀胱功能，肛门括约肌功能，马鞍区麻木，过去及正在进行的治疗，激素的使用，药物的滥用，免疫状态。

（一）年龄、性别、职业

影像学发现椎间盘退变的现象非常普遍，但是，有症状的椎间盘退变在青年人多见。随着年龄的增长，盘源性腰痛逐渐减少，而小关节源性疼痛的可能性增加。20 ~ 35 岁的青年人，70% ~ 98% 慢性下腰痛是盘源性腰痛，到 50 岁时，盘源性腰痛仍然是最主要的疼痛源，40% ~ 65% 为盘源性腰痛，65 岁后，小关节源性腰痛的可能性明显增加（30% ~ 54%）。性别差异不明显，通常男性椎间盘的退变要比女性延迟 10 年。女性病人可出现与激素水平变化相关的下腰痛，卵巢囊肿病人会出现月经中期的下腰痛，容易与腰椎病相混淆，对于这种情况，在考虑手术治疗时，病人即便有明显的影像学改变证据支持，外科医生也应非常小心。从事单一劳动或固定姿势工种工作者、重体力劳动者、反复要求腰椎屈曲负重者及驾驶员的腰椎退变性疾病多见。

（二）起病情况与病程

询问有无外伤史，老年人或绝经后妇女外伤容易导致腰椎骨折。有时，轻微的"扭伤"引起原有的症状加重，外伤可能仅是疾病的诱因，明显地暴露原发病损。了解起病的缓急及发展情况。腰椎病往往为慢性腰痛，病程持续时间长，进展较慢，但腰椎间盘突出伴马尾神经损伤者也可急性起病。

（三）疼痛部位

确定疼痛部位对判定疼痛来源有帮助，盘源性疼痛是躯体的腰痛，椎间盘突出症则是腰痛伴有放射痛。腰椎痛以盘源性腰痛多见，好发于 L_5/S_1 节段，L_4/L_5 次之。腰正中部位腰痛（通过按压棘突确定）通常是盘源性疼痛，这也是确定盘源性腰痛的良好指征，是诊断依据之一。腰正中部位疼痛者，盘源性痛的阳性率为73%，如果病人没有腰正中部位疼痛，96% 不是盘源性痛。棘突旁一指部位疼痛，通常是小关节源性疼痛或骶髂关节痛。

（四）疼痛加重与缓解的因素

盘源性腰痛患者，久坐、屈曲、旋转应力等因素可导致疼痛加重，另外，腹内压增高，如咳嗽、喷嚏，也会将应力传导到敏感的椎间盘，加重症状。躺或站立时减轻。椎间盘内压力与负重和体位改变成线性相关，脊柱前屈时，腰椎间盘内压力增加100%，前屈结合旋转时，盘内压可增加400%。腰椎屈曲结合轴向旋转、压缩负重时，纤维环承受大的应力，这种复合应力是造成纤维环损伤的最大危险因素。盘源性腰痛患者，从坐位起身时可出现腰痛加重，而小关节源性疼痛患者，不出现诱发疼痛，但骶髂关节源性疼痛和从坐到站的动作相关，但多数为单侧，病人主诉疼痛不位于脊柱正中。

（五）体重指数

明显增高的体重指数与腰椎退变性疾病相关。但最近的研究表明：体重指数与盘源性腰痛不相关，与小关节和骶髂关节痛相关。

（六）手术史

既往手术史增加慢性腰痛的可能性，椎间盘突出手术后腰痛多数为盘源性腰痛（82%），涉及骶骨的融合手术后，疼痛最可能的原因是骶髂关节痛，其次是盘源性痛、小关节痛。

（七）社会心理情况

疼痛是客观的经历，精神压力可能会放大或持续对疼痛的反应。了解病人的心理社会因素，对理解病人的状态、诊断与治疗，均能提供有价值的帮助。具体应包括：情绪紧张、焦虑、忧郁，职业因素（不满意），涉及诉讼、失败的手术经历，失眠，逃避行为等。

（八）相关的伴随症状

1. 牵扯痛　牵扯痛是指在非组织损伤的部位出现的疼痛现象。概念已经广为人知，并且医生知道患者所描述的疼痛部位并非是产生疼痛的根源。有三种牵扯痛类型：躯体的牵扯痛、内脏的牵扯痛及放射痛。

（1）腰椎的躯干牵扯痛：从特定部位产生的牵扯痛的区域在不同的个体上有相当大的重叠，不同的个体牵扯痛部分模式也有较大的差异，但不同个体，如果重复刺激相同的部位，产生牵扯痛的部位则比较恒定。腰椎躯体牵扯痛最常见于臀部，但可向足部延伸；刺激的强度与下肢牵扯痛的距离成比例。躯体牵扯痛的重要特点是它的性质，通常被描述成深在而弥散的疼痛，与尖锐的撕裂样放射痛不同，通常位于受累神经支配区界线内。

（2）内脏牵扯痛：某些内脏疾病可引起与脊柱关节紊乱类似的疼痛，这种牵扯痛现象可认为是由躯体和内脏汇聚机制引起的，皮肤和内脏的伤害性感受器汇聚于脊髓后角共同的细胞。疼痛性质：难定位、钝性、模糊、痉挛性或针刺样。笔者曾遇到一例，胃后壁溃疡，患者多次因主诉腰背部疼痛而四处求医，但都未曾与骨科医生谈及有溃疡病史，时间长达半年之久，后胃溃疡穿孔，经手术治疗后痊愈。

有学者认为脊柱的状态与内脏器官的功能息息相关。然而目前并没有证据表明，治疗脊柱和软组织的病变可以转化内脏器官的功能。在临床中，对脊柱治疗的最主要原因还是骨骼肌的功能紊乱。

（3）放射痛：对神经根的机械压迫或化学刺激是引起牵扯痛的原因之一。人们通常重视神经根性的疼痛，以至于忽视躯体的牵扯痛其实是脊柱疼痛的一部分。神经根性疼痛其实就是牵扯痛，但牵扯痛不一定就是根性痛，可以是躯体牵扯痛、内脏牵扯痛。

神经根的机械性压迫通常并不是只是选择性压迫感觉纤维，传递触觉、震动觉和本体感觉的粗纤维也同时受到影响，表现出粗纤维受压的症状和体征。压迫阻断了神经元的冲动传导，因此，真正的放射痛通常都有特定的临床特征：麻木和感觉异常、肌力减弱和反射改变。牵扯痛不伴有客观的神经病学体征，所以不能认为是由于神经根的压迫所致。

感觉异常是由于神经的局部缺血所引起。神经根表现的感觉异常是由于压迫神经根的血管而不是神经根的本身。

化学刺激没有选择性，不会只影响支配椎体的神经元或单纯地影响支配运动的神经元。某些患者只有局部的腰痛，而无区域的牵扯痛或缺乏神经体征，通常不认为是神经压迫所致。

2.周围神经病性疼痛　周围神经病性疼痛是指周围神经或神经根的病变或功能障碍引起的症状和体征。分为阳性和阴性两种。阳性症状包括疼痛、感觉异常、抽搐。阴性症状指麻木（负性感觉）和肌力减弱（负性运动）。

神经干性疼痛是顺着神经干走向的疼痛，为深部痛，类似牙痛样的疼痛。因触摸、运动和牵拉神经干而加重。神经干性疼痛的原因是神经鞘内的机械和化学性的伤害感受器的活性增强。神经鞘内的伤害感受器对正常活动范围内的牵拉不敏感，但是对顺着神经干走向的全长方向的过度牵拉，或对神经干的局部压迫引起任何方向的压迫敏感。

（九）其他

腰椎间盘突出可引起腰椎痉挛性侧弯。腰椎管狭窄者可出现间隙性跛行等临床症状，巨大的腰椎间盘突出者，可造成马尾的压迫，出现马尾神经症状、马鞍区感觉异常、括约肌功能障碍等。

二、物理检查

（一）腰椎形态、功能的检查

观察有无脊椎侧弯畸形，腰椎的前凸是否消失或增加，背正中沟是否有加深，骨盆有无倾斜，双下肢是否均衡，步态有无异常，腰背部有无异常隆起，有无软组织肿胀和包块，有无肌肉紧张等。腰椎的功能检查主要检查腰椎的活动有无受限，动作是否自如，坐起动作时有无痛苦表情，活动范围是否正常。

（二）腰痛的检查

在检查腰椎的疼痛部位时，应使患者呈俯卧位，使椎旁肌肉充分放松，用右手拇指自上而下逐个按压腰椎棘突，正常人脊椎无压痛。根据病人指出的疼痛区，确定疼痛的解剖部位。腰椎两旁肌肉有压痛时，常为急性腰背肌劳损所致。腰椎的横突上有腰肌的起止点，因此腰肌急慢性损伤时，常在横突上有不同程度的压痛。第 3 腰椎横突较其他腰椎横突长，所承受的腰肌拉力较大，如有损伤，局部可有压痛并沿大腿向下肢放射。一般来讲，浅压痛多表明病变的部位在浅层结构，深压痛或叩击痛表明病损在脊柱的深层结构。对慢性腰痛患者，腰椎的正中棘突的深压痛表示腰痛可能是盘源性的，棘突旁压痛表明腰痛可能是小关节源性的。棘突旁压痛并引起一侧下肢的坐骨神经放射痛对腰椎间盘突出的定位有意义。

（三）神经损害的检查

检查有无神经受压的表现，以及相关的神经损害的症状和体征，神经牵拉试验是否阳性，如直腿抬高试验、股神经牵拉试验、屈颈试验等。有无感觉、运动、反射的异常，有无马鞍区的感觉异常及括约肌的功能异常，有无肌肉的萎缩等。

1. 神经牵拉试验

（1）直腿抬高试验及加强试验：患者仰卧、伸膝，被动抬高患肢。正常人神经根有 4mm 滑动度，下肢抬高到 $60° \sim 70°$ 始感腘窝不适。若患者神经根受压或粘连使滑动度减少，抬高到 $60°$ 以内即可出现坐骨神经痛，称为直腿抬高试验阳性。其阳性率约为 90%。在直腿抬高试验阳性时，缓慢降低患肢高度，待放射痛消失，这时再被动背屈患肢踝关节以牵拉坐骨神经，如又出现放射痛称为加强试验阳性。提示腰椎间盘纤维环破裂，坐骨神经受到牵拉。

（2）健肢抬高试验：直腿抬高健侧肢体时，健侧神经根被牵拉硬膜囊向远端移动，从而使患侧神经根也随之向下移动，当患侧椎间盘突出在神经根的腋部时，神经根向远端移动受到限制而引起疼痛。如突出的椎间盘在肩部时则为阴性。检查时病人仰卧，当健侧直腿抬高时，患侧出现坐骨神经痛者为阳性。

（3）股神经牵拉试验：病人取俯卧位，患肢膝关节完全伸直，检查者上提伸直的下肢使髋关节处于过伸位，当过伸到一定程度时，出现大腿前方股神经分布区域疼痛者为阳性。此方法用于检查 L_2/L_3 和 L_3/L_4 椎间盘突出的病人。

（4）屈颈试验：病人取坐位或半坐位，两下肢伸直，此时坐骨神经已处于一定的紧张状态，然后向前屈颈而引起患侧下肢的放射疼痛为阳性。

2. 皮肤感觉　通过对机体感觉系统的检查可以对神经系统损伤做出定位和定性诊断，对下腰部损伤疾病的诊断、鉴别诊断及定位均有重要意义。检查一般以轻触觉和痛觉为主，最好在测量的同时给予标记，以利于治疗前后的比较。

3. **运动系统检查**　对部分肌肉群的肌张力、肌力、肢体运动及有无肌萎缩等有步骤地进行检查。

（1）肌张力：即当肌肉松弛时，在被动运动中所遇到的阻力。一般应在温暖的房间中进行，并嘱患者切勿紧张，肌肉尽量放松。在腰椎疾病范围内常进行的检查有以下两种。①肢体下坠试验：患者仰卧、闭目，检查者举起一侧肢体后突然放开，肌张力高时坠速缓慢，减退者则快，左右对比进行。②膝部下坠试验：患者仰卧位，双膝对称性微屈，足跟置于平滑的木板上。如果某一侧肌张力增高，则该侧下肢不久即可自动伸直，膝部下沉。

（2）肌力：即病人在主动运动时所表现的肌肉收缩力，其测定评级标准如下。0级：肌肉毫无收缩；1级：仅可触及轻微收缩，但不能带动关节；2级：肌肉有收缩，关节可活动，但不能对抗肢体重力；3级：能对抗地心引力动作，但不能对抗阻力；4级：能对抗较大阻力，但比正常弱；5级：肌力正常。

单就腰椎病而言并不需要将全身骨骼肌的肌力逐一检查，主要涉及的肌群包括：①腹前肌群：检查时让病人平卧，检查者压住两侧大腿使患者在无支撑情况下坐起；可观察及触摸腹肌并注意脐孔的位置。②骶棘肌：患者俯卧，双上肢置于身体两侧，之后让患者挺胸伸背即可触及该组肌群。③髂腰肌：患者仰卧位（或坐位）时嘱患者髋关节屈曲，检查者给予阻力。④股四头肌：患者仰卧，下肢用力伸直，检查者用力使其屈膝；或患者取坐姿，使其伸直下肢，检查者用力使其屈膝；或患者取坐姿，双足底平行着地，让其伸直膝关节，并给予阻力。⑤股内收肌：患者仰卧，双下肢伸直及维持并拢，检查者分别用双手使其分开；或者让病人侧卧，先抬起上方下肢，再让下方下肢内收靠近上方下肢，检查者托住上方下肢，并给下方下肢以阻力。⑥臀中肌和臀小肌：患者取仰卧位，下肢伸直，使其分开双膝，检查者给予阻力；或是让病人侧卧，使大腿外展，检查者给予阻力。⑦臀大肌：患者俯卧、小腿屈曲，让其抬起大腿，检查者给予阻力，并触摸收缩的肌肉。⑧股二头肌、半腱肌及半膜肌：患者取俯卧位，让其维持膝部屈曲位，检查者手握踝部并向足部方向拉其小腿。⑨胫前肌：由 L_4/L_5 发出的腓深神经所支配，使足部背屈。检查方法：嘱患者足背伸、内收，并提伸足内侧缘；检查者在足背处给予阻力，并用另一手触摸收缩的肌肉。⑩伸𝑝长肌：将患者足部固定于中间位，检查者对此动作给予阻力，并触摸紧张的肌腱。⑪伸趾长肌：嘱患者伸直第二至第五趾的近侧端趾节，检查者给予阻力，并触摸紧张的肌腱。⑫腓肠肌：患者俯卧，膝关节屈曲到 15°，检查者对此动作给予阻力；或是让病人仰卧，嘱其屈足，检查者对此动作给予阻力，并触摸收缩的肌肉。⑬比目鱼肌：患者俯卧，使其膝关节屈曲至 90° 位，再使足跖屈，检查者给予阻力，并触摸收缩的肌肉和紧张的肌腱。⑭屈𝑝长肌：患者屈曲𝑝趾末节，检查者对此动作给予阻力，并保持近侧趾节伸直。⑮屈趾长肌：患者将第二至第五趾末节屈曲，检查者将给予阻力，并保持近节跖趾关节伸直。⑯胫后肌：患者保持足部跖屈位，内旋足部，检查者在足的内缘给予阻力。⑰腓骨长短肌：患者足部跖屈，然后外旋，检查者在足的外侧缘给予阻力。

4.反射　神经反射系统的检查对下腰痛的诊断及鉴别诊断具有极其重要的意义。

（1）深反射：指通过叩击肌腱或骨膜等较深在组织引起肌肉牵伸反射者。常用的有膝反射和踝反射。膝反射：患者仰卧，膝半屈。检查者一只手托腘窝，另一只手用叩诊锤轻叩髌韧带，使股四头肌收缩。踝关节：患者仰卧，膝半屈，小腿外旋检查者一只手握住前足使之微背伸，另一只手用叩诊锤轻叩跟腱，使踝关节跖屈。

（2）浅反射：指通过刺激皮肤或黏膜引起的反射。浅反射减弱或消失者提示病变位于上运动神经元。临床上常见的有①腹壁浅反射：仰卧，腹壁放松。检查者用钝器划腹壁两侧上、中、下部皮肤，引起腹肌收缩。②提睾反射：仰卧，下肢伸直外展。检查者用钝器划大腿内侧皮肤，引起睾丸上提。③肛门反射：患者膝胸卧位。检查者用钝器划肛门周围皮肤，引起肛门括约肌收缩。

（3）病理反射：指由于上运动神经元受损伤后使节段性反射亢进，甚至原来已被抑制的反射再现。在临床上常见的有：① Babinski 征：俗称划足底征或跖反射伸直反应，其检查方法如下：将棉签尾部由患者足跟部沿足底外侧缘向小趾掌跟划动，再向蹋趾掌跟侧横向划动。阳性者，其蹋趾向背侧方向伸展，并伴有其他足趾外展呈扇状分开及背屈，此表明上运动神经元病变。② Oppenheim 征：又名压胫征。检查者用拇指和示指背侧在胫骨前、内侧处由上而下划过，阳性者蹋趾背屈。③ Chaddock 征：又称足边征。用木签等物划被检查者外踝下部和足背外侧皮肤，阳性表现同前。④ Gordon 征：又称腓肠肌挤压征。阳性者当捏压腓肠肌肌腹时，出现足趾背屈反应。

第二节　影像学与辅助检查

一、腰椎病的影像学检查

影像信息数字化、计算机辅助成像和图像重建成像已成为当今医学影像诊断学的主要发展方向。影像学检查具有十分重要的作用，无论在腰椎病的诊断、治疗方案的制定，还是对治疗后情况的判断都具有重要价值。

腰椎病影像学常用检查方法包括普通 X 线摄片、椎管造影、椎间盘造影、CT 及磁共振检查等。腰椎退变性疾病，无论是椎体或椎间盘退变，通常有三种结果：椎间盘突出、椎管狭窄和脊柱不稳，X 线片能反映椎体间隙高度变化；CT 对腰椎骨性结构的形态显示良好；MRI 能反映椎间盘、韧带、神经结构和骨髓的病变。根据相关病史与临床检查所提出的疑问，合理运用影像学检查手段，对腰椎病变的临床诊治具有重要价值。

（一）X 线

腰椎病在 X 线片上的主要表现为椎间隙狭窄、椎体终板的硬化和骨赘的形成。部分可见椎间盘的真空现象、关节突关节骨性关节炎改变（图 2-1 ~图 2-5）。

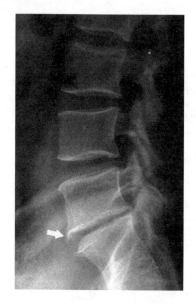

图 2-1　集中在 L_5/S_1 水平的退行性椎间盘病变：侧位 X 线片显示 L_5/S_1 椎间盘高度的丢失，椎体前骨赘形成（箭所示）

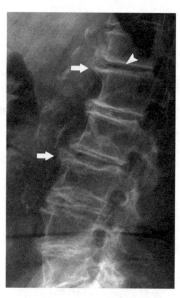

图 2-2　多节段的退变性椎间盘疾病：侧位 X 线片显示椎间隙狭窄，椎体边缘骨赘形成（箭所示），椎间盘真空现象（箭头所示）

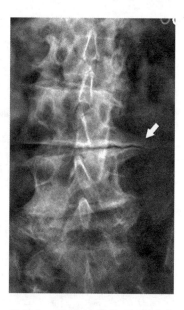

图 2-3　正位 X 线片示不对称的椎间隙狭窄，大量的骨赘形成典型的"鹦鹉嘴"样改变

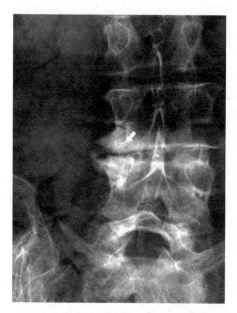

图 2-4　正位 X 线片显示 L_4/L_5 椎间隙狭窄,伴有骨赘形成,终板软骨下骨硬化（箭所示）

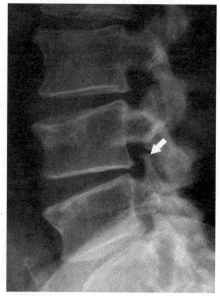

图 2-5　关节突关节退行性疾病：侧位 X 线片显示关节突关节骨赘形成，使椎间孔变窄（箭所示）

（二）CT

CT 能很好反映椎间盘的真空下线、软骨下骨硬化等骨结构的变化，在矢状位和冠状位的重建片可见椎间盘突出情况和脊柱滑脱等（图 2-6～图 2-10）。

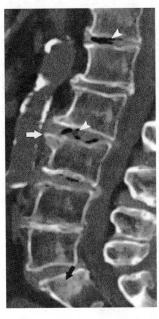

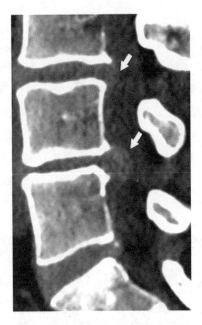

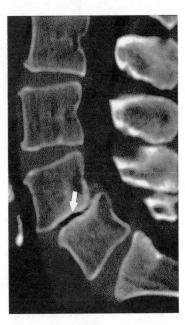

图 2-6　多节段的退变性椎间盘疾病：CT 矢状位片显示多个椎间隙狭窄，椎间盘内积气（右侧箭头所示）和骨赘形成（左侧箭所示）

图 2-7　椎间盘突出：CT 矢状位片显示 L$_3$/L$_4$ 水平椎间盘向后突出，L$_4$/L$_5$ 水平存在更大部分椎间盘的向后突出

图 2-8　腰椎滑脱：CT 矢状位片显示 L$_4$/L$_5$ 退行性腰椎滑脱，伴随 L$_4$/L$_5$ 椎间隙狭窄和椎间盘内积气（箭所示）

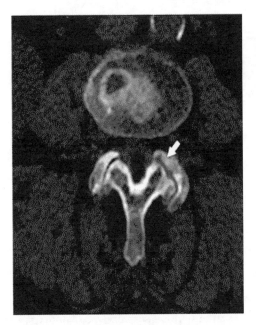

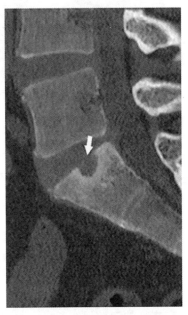

图 2-9　小关节的退行性病变：轴位 CT 片显示伴随骨赘形成的关节面硬化（箭所示）

图 2-10　Schmorl 结节：矢状位 CT 片显示终板内的低密度灶及其周围的硬化（箭所示）

（三）MRI

MRI 能反映椎间盘退变、骨髓水肿、小关节变化及神经受压情况。常规的 MRI 包括 T1、T2 加权成像，能显示神经受压情况，压脂像能显示骨髓水肿情况。正常的椎间盘在 T1 加权像表现为低信号，T2 加权像表现为高信号。T2 加权像高信号与髓核中蛋白多糖结合的水分相关。根据 T2 加权像的信号不同，Pfirrman 等将椎间盘退变分为 5 级，1 级：椎间盘的髓核表现为高信号，周围的纤维环表现为低信号；2 级：T2 加权像上髓核内出现水平的薄的低信号带；3 级：弥散的 T2 加权信号丢失，椎间隙轻度狭窄；4 级：黑间盘，椎间隙后缘出现放射状的撕裂，表现为椎间盘后缘局灶性高信号（high-intensity zone，HIZ）5 级：椎间隙塌陷（图 2-11，图 2-12）。

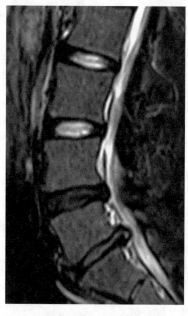 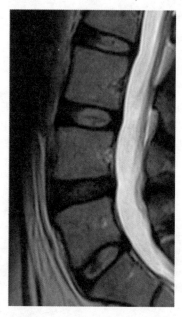

图 2-11　MRI 矢状位片上不同等级椎间盘退变：在 T2 加权像上，L_4/L_5 椎间盘膨出和 L_5/S_1 椎间盘的突出

图 2-12　MRI 矢状位 T2 加权像上孤立的 L_4/L_5 椎间盘退变

在退变的椎间盘内有时可见血管神经的长入，可见平行于终板的带样增强信号。这种信号改变和下腰痛明显相关。

腰椎病患者软骨终板骨髓在 MRI 通常可见信号异常。1988 年由 Modic 系统描述了 Modic 改变的分型和组织学改变，他将 Modic 改变分为三种类型：Ⅰ型（炎症期或水肿期），表现为在 T1 加权像上显示为低信号，在 T2 加权像上为高信号，T2 压脂序列为高信号，相应的组织学表现为纤维血管组织替代（炎症修复期），即骨性终板撕裂，终板及终板下区域有丰富的肉芽组织长入，纤维血管组织替代了增厚的骨小梁间的正常骨髓，提示病变处于活动期（图 2-13）。Ⅱ型（脂肪期或黄骨髓期），在 T1 加权像上表现为高信号，在 T2 加权像上表现为等信号或轻度高信号，T2 压脂序列为低信号，组织学表现为黄骨髓替代原有的红骨髓，在慢性受损的终板及终板下区域大量脂肪组织沉积，提示病变处于稳定期(图 2-14,图 2-15)。Ⅲ型(终板的硬化期)，表现为 T1 和 T2 加权像的低信号(图 2-16)。Modic 等发现，前两种类型的信号改变与腰椎退变性疾病相关。

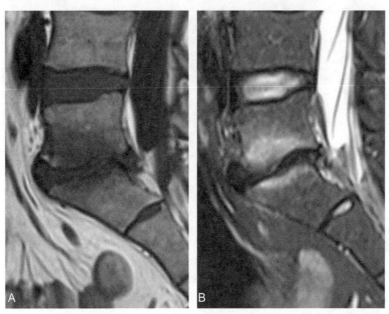

图 2-13　L5/S1 终板的 Modic Ⅰ型改变：MRI 矢状位 T1 加权像上呈低信号 (A)，T2 加权像上呈高信号 (B)，异常信号位于紧邻椎间盘的终板部分`

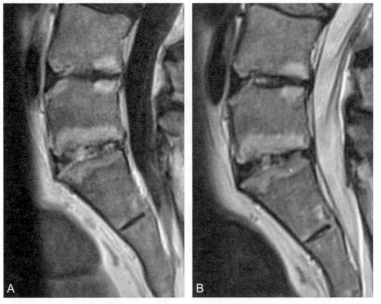

图 2-14　L4/L5、L5/S1 终板的 Modic Ⅱ型改变：MRI 矢状位图像 T1 加权像上呈高信号 (A)，T2 加权像上亦呈高信号 (B)

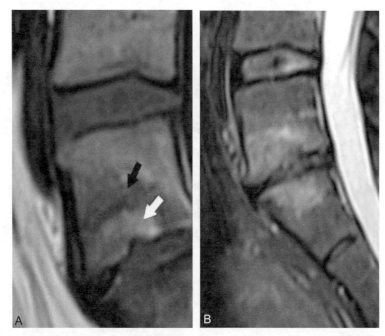

图 2-15　L$_5$/S$_1$ 终板由 Modic Ⅰ 型部分转换为 Modic Ⅱ 型：在 MRI 矢状位片上，终板在 T1 加权像上主要表现为低信号（A 图黑色箭所示），在 T2 加权像上表现为高信号（B），但在 T1 加权像上高信号区仅出现在邻近椎间盘的位置（白色箭所示）

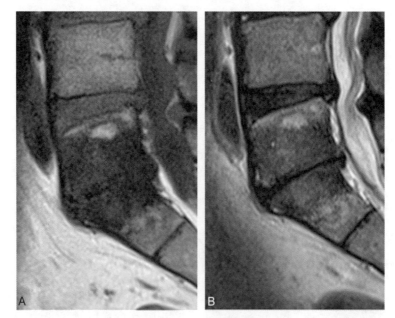

图 2-16　L$_5$/S$_1$ 终板的 Modic Ⅲ 型改变：伴随着终板的硬化，在 T1 加权像上呈低信号（A），T2 加权像上亦呈低信号

（四）腰椎 Modic 改变的临床意义

腰椎 Modic 改变在腰痛人群中出现概率高，在腰椎间盘退行性变患者出现的概率比正常人群高。Ⅰ、Ⅱ型面积改变率与腰痛程度密切相关，Ⅲ型面积改变率与腰痛程度无明显相关性。Ⅰ型 Modic 改变的腰痛患者症状的严重程度与 Modic 改变的程度无关，而与 Modic 改变的类型有关。Ⅰ型 Modic 改变患者的临床症状较正在向Ⅰ／Ⅱ混合型转化的患者重，与椎间盘退变、膨出、突出密切相关。Modic 改变分级与椎间盘退变 Pearce 分级密切相关，与椎间盘疼痛激发试验显著相关，说明 Modic 改变与椎间盘退变关系密切，但两者之间是并存关系还是因果关系难以确定。Modic 改变与腰椎不稳和腰椎曲度之间存在一定的相关性，Modic Ⅰ型改变与腰椎不稳相关性最强。老年慢性腰腿痛患者中椎间盘高度的丢失且不伴有重度椎体骨质增生的终板 Modic 改变发生率较高。在退变性侧凸患者中 Modic 改变与椎间盘退变、终板倾斜度、腰椎侧凸角及体重指数之间存在相关关系。在腰椎滑脱的患者中 Modic 改变与滑脱程度、椎间盘退变、体重指数、劳动量存在相关性，Modic 改变在退变性滑脱中以Ⅱ型较多，在峡部裂性滑脱中以Ⅲ型多见，并且 Modic 改变易发生在滑脱节段。

二、腰椎退行性疾病的影像学诊断

（一）腰椎间盘突出症

1. 基本概念　腰椎间盘突出症是指腰椎间盘退变、纤维环破裂和髓核突向后方或脱入椎管，导致相邻组织遭受刺激或压迫而出现一系列临床症状者。腰椎间盘突出症是骨科的常见病和多发病，是引起腰腿痛最常见的原因。根据突出的方向和部位分类，可分为中央型、中央旁型、侧型、外侧型和极外侧型。

2. 影像诊断要点

（1）腰椎 X 线平片：可见腰椎生理曲度减小或消失、椎体边缘骨赘增生、椎间隙变窄（图 2-17）。

（2）椎管造影：腰椎间隙水平硬膜囊弧形受压，提示腰椎间盘突出；当神经根受压时可见神经根袖不显影或扭曲移位（图 2-18）。

（3）椎间盘造影：表现为椎间盘区造影剂影，如纤维环破裂，表现为造影剂渗出，提示相应椎间盘突出（图 2-19 ～图 2-21）。

椎间盘造影的形态学分型：通过椎间盘造影来评估椎间盘损伤、纤维环撕裂程度和椎间盘退行性变的程度，按照改良的 Dallas 分级标准，纤维环破裂程度共分 5 级（图 2-22）。

（4）CT 扫描：清楚显示纤维环向正中或侧方突入椎管，侧隐窝狭窄、硬膜囊或神经根受压（图 2-23）。

（5）MRI：椎间盘变性于 T2WI 信号减低，髓核突出可压迫硬膜囊或神经根；椎间盘突出游离者，可见突出物与髓核分离，位于后纵韧带前方或穿破后纵韧带进入硬膜外间隙（图 2-24）。

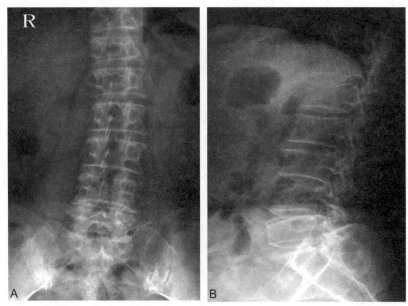

图 2-17　腰椎正（A）、侧（B）位 X 线片显示：腰椎略向左侧凸，生理弧度消失，椎体边缘骨赘形成，L_4/L_5 椎间隙狭窄

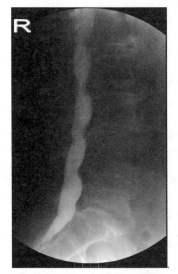
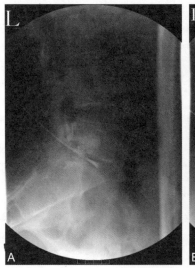
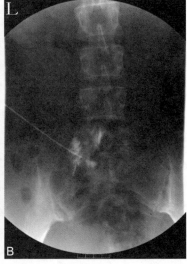

图 2-18　椎管造影示腰椎多个椎间盘突出，以 L_4/L_5 椎间盘突出为著，形成弧形压迹，相应硬膜囊受压

图 2-19　注射造影剂后正（A）、侧（B）位 X 线片显示：L_5/S_1 椎间盘区见少量造影剂，左外侧见明显造影剂渗出

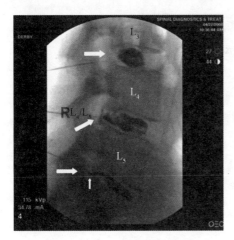

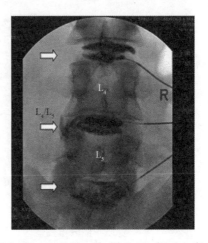

图 2-20　侧位片：大白色箭指向椎间盘。L_3/L_4 椎间盘呈现经典的双叶，"汉堡包"模型；L_4/L_5 椎间盘后环破裂，造影剂显示出椎间盘突出的轮廓；L_5/S_1 椎间盘后纤维环处见少量的造影剂渗漏（薄的垂直的白色箭），说明后纤维环撕裂，并通过裂缝出现了椎间盘的突出

图 2-21　正位片（与图 2-20 为同一患者）：白色箭指向椎间盘的位置。L_3/L_4 椎间盘二裂片的染色模式；L_4/L_5 椎间盘沿左侧纤维环裂缝延伸到向侧方突出；L_5/S_1 椎间盘下方可见少量造影剂渗漏，说明存在纤维环破裂

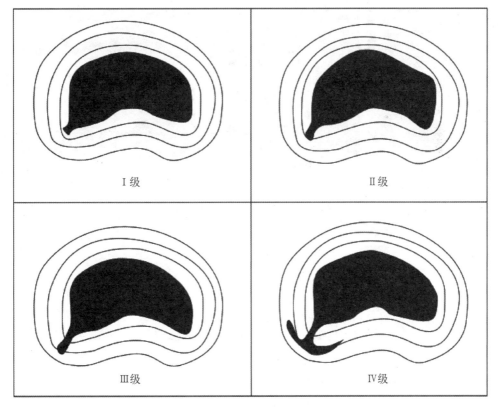

I 级

II 级

III 级

IV 级

图 2-22　改良的 Dallas 分级模型：0 级，无纤维环破裂，造影剂完全在正常髓核内；I 级，放射状破裂出现在内侧 1/3 纤维环，造影剂沿着裂隙流入内层纤维环；II 级，造影剂扩散到纤维环的中 1/3；III 级，造影剂进入纤维环的外 1/3；IV 级，在 III 级基础上伴有大于 30° 的周围撕裂；V 级，造影剂扩散进入硬膜外间隙

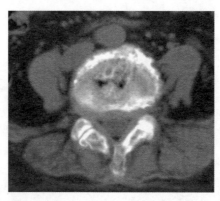

图 2-23　腰椎 CT 示椎间盘向后正中突入椎管，相应硬膜囊
受压，部分椎间盘区域呈现"真空征"

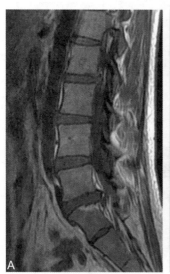
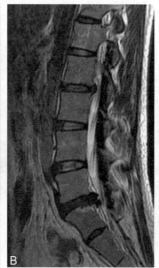
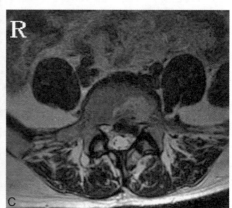

图 2-24　腰椎 MRI 示 L_2/L_3、L_5/S_1 椎间盘突出，以 L_5/S_1 椎间盘突出为著；A、B.S_1 近上终板区 T1WI
及 T2WI 均为局部斑片状高信号，呈 Modic 改变，提示终板对椎间盘退变的炎症反应；C. 纤维环向左后
侧方突入椎管，相应神经根被推压移位

（二）腰椎管狭窄症

1. 基本概念　指因各种因素导致构成椎管骨性或纤维结缔组织结构异常，使得单平面
或多平面管腔内径值减少，从而引起临床上马尾、神经根症状。致病因素多为退变、外伤等。
椎管狭窄一般分为先天性椎管狭窄及获得性椎管狭窄。临床上多为获得性椎管狭窄，包括
退变性及混合性椎管狭窄、脊柱滑脱、医源性椎管狭窄等。病程开始仅反复轻微损伤，随
后可并发椎间盘突出、侧隐窝狭窄等。

2. 影像诊断要点

（1）X 线正、侧位片：椎体边缘不规则或呈楔形，其后缘轻度凹陷，椎间隙明显狭窄（图
2-25）。关节突关节增大且向椎管中线偏移，下关节突间距变小，椎板间隙狭窄。正位片

可测量椎管横径（双侧椎弓根内缘的间距）、侧位片可测量椎管矢径（椎体后缘至椎板与棘突交界处的距离），横径＜ 18mm，矢径＜ 13mm 提示椎管狭窄。

（2）CT、MRI：清晰显示腰椎骨性和软组织结构，其中 CT 对于韧带钙化显示较为清晰，MRI 在显示椎间盘病变上具有优势（图 2-26）。

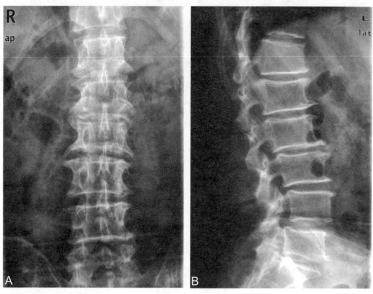

图 2-25　腰椎间隙宽窄不一，相邻椎体缘硬化，椎体前后缘骨质增生，腰 4 椎体向前轻度移位（A. 正位；B. 侧位）

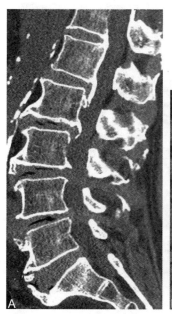
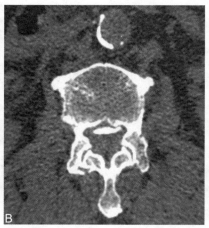
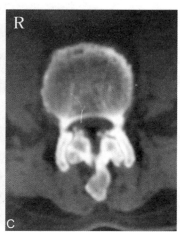

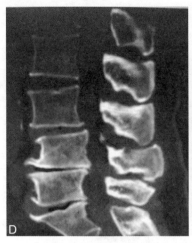
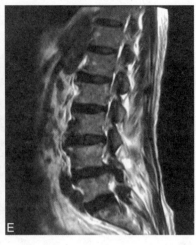

图 2-26　腰 1～3 椎体水平后纵韧带骨化，相应椎管前后径狭窄及脊髓受压，以腰 2～3 椎体水平为著 [A（CT 三维重建）、B]；黄韧带增厚并钙化，导致椎管左右径狭窄（C）；D 为分图 C 三维重建后图像，箭所指为增厚并钙化的黄韧带；E 示 L$_4$/L$_5$ 椎间盘膨出，L$_5$/S$_1$ 椎间盘突出，相应椎管狭窄

（三）退行性腰椎不稳

1.基本概念　指因椎间盘、关节突等退变所致腰椎节段性不稳。常见于椎间盘突出、峡部不连或滑脱、关节突关节及韧带退变等。当腰椎退变不能维持正常负荷时，椎间不稳，小关节突半脱位，使脊柱正常活动丧失。

2.影像诊断要点　X 线可见腰椎退变表现，如椎间隙狭窄、椎体骨刺形成、小关节增生及半脱位等。伸屈动力位片椎体间水平位移、椎体间角度异常增加是腰椎不稳的重要表现。CT、MRI 显示椎间盘、椎间关节退变（如黄韧带肥厚，侧隐窝狭窄，椎管变形等）的程度和范围（图 2-27）。

（四）退行性腰椎滑脱

1.基本概念　指上、下椎体间移位，多伴椎间盘及小关节的退变。退行性腰椎滑脱的病因包括先天发育异常、外伤或退行性变等因素。发病年龄多＞ 50 岁，女性高发，以腰 4、

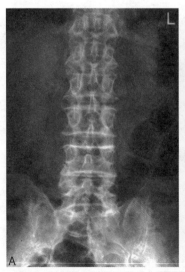
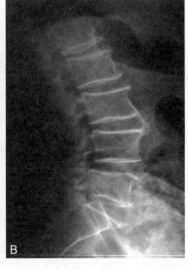

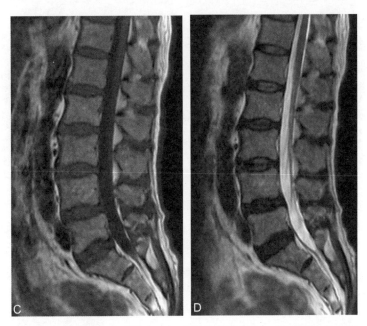

图 2-27　腰椎边缘骨质增生，部分椎体边缘硬化，椎间隙狭窄（A）；
腰 4 椎体与腰 5 椎体后缘未在同一弧线上，提示腰 4 椎体不稳（B、C、D）

腰 5 椎体多见。滑脱程度多 < 30%。

2. 影像诊断要点　多表现为一个或多个椎体连同椎弓的前、后或侧移。X 线片见滑脱椎体间隙狭窄，椎体滑脱前后径不变，相邻椎体骨质增生，可有韧带骨化（图 2-28），CT 横断面典型呈"三明治"征。

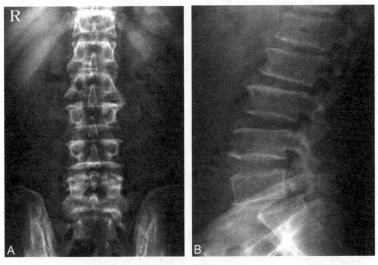

图 2-28　腰 5 椎体向前移位，移位距离介于骶 1 椎体上缘的 1/4 ~ 1/2，
故为腰 5 椎体 Ⅱ 度滑脱（A. 正位；B. 侧位）

（五）腰椎峡部裂

1. **基本概念**　腰椎峡部裂（spondylolysis）又称腰椎峡部不连。峡部是指腰椎上关节突和下关节突之间最狭窄的部分。本病指单侧或双侧椎弓根或关节突间骨质连续性中断。可伴腰椎椎体滑脱。青少年多见，女性高发，好发于 L$_5$。断端缺损处常为纤维软骨组织所填呈锯齿状或圆钝。致病原因多为重复性损伤及应力不均造成的疲劳骨折所致。

2. **影像诊断要点**　X 线、CT 显示峡部结构不连续；在斜位表现的"狗戴项圈征"是确诊的特征性影像（图 2-29，图 2-30）。

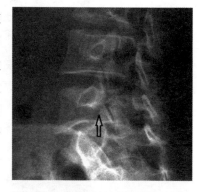

图 2-29　**腰椎斜位示腰椎峡部断裂，如黑箭所示**

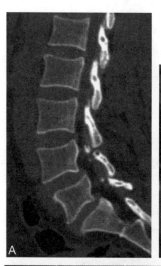

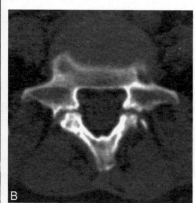

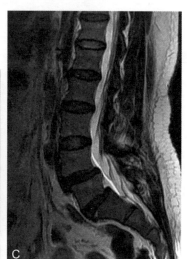

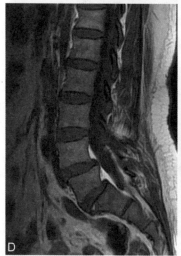

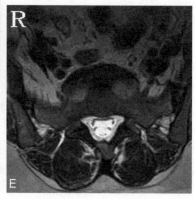

图 2-30　**腰 4、5 椎体向前轻度移位 [A（CT 三维重建）、C、D]；腰 5 椎体双侧峡部裂（B、E）**

（六）腰椎退行性小关节骨关节炎

1. **基本概念**　指由退变导致的腰椎后方小关节损伤性关节炎反应。本病多继发于双侧关节突关节不对称、椎间盘退变。当关节面间摩擦增加，关节面受损慢性累积后可导致本病发生。

2. **影像诊断要点**　X 线片见腰骶角、腰椎前凸不同程度增大，腰椎各关节间隙变窄，L_4/L_5 及 L_5/S_1 两个节段退变尤为常见（图 2-31）。CT、MRI 可见关节面肥大、增生，关节间隙狭窄，椎间孔变小及关节面下囊变。MRI 上亦可见关节积液（图 2-32）。

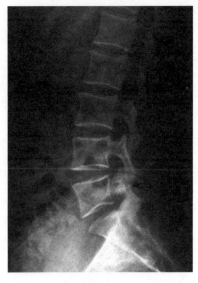

图 2-31　**腰椎侧位 X 线片示腰 5 椎体水平关节突关节骨质硬化，关节间隙明显狭窄**

三、腰椎病的肌电图检查

目前，虽然已经有了先进的 MRI 检查仪器，但肌电图检查对神经根病变，尤其是那些 MRI 检查阴性但却有明显症状的患者具有很重要的价值。由于影像学检查主要是用来揭示由于结构损害而导致的神经根病变，故对那些可视性的病变包括脊髓、脊神经根病变及其与腰椎椎骨、椎间盘的关系有很重要的诊断作用，但是却不能了解神经的功能状态。而肌电图则弥补了 MRI 的缺点，它除了可以确定神经的功能状态外，还可以确定损害的部位和范围。不过，这需要肌电图检查者对神经和肌肉的解剖和支配关系了如指掌，同时，也要认识到肌电图在诊断神经根病变上所具有的局限性。

慢性腰神经根病变在临床上很多见，主要是由于慢性腰椎的骨关节、椎间盘退化和变性等引起，急性发病者比较少见。发病年龄多在 40 ~ 50 岁及以上，常见的原因为腰椎间盘脱出、椎骨增生、韧带肥厚。它可以单独影响运动或感觉纤维，也可以同时影响两者，而且由于它影响的神经根节段不同，所出现的各种临床表现也不同。既可以影响单个神经

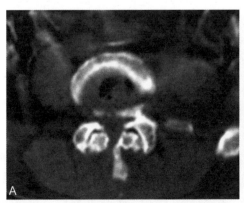
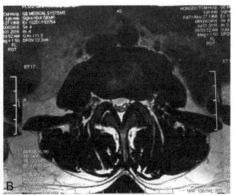

图 2-32　**CT 片示双侧关节突关节面肥大、增生，关节面硬化，关节间隙狭窄（A）；MRI 示两侧关节突关节不对称，左侧关节突关节腔内有积液（B）**

根，也可以影响多个神经根，出现多发性神经根病（pnlyradiculnpathy）。当影响到运动纤维时，可出现肌无力、肌萎缩、腱反射减弱或消失、痛性痉挛和肌束震颤。当影响到感觉纤维时，可出现沿着神经根范围内分布的疼痛和感觉异常，通常伴有腰部酸痛不适，以及椎旁肌僵硬，很多患者早期表现主要为疼痛。腰椎间盘脱出以 L_4/L_5（L_5 神经根受压）和 L_5/S_1（S_1 神经根受压）最常见，疼痛主要位于下腰背部，而且因下肢上抬或其他牵拉神经根的动作而使疼痛加重。

（一）L_2、L_3、L_4 神经根病变

由于 L_2、L_3、L_4 神经根在椎管内行程较短，所以，它们受压的机会相对较少。当它们受压时，在临床上需要和股神经病变和腰丛病变鉴别。但肌电图和神经传导对它们的鉴别有一定困难，首先是因为上腰段神经根支配的肌肉（包括股四头肌、大腿内收肌、髂肌和胫前肌）有限，代表相应的神经根损害肌节的肌肉较少，导致肌电图定位比较困难。其次是由于上腰段神经根支配的肌肉都靠近近端，芽生和神经再生出现得比较早，导致肌电图检查没有失神经电位出现。最后，上腰段病损没有一个可靠的感觉神经检查可以确定是否是节前还是节后损害，隐神经感觉神经电位反映的只是 L_4 皮节区。

（二）L_5 神经根病变

在肌电图室检查的神经根病变中，L_5 神经根病变是最常见的，其次是 S_1 神经根。这是由于它们的神经根纤维在椎管内走行较长，比较容易受到压迫，而 L_5 神经根几乎支配整个下肢远端和近端的肌肉，当其发生病变时，由于近端肌肉的有效芽生，导致纤颤电位只在膝以下的远端肌肉出现。通常 L_5 神经根发出的几乎所有腓总神经支配的肌肉包括胫骨前肌、踇长伸肌、趾短伸肌和腓骨长肌都异常，然而，L_5 神经根发出的胫神经支配的肌肉如踇长屈肌和胫骨后肌的异常对 L_5 神经根病变的诊断必不可少。臀中肌的异常并不是必须的，但如果它出现异常，则更提示是 L_5 神经根病变。通常很严重的 L_5 神经根病变都伴有足下垂，而这些患者的腓总神经运动神经传导检查不论在趾短伸肌还是在胫骨前肌记录，其动作电位波幅均很小，这很像腓深神经损害，但如果此时在踇长屈肌和胫骨后肌上发现失神经支配现象，则可以排除腓深神经损害。也就是说对于有足下垂的患者，肌电图检查时一定不要忘记检查踇长屈肌和胫骨后肌，最后要确定 L_5 神经根病变，还需要检查椎旁肌和腓浅神经感觉电位，而 L_5 神经根病变时，腓浅神经感觉电位正常。

（三）S_1、S_2 神经根病变

L_5 神经根病变比较常见，但由于 S_1、S_2 神经根肌节代表区相互重叠，导致 S_1、S_2 神经根病变鉴别诊断很困难。和 L_5 神经根一样，S_1 神经根几乎支配整个下肢远端和近端肌肉，导致远端肌肉如腓肠肌内侧头比较容易出现失神经电位。然而 S_1、S_2 神经根支配的肌肉都来自于胫神经，所以，还需要在腓胫神经支配的肌肉找出异常的证据，而趾短伸肌是唯一一个由 S_1 神经根发出的腓总神经支配的肌肉。另外，臀大肌异常也高度提示是 S_1 神经根病变。S_1 神经根病变时，椎旁肌可以异常，而 S_1 神经根相应的皮节区感觉神经电位即腓肠神经感觉电位应该正常。此外，胫神经的 H 反射对 S_1 神经根病变的检查比较有意义，

当一侧 H 反射消失或潜伏时间明显延长时，则提示该侧 S_1 神经根病变。双侧 S_1 和 S_2 神经根病变比较常见，多数是慢性起病，在临床上多被误认为是多发性周围神经病，尤其是对老年人，由于腓肠神经感觉电位本身就很小，H 反射也可以消失，导致它们鉴别比较困难。

（四）腰椎管狭窄（lumbar stenosis）

腰椎管狭窄的临床表现变化比较大，可以很轻，也可以很重，肌电图可以出现下列情况：①完全正常。②仅单侧或双侧 H 反射消失。③任何一个单侧或双侧单独的神经根损害，最常影响到的神经根是 L_5、S_1、S_2，可单独出现或联合出现，肌电图检查多表现为慢性改变，在远端肌肉比较多见，胫神经和腓总神经动作电位波幅均很低或消失。

第三节　腰　痛　原　因

一、椎间盘源性腰痛

引起腰痛的原因众多，其中由椎间盘本身病变所致腰痛即椎间盘源性腰痛（discogenic low back pain，DLBP）约占 39%，高于椎间盘突出所致的腰腿痛（30%）。椎间盘源性腰痛是指腰椎间盘内部各种病变刺激椎间盘内的疼痛感受器而产生的腰痛，以其不伴有根性症状、无神经受压和节段过度活动为临床特点。

长期以来椎间盘突出被看作是椎间盘疾病导致疼痛的先决条件。近年来，随着对椎间盘退变或损伤前后神经解剖、生物化学、生物力学的深入研究，人们逐渐认识到在没有椎间盘突出的情况下，发生于椎间盘内部的病变也可能引起腰痛，即通常所说的椎间盘源性腰痛。椎管内富含感觉纤维的软组织，尤其是硬脊膜、后纵韧带、纤维等受到刺激是下腰痛的重要发病机制。有学者认为椎间盘的神经分布主要是在纤维环的表浅层，但也有研究者证实病变纤维环的深层存在神经纤维，可能是在椎间盘纤维环破裂修复过程中，神经末梢长入破损的纤维环内层所致。退变关节的变位和慢性损伤，可以通过这些神经末梢的传导产生不同程度的疼痛。在椎间盘损伤的过程中，超负荷的扭转造成纤维环周边撕裂，并最终形成完的放射状撕裂。向此类椎间盘内注入高渗盐水或造影剂后，可出现病人的疼痛复制。此外，有学者在局部麻醉下的腰椎手术时发现，刺激椎间盘的后正中处和后纵韧带，常会产生不同程度的腰骶部疼痛。椎间盘对单纯机械压迫刺激的反应并不敏感，但其局部发生损伤、退变或炎性反应后释放出的生物活性物质很容易使其致敏兴奋而产生疼痛。对于椎间盘源性腰痛病因的另一个解释是椎间盘的自身免疫反应。椎间盘的髓核是体内最大的无血管组织，在胚胎形成后即被纤维环和软骨终板包绕，从而与循环系统隔绝，失去了与机体免疫系统接触的机会，不能为自身免疫系统识别，成为一种隐蔽的"自身抗原"。当腰椎间盘退变的纤维环破裂，髓核组织经破裂的后侧纤维环进入椎管，即暴露于自身的免疫系统，在局部产生自身免疫炎症反应，从而导致疼痛。

诊断：①腰痛反复发作超过 6 个月，可伴下肢牵扯痛，但疼痛往往不过膝，不伴有根性症状，经过 4 个月以上正规非手术治疗后症状不缓解。② X 线、CT 检查除外腰椎间盘突出、腰椎管狭窄、腰椎不稳定、腰椎峡部裂及腰椎滑脱等疾病。③ MRI 表现：T2 加权像椎间盘表现为低信号，即所谓的"黑间盘"；椎间盘后缘局部高信号（hyperintense zone，HIZ），存在纤维环撕裂的影像学依据；椎体终板可见 Modic 改变。④椎间盘造影显示纤维环破裂，造影剂外漏。⑤椎间盘造影可诱发典型的复制性疼痛。

二、腰椎关节突关节源性腰痛

腰椎关节突关节综合征由 Ghormley 在 1933 年最早提出，是因椎间隙变窄引发关节突的退变而引起的腰腿痛。因关节突关节是由脊神经后支的内侧支支配，与腰椎间盘突出引起的根性痛不同，此病引起的疼痛为感应性痛，疼痛多位于下腰部，还可放射至大腿后部，但不超过膝关节，腰椎后伸时疼痛加重。患者多为中年女性，既往无明显外伤史，多在正常活动时突然发病。患者常诉准备弯腰取物或转身取物时突然感到腰部剧痛，不敢活动。这种疼痛第一次发作后可经常发作，1 年或 1 个月可发病数次。体格检查时发现脊椎向病侧侧弯，腰段骶棘肌出现病侧保护性肌痉挛，棘突旁有压痛点。X 线片表现为关节突增生，而 CT 检查更为准确，表现为关节突关节的改变。

腰椎关节突关节源性慢性腰痛是指病程大于 3 个月的来自于关节突关节损伤、退变、炎症等因素导致的慢性腰痛，在没有创伤史的老年人群中关节突关节源性腰痛的发生率约为 40%。主要表现为机械性腰痛，可伴有臀部及下肢牵涉痛。腰椎关节突关节是由相邻椎体的上、下关节突对合形成的典型的滑膜关节。腰椎关节突关节的神经支配来源于同侧同节段及上一节段脊神经背内侧支的小关节支，脊神经背内侧支经过横突基底的切迹下行，表面覆盖关节突关节前下方的韧带，该韧带是横突间膜的延续，在该部位发出小的分支到关节突关节，然后这些小分支进入关节突关节的关节囊上。所以富含神经支配的关节突关节必然是潜在的疼痛来源。

一般认为关节突关节源性腰痛，定位不像根性放射痛那样准确，常为深在的钝痛。由于腰椎关节突关节的方向为偏矢状位排列，腰椎关节突关节在后伸及旋转时负载增加，所以疼痛在变换体位尤其在腰椎扭转或后伸时加重，在坐位及前屈时改善，疼痛在咳嗽等动作时不加重，可以牵涉至臀部或同侧大腿，较根性放射痛分布更靠近近端，但也有牵涉至膝关节以下，甚至到足的情况。

来自小关节任何一个结构（包括纤维囊、滑膜囊、透明软骨和骨）的疼痛，均能导致小关节源性腰背痛，故对其临床症状、体征的概括尚存在分歧。椎间小关节源性腰痛临床症状可概括为：①钝痛性下腰痛，多向髋、臀部放射；②痉挛样腿痛，一般不超过膝关节；③腰部僵硬，特别在晨起或静息时较重，活动后可减轻；④腰椎后伸活动可加重疼痛，前屈则使疼痛缓解；⑤无感觉异常。体征：①腰肌痉挛，脊旁局限性压痛；②下肢无神经缺失症状；③无神经牵拉痛；④直腿抬高试验可为阳性。

腰椎关节突关节源性腰痛的影像学诊断可通过 X 线片初筛，了解小关节退行性变情况。在显示椎间小关节退变上，CT 较 MRI、X 线能更好地发现腰椎小关节肥大增生内聚、小关节间隙变窄，关节囊囊肿及钙化、小关节真空征、腰椎椎间小关节半脱位现象。MRI 则在显示早期小关节软骨面及滑膜囊退变情况、小关节积液、滑液囊肿上具有 CT 和 X 线检查所不具备的优势。目前，诊断性治疗的阳性结果是诊断腰椎小关节源性腰痛的重要指标，用麻醉药局部关节腔内注射及神经支阻滞是最常用的两种诊断性治疗。

三、神经根性腰腿痛

根性腰腿痛是指神经根从硬脊膜发出后在神经根通道的走行区域内受到压迫并产生一系列根性临床表现的疾病。它是常见的中老年人高发病。神经根通道，作为神经从脊髓发出直至椎间孔外口的行走通道，对神经根具有支撑、保护及营养的作用，这是一条既有骨性组织，又有纤维韧带，以及肌肉、脂肪等组织成分的一条复杂的管状结构。除了神经以外，还有血管、韧带等多种软组织走行在这条通道内。由于结构的复杂性，其可能产生的变化也存在多样性的问题。多数根性腰腿痛患者的临床表现为腰部或腿部局限性疼痛，伴有或不伴有单、双侧下肢的放射痛或麻木疼痛。有些患者还会出现下肢无力，患侧肌肉松弛并伴有不同程度的萎缩现象，上楼或下楼困难，腰腿部活动受限，局部皮肤感觉障碍等症状。

根性腰腿痛的主要发病机制是，腰神经根在离开硬膜囊后要通过腰神经通道到达椎间孔外口，然后发散至各自的支配区域。在神经根通道内，腰神经根周围是由骨组织及软组织共同形成外壁，任何一处的改变，都会增加神经根通道内的压力，对腰神经根产生压迫。起初轻微的卡压或软组织的挤压会使腰神经根扭曲变形，神经根对周围的刺激有一定的代偿能力，但随着压力的不断增加，周围组织的增生机化，这种压力一旦超出了腰神经根所能承受的范围，患者就会逐渐出现上面所描述过的种种临床表现。严重者腰腿部的疼痛十分剧烈，下肢麻木、感觉明显障碍，甚至只能卧床休息，不能下地活动。虽然已经明确根性腰腿痛的主要发病原因是腰神经根在神经根通道内受压，但引起神经根通道狭窄的因素与机制仍不十分明确。由于能够影响神经根通道改变的因素十分复杂，且具有个体差异，国内外对根性腰腿痛发病因素的研究层出不穷。多数研究认为腰椎间盘突出是坐骨神经痛的主要原因，其次为腰椎管狭窄。目前比较公认的观点是：认为退行性变所导致的骨性结构增生变形、软组织结构粘连肥厚是导致神经根通道狭窄的主要因素。正常的神经的机械性改变并不引起放射性疼痛，而是导致感觉和运动障碍。而受损的神经根和背根神经节对机械压迫非常敏感。多项研究表明：神经根炎症和机械压迫在神经根的病变中起到重要作用。

四、肌肉性疼痛

腰椎椎旁肌和相邻软组织的病变亦可引起腰痛。与背肌有关的几种疼痛性疾病已被广泛认识，如腰背肌劳损、腰背肌筋膜炎等。其发病机制之一为肌筋膜痛综合征，认为往往是行经髂嵴的后侧神经支被嵌压所致。病人往往在腰背肌筋膜某处存在一个或几个疼痛激发点，触发此处引起腰背部乃至臀部及大腿的放射痛。因其特征性的疼痛形式，且局部麻醉注射可以减轻疼痛，诊断并不困难。

肌性腰背痛的另一可能病因是腰椎椎旁肌筋膜室综合征。发生腰筋膜室综合征有其解剖学基础，即腰椎椎旁肌筋膜形成一个封闭的筋膜室。腰骶部肌筋膜室综合征形成的主要原因，可能是长期重复性超负荷劳动或重体力劳动导致的骨骼肌肥大，以及毛细血管与组织间液的液体交换发生紊乱，筋膜室内压升高导致腰背筋膜下间隙消失，肌肉血流量下降，疏松脂肪组织变性。

五、躯体牵涉痛与放射痛

放射痛（radiate pain）又称根性痛，刺激神经纤维上的任一点都会引发沿神经纤维长轴的双向传导，而出现延神经分布区的放射痛和感觉、运动障碍。机体深部有病变而在体表特定区域发生疼痛，称为牵涉痛。腰椎病所引起的躯体牵涉痛可局限于骶髂关节、臀部肌肉、髂后上棘、髂前上棘、大转子、沿大腿后外侧和前外侧的部位，严重的牵涉痛有时甚至出现在小腿。这种类型的疼痛可存在椎间盘、关节突关节或特定运动节段其他结构的劳损或病理变化。

疼痛类型在区别腰背痛综合征方面非常重要。在临床上有各种疼痛类型。例如，S_1神经根痛可只表现为大腿后方的疼痛，而且并没有扩展到足的外侧和足底。这可作为躯体牵涉痛的范例，而非根性痛。躯体牵涉痛可继发于对椎间盘内和周围小神经分支的刺激，用生理盐水刺激躯体深部组织可引起体表的躯体牵涉痛，单纯切除椎间盘组织难以缓解因刺激这些结构所致的疼痛。位于臀部、腹股沟、骨盆、髋和大腿的疼痛即有如上问题。在某椎间盘突出的病人，可同时表现出躯体牵涉痛和放射痛的症状。然而，躯体牵涉痛较根性放射痛更为迟钝和非体表性，且难以定位。对腰背痛的病人应切记鉴别躯体牵涉痛和神经根放射痛，以取得较好的治疗效果。

六、非神经源性疼痛的化学递质

非神经组织损伤或炎症所释放的内源性物质对炎症的发展、致病起重要作用，统称为炎症介质，包括缓激肽、胞质素组胺（组胺）、乙酰胆碱、前列腺素 E_1 和前列腺素 E_2、白三烯等。这些物质可兴奋分布在皮、骨、关节和肌肉中，对热和机械刺激敏感的 c 传入纤维或 A-delta 类纤维。白三烯 B_2 是作用于聚积在炎症局部，消灭抗原多形核白细胞的化学毒素，使 c 传入纤维伤害感受器对机械刺激产生痛觉过敏。研究发现手术切除的椎间盘组织内的磷酯 A_2 的含量增高，它参与炎症过程。从椎间盘组织中提取的磷酯酶 A_2 注入大鼠的后掌，能诱发明显的炎症反应，说明其含量升高代表化学性炎症机制的参与。

七、神经源性疼痛递质

近年发现的初级传入神经元所产生的神经肽种类越来越多，除了 P 物质、血管活性肠肽和钙基因相关肽外，还有生长抑素、Y 物质、胃泌素、强啡肽、脑啡肽等，它们通过轴流向中枢和周围突触转运。现已证明，对周围神经进行强刺激，可使初级传入神经元释放P物质，释放的P物质可兴奋上行投射神经元，这些神经肽起伤害感受型的神经传递作用，还具有血管活性作用，可导致神经源性神经肽类传递介质的炎性反应。物理和化学刺激作用于伤害传入神经的周围末梢所释放的神经肽，可增加血流量和血管通透性，刺激肥大细胞释放白三烯和其他刺激多形核白细胞或单核细胞的因子。在环境因素和脊柱退变之间的环节，是生物化学因素的调节紊乱；环境或结构因素引起脊神经根节中神经肽的释放，神经肽进一步通过刺激炎症因子和组织降解酶的合成，促进脊柱功能单元的退变过程，且退变能使脊柱机械强度更加削弱，脊根节对环境因素更加敏感，进一步降低了激神经肽活动的阈值，因此产生了一个退行性变的循环。

第四节　腰椎疾病的鉴别诊断

一、急性腰扭伤

急性腰扭伤是骨伤科的常见病，多发病，治疗不力或不及时常转变为慢性腰病。急性腰扭伤多发生在腰骶部、骶髂部和两侧骶棘肌。腰骶关节是脊柱运动的枢纽，骶髂关节是躯干与下肢的桥梁，身体自身的压力和外来的冲击力多集中在这些部位，故受伤机会较多。急性腰扭伤在中医学中属"闪腰""岔气""腰痛""伤筋"的范畴，多因猝然受暴力损伤，或因搬运重物，负重过大，用力过度或腰部姿势不当等所致。中医认为本病由督脉与膀胱经气受损所致，治宜理气止痛，活血化瘀，通调督脉与膀胱经经气。《医部全录》说："腰脊者，身之大关节也，故机关不利而腰不可以转也。"又有"椎骨错缝"之称。

诊断依据：根据病史、症状和体征，结合X线检查，诊断并不困难。除腰部扭伤等外伤史外，应询问有无突然改变体位、腰部疲劳等病史；其特点是腰痛并活动受限、不能翻身、弯腰或挺腰困难、常保持一定强迫姿势、改变体位时腰痛加重，一般无下肢疼痛或麻木。检查时应注意腰部僵硬感和肌痉挛，应重点检查棘突旁、棘突上、棘突间、腰骶关节等处有无压痛，偏歪的棘突有无压痛。有学者认为腰痛主诉点比损伤关节偏低2～3个椎骨平面。应重视神经根刺激体征、屈髋屈膝和"4"字等试验、骶髂关节局部压痛、髂后上棘是否等高和X线等检查。

笔者认为，"急性腰扭伤"称之为"急性腰椎后部的软组织损伤"更为合适。除明显的外伤外，损伤往往有腰椎退变性及腰椎稳定性下降疾病的基础。损伤的结构可以是腰背部的筋膜、肌肉、韧带或关节囊，或者是多种结构同时损伤。产生疼痛的原因及产生的症状与小关节源性疼痛多有重叠。因此，认为"急性腰扭伤"是一个很模糊的疾病概念。

二、腰椎间盘突出症

腰椎间盘突出症是较为常见的疾病之一，主要是因为腰椎间盘各部分（髓核、纤维环及软骨板），尤其是髓核，有不同程度的退行性改变后，在外力因素的作用下，椎间盘的纤维环破裂，髓核组织从破裂之处突出（或脱出）于后方或椎管内，导致相邻脊神经根遭受刺激或压迫，从而产生腰部疼痛，一侧下肢或双下肢麻木、疼痛等一系列临床症状。腰椎间盘突出症以 L_4/L_5、L_5/S_1 发病率最高，约占 95%。

【诊断依据】

1. 症状

（1）腰痛：是大多数患者最先出现的症状，发生率约 91%。由于纤维环外层及后纵韧带受到髓核刺激，经窦椎神经而产生下腰部感应痛，有时可伴有臀部疼痛。

（2）下肢放射痛：虽然高位腰椎间盘突出（L_2/L_3、L_3/L_4）可以引起股神经痛，但临床少见，不足 5%。绝大多数患者是 L_4/L_5、L_5/S_1 椎间盘突出，表现为坐骨神经痛。典型坐骨神经痛是从下腰部向臀部、大腿后方、小腿外侧直到足部的放射痛，在打喷嚏和咳嗽等腹压增高的情况下疼痛会加剧。放射痛的肢体多为一侧，仅极少数中央型或中央旁型髓核突出者表现为双下肢症状。坐骨神经痛的原因有三：①破裂的椎间盘产生化学物质的刺激及自身免疫反应使神经根发生化学性炎症；②突出的髓核压迫或牵张已有炎症的神经根，使其静脉回流受阻，进一步加重水肿，使得对疼痛的敏感性增高；③受压的神经根缺血。上述三种因素相互关联，互为加重因素。

（3）马尾神经症状：向正后方突出的髓核或脱出、游离椎间盘组织压迫马尾神经，其主要表现为大、小便障碍，会阴和肛周感觉异常。严重者可出现大小便失控及双下肢不完全性瘫痪等症状，临床上少见。

2. 体征

（1）一般体征

①腰椎侧凸：是一种为减轻疼痛的姿势性代偿畸形。视髓核突出的部位与神经根之间的关系不同而表现为脊柱弯向健侧或弯向患侧。如髓核突出的部位位于脊神经根内侧，因脊柱向患侧弯曲可使脊神经根的张力减低，所以腰椎弯向患侧；反之，如突出物位于脊神经根外侧，则腰椎多向健侧弯曲。

②腰部活动受限：大部分患者都有不同程度的腰部活动受限，急性期尤为明显，其中以前屈受限最明显，因为前屈位时可进一步促使髓核向后移位，并增加对受压神经根的牵拉。

③压痛、叩痛及骶棘肌痉挛：压痛及叩痛的部位基本上与病变的椎间隙相一致，80% ~ 90% 的病例呈阳性。叩痛以棘突处最为明显，系叩击振动病变部所致。压痛点主要位于椎旁 1cm 处，可出现沿坐骨神经的放射痛。约 1/3 患者有腰部骶棘肌痉挛。

（2）特殊体征

①直腿抬高试验及加强试验：嘱患者仰卧，伸膝，被动抬高患肢，正常人神经根有 4mm 滑动度，下肢抬高到 60°~70° 始感腘窝不适。腰椎间盘突出症患者神经根受压或粘连使滑动度减少或消失，抬高在 60° 以内即可出现坐骨神经痛，称为直腿抬高试验阳性。

在阳性病人中，缓慢降低患肢高度，待放射痛消失，这时再被动屈曲患侧踝关节，再次诱发放射痛称为加强试验阳性。有时因髓核较大，抬高健侧下肢也可牵拉硬脊膜诱发患侧坐骨神经痛。

②股神经牵拉试验：患者取俯卧位，患肢膝关节完全伸直。检查者将伸直的下肢高抬，使髋关节处于过伸位，当过伸到一定程度出现大腿前方股神经分布区域疼痛时，则为阳性。此项试验主要用于检查 L_2/L_3 和 L_3/L_4 椎间盘突出的患者。

③神经系统表现：a. 感觉障碍：视受累脊神经根的部位不同而出现该神经支配区感觉异常。阳性率达 80% 以上。早期多表现为皮肤感觉过敏，渐而出现麻木、刺痛及感觉减退。因受累神经根以单节单侧为多，故感觉障碍范围较小；但如果马尾神经受累（中央型及中央旁型者），则感觉障碍范围较广泛。b. 肌力下降：70% ～ 75% 的患者出现肌力下降，腰 5 神经根受累时，踝及趾背伸力下降，骶 1 神经根受累时，趾及足跖屈力下降。c. 反射改变：亦为本病易发生的典型体征之一。腰 4 神经根受累时，可出现膝腱反射障碍，早期表现为活跃，之后迅速变为反射减退，腰 5 神经根受损时对反射多无影响。骶 1 神经根受累时则跟腱反射障碍。反射改变对受累神经的定位意义较大。

3. 辅助检查

（1）腰椎 X 线片：单纯 X 线片不能直接反映是否存在椎间盘突出，但 X 线片上有时可见椎间隙变窄、椎体边缘增生等退行性改变，是一种间接的提示，部分患者可以有脊柱偏斜、脊柱侧弯。此外，X 线片可以发现有无结核、肿瘤等骨病，有重要的鉴别诊断意义。

（2）CT 检查：可较清楚地显示椎间盘突出的部位、大小、形态和神经根、硬脊膜囊受压移位的情况，同时可显示椎板及黄韧带肥厚、小关节增生肥大、椎管及侧隐窝狭窄等情况，对本病有较大的诊断价值，目前已普遍采用。

（3）磁共振（MRI）检查：MRI 无放射性损害，对腰椎间盘突出症的诊断具有重要意义。MRI 可以全面地观察腰椎间盘是否病变，并通过不同层面的矢状面影像及所累及椎间盘的横切位影像，清晰地显示椎间盘突出的形态及其与硬膜囊、神经根等周围组织的关系，另外可鉴别是否存在椎管内其他占位性病变。但对于突出的椎间盘是否钙化的显示不如 CT 检查清楚。

（4）其他：电生理检查（肌电图、神经传导速度与诱发电位）可协助确定神经损害的范围及程度，观察治疗效果。实验室检查主要用于排除一些疾病，起到鉴别诊断的作用。

腰椎间盘突出症一般具有如下特点：有退变基础，有外力因素，有根性症状。腰椎间盘突出症相对典型病例的诊断，结合病史、体格检查和影像学检查，一般多无困难，尤其是在 CT 与磁共振技术广泛应用的今天。如仅有 CT、MRI 表现而无临床症状，不应诊断本病。

三、腰椎管狭窄症

腰椎管狭窄症是指各种原因引起椎管各径线缩短，压迫硬膜囊、脊髓或神经根，从而导致相应神经功能障碍的一类疾病。它是导致腰痛及腰腿痛等常见腰椎病的病因之一。

【诊断依据】

1. **症状**　多为 60 岁以上老人，发病隐渐，表现为腰痛及间歇性跛行。67% ～ 78% 的患者都有腰痛，且常伴有广泛下肢痛，疼痛常涉及骶部。劳累后加重，卧床休息后减轻，经常反复发作，步行后疼痛加重。另一特征性症状就是间歇性跛行，约占 72.8%，即直立或行走 50 ～ 200m 距离后，下肢出现逐渐加重的沉重、乏力、胀麻、疼痛，以致被迫改变姿势或停止行走，稍弯腰或蹲坐休息数分钟后好转。同时患者还可有腰部后伸受限和疼痛，这是因为椎管内有效间隙减少或消失，当腰椎由中立位到后伸位时，除椎管后方小关节的关节突及黄韧带被挤向椎管和神经根外，椎管长度缩短、椎孔变窄、椎间盘突向椎管、神经根横断面增加，以致椎管内压力急剧增高，因此脊柱后伸必然受限，并由此出现腰痛。另外，患者还可出现根性坐骨神经痛。

2. **体征**　检查时往往发现患者主诉的严重症状与客观体征不符，一般自觉症状较重，而阳性体征较少。

（1）脊柱可有侧弯，生理前凸可减小，腰部后伸受限。直腿抬高试验阴性，如为神经根管狭窄则可出现阳性。

（2）肌力减弱，下肢感觉障碍，腱反射减弱或消失。

（3）如果马尾神经受压，可出现马鞍区麻木或肛门括约肌功能障碍。

3. **辅助检查**

（1）X 线检查：骨性椎管前后径和横径窄小；椎板呈垂直方向增厚，小关节面和椎弓根增厚；脊髓造影小的硬膜外病变引起明显充盈缺损和不同程度阻塞；脊髓造影马尾神经根明显显示。

（2）CT 检查：腰椎管前后径明显狭窄，正常前后径为 15 ～ 25mm，平均 16 ～ 17mm，＜ 15mm 即可疑狭窄，＜ 11.5mm 更有临床意义。硬膜囊较大者椎管狭窄必须证实有前后径＜ 11.5mm、椎管与硬膜囊比例失调，椎管内脂肪受压及硬膜囊受压变形；椎体后缘骨赘后伸；椎体上下关节突增生与肥大，使腰椎管呈三角形，即呈侧隐窝狭窄；黄韧带肥厚，正常者＜ 5mm，异常者＞ 5mm，是腰椎椎管狭窄的重要因素；后纵韧带钙化；椎间盘突出，可见于多个椎间隙，并压迫脊髓。

（3）脊髓造影：能系统地了解椎管全部管径，显示出椎间盘平面处前后受压的狭窄征象，可见有不同程度充盈缺损，可能有多处，呈蜂腰状影像。在腰部过伸时，狭窄更明显。

（4）MRI 检查：腰椎退行性变及骨质增生清晰可辨。椎间盘多处突出，压迫硬膜囊，呈脊髓前方凹陷状切迹，硬膜外静脉丛受压，回流受限，在椎间盘上、下呈高信号。黄韧带肥厚，从硬膜囊后方压迫脊髓呈凹陷状切迹。腰椎管狭窄受压在 MRI 上呈囊珠状变形。狭窄下端的脑脊液受阻，其中蛋白成分升高，在 T2 加权像上呈高信号。

（5）B 超检查：对椎间盘突出检查定位准确率高，可测出髓核突出的位置、大小和形态。并可显示椎间隙、椎间盘、腰椎管和神经根管，可测量出狭窄的距离和部位。

四、腰椎滑脱症

腰椎滑脱症是指一个椎体与其相邻的下一个椎体，相对向前滑移。临床应用最广泛的腰椎滑脱症分类是 Wiltse-Newm Macnab 分类法，分为：①发育不良性；②峡部裂性（峡部疲劳骨折、峡部拉长、峡部急性骨折）；③退变性；④创伤性；⑤病理性。退变性脊柱滑脱是最常见的类型，可并发椎管狭窄、节段不稳定等。

病理学基础：腰椎关节面或腰骶关节面倾斜及节段椎体间成角是椎体移位的潜在因素。有学者对一定数量的退变性腰椎滑脱、椎管狭窄和正常人节段椎体中小关节成角进行测定并比较测定结果，认为节段性椎体成角减少了脊柱在正常解剖位的最大承受力，并产生了一个能够导致向前滑脱的环境。退变性腰椎滑脱症患者比正常人更加容易形成关节面成角，且没有性别上的差异；认为与年龄相关的退变的重塑和发展过程增加了相邻节段的成角。退变性腰椎滑脱症发生时，整个椎管的矢状径减小，椎管及其神经根管狭窄，造成脊髓受压、持续的神经根激惹、腰椎的不正常运动及节段不稳，这些都是诱发疼痛的因素。腰椎滑脱后，在椎弓根峡部可以形成一个"钩状"骨质增生，当椎体进一步向前滑移时，神经根受压程度会进一步加重。引起腰背痛和神经根性疼痛的主要因素是神经根受到前方纤维环、下一个椎体和后方峡部断裂区纤维软组织、椎弓缺损区两端的骨性增生组织共同的"钳夹作用"。退变性腰椎滑脱症通常在 I 度左右，很少超过 II 度，故直到 20 世纪 80 年代才开始关注减压术。腰椎滑脱症具有的标志性的过程是渐进性下腰痛和复发性神经根受压。

【诊断依据】

1. 症状　并非所有的滑脱都有临床症状，除了与脊柱周围结构的代偿能力有关外，还取决于继发损害的程度，如关节突增生、椎管狭窄、马尾及神经根的受压等。腰椎滑脱的临床表现主要为腰骶部疼痛伴下肢放射痛，间歇性跛行，滑脱严重时马尾神经受累，可出现马鞍区感觉麻木及大小便功能障碍等症状。

（1）腰骶疼痛：疼痛涉及腰骶部，多为钝痛，极少数病人可发生严重的尾骨疼痛。疼痛可在劳累后逐渐出现，或于一次扭伤之后持续存在。站立、弯腰时加重，卧床休息后减轻或消失。

（2）坐骨神经受累：峡部断裂处的纤维结缔组织或增生骨痂可压迫神经根，滑脱时腰5 或骶 1 神经根受牵拉，出现下肢放射痛、麻木；直腿抬高试验多为阳性。疼痛及麻木症状可出现在两侧，但因腰椎紊乱后的扭曲侧弯可使两侧受损程度不一，而症状表现轻重不等，甚至只在单侧出现症状。

（3）间歇性跛行：若神经受压或合并腰椎管狭窄则常出现间歇性跛行症状。

（4）马尾神经受牵拉或受压迫症状：滑脱严重时，马尾神经受累可出现下肢乏力、鞍区麻木及大小便功能障碍等症状。

2. 体征　患者有腰椎前凸、臀部后凸、躯干前倾和变短、腹部下垂，下腰部凹陷。患者有跛行或行走左右摇摆，腰部活动受限。部分患者可同时存在椎间盘纤维环破裂，有神经根受压表现者，下肢相应的神经根支配区放射痛和皮肤感觉麻木，弯腰活动受限，直腿抬高试验阳性，膝跟腱反射减弱或消失。少数患者因马尾神经受刺激，可引起股后肌紧张，患者向前弯腰困难，直腿抬高严重受限。触诊时，特别是当患者极度向前弯腰时，患椎棘突明显向后突出，并有压痛；其上一椎骨的棘突则向前滑移，患椎的棘突向左右移动度增大，后伸受限并有腰痛是此病的特征之一。

3. 辅助检查

（1）X 线片：X 线表现对于腰椎滑脱的诊断及治疗方案的制定十分重要。凡疑诊本病者均应常规拍摄站立位的前后位、左右斜位、侧位及动力性 X 线片。

（2）CT 对峡部病变的诊断率较高。三维重建可以明确椎间孔变化及滑脱程度。

（3）磁共振检查（MRI）可观察腰椎神经根受压情况及各椎间盘退变程度。

（4）椎管造影是一种有创检查，对检出椎管内突出物价值较大。只在神经体征明显、不排除肿瘤或计划在术中行复位时应用。

五、腰椎结核

成人腰椎结核主要是经血行引起的继发性感染性疾病。90% 以上继发于肺结核，少数继发于消化道结核、淋巴结结核。此病中医称为流痰。流痰的发生一方面是由于后天失调，肾精亏损，以致骨骼空虚；另一方面是由于痰浊凝聚，风寒侵袭，而致血脉被阻、痰毒阴邪深入而成。

【诊断依据】

患者常有较长期的腰部钝痛，休息后症状好转，但无完全缓解的间歇期而呈现持续疼痛。下肢痛通常较腰痛症状晚，因腰椎病发病部位不同而异，表现为一侧或两侧下肢痛。但较其他原因引起的腰痛症有很大区别。患者有结核病接触史，或有肺结核胸膜结核、消化道结核病史。患者有全身不适，倦怠乏力，食欲缺乏，体重减轻，午后低热或轻度不规则低热，夜间盗汗，心烦失眠，咽干口燥，形体消瘦等症状，病程缓慢，呈进行性加重。检查可见腰部保护性强直，活动受限，活动时疼痛加重。腰椎可出现后凸畸形。髂窝部或腰三角处能扪及寒性脓肿。有区域感觉运动障碍、腱反射改变、肌萎缩。X 线片上表现以骨质破坏和椎间隙狭窄为主。骨质破坏集中在椎体的上缘或下缘，很快侵犯至椎间盘，表现为椎体终板的破坏和进行性椎间隙狭窄，并累及邻近两个椎体。X 线片骨质破坏表现为溶骨性和虫蚀状或鼠咬状改变，周围伴有骨质增生硬化，骨质破坏灶及其内沙砾状高密度的死骨或肉芽肿钙化。寒性脓肿表现：在腰椎正位 X 线片上，腰大肌脓肿表现为一侧腰大肌阴影模糊，或腰大肌阴影增宽，饱满或局限性隆起。慢性病例可见多量钙化阴影。CT 检查可以清晰地显示病灶部位有无空洞和死骨形成。即使是小型的椎旁脓肿，在 CT 上检查时也可发现。CT 检查对腰大肌脓肿有独特的价值。MRI 具有早期诊断的价值，在炎性浸润阶段即可显示异常信号，但主要用于观察脊髓有无受压和变性。红细胞、血红蛋白偏低，白细胞正常或稍高。红细胞沉降率增快。结核菌素试验、活动结核抗体试验阳性。

六、腰椎肿瘤

腰椎或腰骶椎的原发性或继发性肿瘤及椎管肿瘤可出现腰痛和下肢痛，此种疼痛不因活动和体位改变而变化，疼痛呈持续性逐渐加重，并可出现括约肌功能障碍，X 线检查无退行性改变，椎骨可有破坏，MRI 检查可见椎体信号改变或椎管内有占位性病变。

脊柱肿瘤（spinal neoplasm）是一组发病率低、病变类型复杂、早期诊断困难、疗效和预后不佳的疾病，多为转移癌（占脊柱肿瘤的 70% 以上），其次是原发恶性肿瘤，良性肿瘤和瘤样病变相对少见。因剧烈疼痛和神经功能损害，脊柱肿瘤，特别是恶性脊柱肿瘤患者的生活质量往往极其低下。

【诊断依据】

1. 症状和体征

疼痛和压痛：脊柱肿瘤患者的早期和主要症状几乎均是病灶所在脊柱区的疼痛和压痛。疼痛是脊柱肿瘤病人最为恐惧和难以忍受的症状，是病人就诊的主要原因和疗效评价的主要指标，疼痛的表现可分为 3 种：①脊柱局部疼痛，其发生与肿瘤对椎体周围骨膜的牵张作用有关，部位多恒定，夜间疼痛加重多明显，运动后加重不明显，影像学检查经常发现椎体膨大，没有椎体塌陷或变形的表现；②脊柱轴向疼痛，是由于脊柱结构异常而引发的机械性疼痛，多于运动后加剧，休息后缓解，影像学检查多发现椎体塌陷、脊柱畸形、脊柱不稳，脊柱固定通常能有效地缓解此类疼痛；③根性疼痛，与神经根受压有关，这种疼痛通常是恒定的，疼痛出现在皮肤分布区，多伴感觉减退。根据受压情况的不同神经根可能需要外科减压，以解除来自骨碎片或肿瘤包块的压迫。肿瘤组织对骨的侵犯是最常见的疼痛和压痛原因，常在不自觉中逐渐加重，亦可由于轻微外伤后加重，由间断疼痛发展为持续疼痛、阵发加剧。疼痛常在夜间、活动、增加腹压时加重。疼痛开始多为肿瘤发生部位的钝痛或反射性疼痛，当脊柱发生不稳时，出现脊柱轴向疼痛，当肿瘤或病变骨压迫脊神经根，就会出现持续严重的烧灼痛、麻痛或锐痛，继而表现为明显的根性疼痛，沿神经根或神经丛分布区出现麻木或痛觉过敏。上腰椎的病损可产生腹部放射样疼痛，下部腰椎病变则可产生典型的坐骨神经痛症状。

神经功能障碍：脊柱肿瘤在直接压迫或因病理性骨折压迫脊髓、神经根后出现感觉、运动和自主神经的功能障碍，引起截瘫。神经功能障碍是除疼痛外最常见的临床症状。一般首先出现下肢无力、痉挛、步行困难等运动障碍，然后出现病变平面以下的感觉障碍。因触觉传导纤维位于脊髓的后柱，当出现感觉障碍时通常触觉最后消失，而位于脊髓前柱的温度觉、位置觉和振动觉较先丧失。大小便障碍往往在后期发生，多因病理性骨折严重压迫硬膜囊以急性症状出现。

脊柱畸形：在神经根受压较重时，为减少神经根受压程度，脊柱区部分肌肉会长期痉挛，可引起脊柱侧弯或过度后弯等畸形。肿瘤侵犯脊椎发生病理性骨折、脊柱稳定性受影响时也会出现脊柱畸形。

消瘦：是具有重要意义的临床表现之一，是评价患者存活时间、制定治疗方案的重要指标。转移癌和骨髓瘤、尤因肉瘤的患者晚期多出现消瘦并向恶病质发展，而其他原发脊柱肿瘤患者多无消瘦的表现。

外伤史：12.6% 的患者在症状出现或加重前，短时期内有与发病部位相关的轻度外伤史，考虑与肿瘤引起运动系统的灵活和协调能力下降有关。外伤史是脊柱肿瘤的一个特殊表现，而不是脊柱发生肿瘤病变的原因或诱因。

2. **影像学表现**　脊柱肿瘤的影像学检查包括 X 线片、CT、放射性核素显像、MRI、选择性血管造影等。脊柱肿瘤多为溶骨性改变、浸润性破坏。脊柱骨转移癌偶见成骨性转移和混合性转移，如前列腺癌和乳腺癌骨转移。

（1）X 线片：前后位和侧位 X 线片常是临床观察脊柱病变的第一步影像学检查。但因分辨率低，X 线片往往不能早期显示骨质病变和软组织的情况，灵敏度和精确度低，假阴性率高。X 线片的假阳性率较低，特异性较高。观察椎弓的病变，应拍摄双斜位片。

（2）放射性核素显像：全身骨扫描是检查骨肿瘤特别是骨转移癌和多发骨肿瘤的敏感方法之一。在 X 线片表现异常之前，骨扫描即已对肿瘤非常敏感，因此骨扫描往往能早期发现病变。但是，骨扫描诊断脊柱肿瘤的特异性低，凡有骨形成的部位均会出现核素吸收，所以核素检查不能区别良、恶性病变。另外，多发性骨髓瘤、单发的浆细胞瘤多表现为假阴性结果或核素非浓聚的冷区，脊索瘤也偶尔出现这样的表现。

（3）CT 和 MRI：CT 和 MRI 联合应用，对确定肿瘤的范围、推断脊柱肿瘤的性质很有价值。CT 扫描对检查骨的病变要优于 MRI，在区别软组织与骨的关系上比 MRI 清楚，能更清楚地显示病理性骨折后椎管内骨块的情况和钙化等特殊的组织特征，螺旋 CT 的三维成像技术可对肿瘤组织进行容量判断。MRI 对脊柱肿瘤的诊断相对有特异性，可清楚地显示脊髓和神经根，证明在骨折椎体的骨髓内、骨结构或椎旁组织中是否有异常强度的信号，显示肿瘤的局部范围和软组织受累情况，明确造成椎管内的损害和向椎管内侵入的组织，避免了脊髓造影的侵入性检查的危险。有助于区别脊柱结核等其他病变，并易发现在相邻椎体内的隐性肿瘤病变，排除致痛的其他潜在原因。MRI 还具有轴位、矢状位、冠状位和斜位成像的优点。总之，结合 MRI 和 CT 能较准确地判定肿瘤的部位主要在椎体还是椎弓，是否侵犯椎体后壁和肿瘤向椎管内侵犯的程度，有无软组织包块及其范围，对设计手术方案大有帮助。

3. **活检方法**　有 3 种：针吸活检、切开活检和切除活检。尽管切除和切开活检的诊断符合率高，但不要在不了解脊柱病变有可能是恶性肿瘤的情况下进行组织切除活检，也不要轻易做切开活检，应尽可能选择对肿瘤干扰较小的针吸活检方法。需要椎体完整切除的原发肿瘤，禁忌行前路或后路椎板切除、部分椎体切除和经椎管壁进行活检。一旦进行活检（包括针吸活检），肿瘤解剖即发生改变，再行 MRI 或 CT 检查会显示与肿瘤无关的变化，如活检后的水肿，会增加肿瘤切除手术的难度。

原则：与其他骨与软组织肿瘤一样，脊柱肿瘤的诊断在考虑到各类脊柱肿瘤的好发年龄、性别、部位和发病率的同时，遵循临床、影像和病理学三结合的原则。

主要参考文献

［1］ Deplama MJ，Ketchum J. What is the source of chronic low back pain and dose age play a role? Pain Med，2011，12：224-233.

［2］ Deplama MJ，Ketchum J，Saullo TR. Multivariable analyses of the relationships between pain referral patterns and the source of chronic low back pain. Pain Med，2012，13（4）：498-506.

［3］ Deplama MJ. Dose the location of low back pain predict its source? PM & R，2011，3（1）：33-39.

［4］ Schmit H. Intra-discal pressure，shear strain，and fiber strain in the intervertebral disc under combined loading. Spine，2007，32（7）：748-755.

［5］ Samartizs D. The association of lumbar intervertebral disc degeneration on magnetic resonance imaging with body mass index in overweight and obese adults. Arthritis Rheum，2012，64（5）：1488-1496.

［6］ Depalam MJ，Ketchum MJ，Saullo TR. Etiology of chronic low back pain in patients have lumbar fusion. Pain Med，2011，12（5）：732-739.

［7］ Depalam Mj. Is the history of a surgical discectomy related to the chronic low back pain? Pain Physician，2012，15：53-58.

［8］ Modic MT，Masaryk TJ，Ross JS，et al. Imaging of degenerative disk disease. Radiology，1988，168：177-186.

［9］ Modic MT，Ross JS. Lumbar degenerative disk disease. Radiology，2007，245：43–61.

［10］ Modic MT. Modic type 1 and type 2 changes. J Neurosurg Spine，2007，6：150–151.

［11］ Lakadamyali H，Tarhan NC，Ergun T，et al. STIR sequence for depiction of degenerative changes in posterior stabilizing elements in patients with lower back pain. AJR Am J Roentgenol，2008，191：973–979.

［12］ D′Aprile P，Tarantino A，Jinkins JR，et al. The value of fat saturation sequences and contrast medium administration in MRI of degenerative disease of the posterior/perispinal elements of the lumbosacral spine. Eur Radiol，2007，17：523–531.

［13］ Doyle AJ，Merrilees M. Synovial cysts of the lumbar facet joints in a symptomatic population：prevalence on magnetic resonance imaging. Spine，2004，29：874–878.

［14］ Maes R，Morrison WB，Parker L，et al. Lumbar interspinous bursitis（Baastrup disease）in a symptomatic population：prevalence on magnetic resonance imaging. Spine，2008，33：E211–E215.

［15］ Bae WC，Statum S，Zhang Z，et al. Morphology of the cartilaginous endplates in human intervertebral disks with ultrashort echo time MR imaging. Radiology，2013，266：564–574.

［16］ Haneder S，Apprich S，Schmitt B，et al. Assessment of glycosaminoglycan content in intervertebral discs using chemical exchange saturation transfer at 3.0 Tesla：preliminary results in patients with low-back pain. Eur Radiol，2013，23：861–868.

［17］ Zuo J，Joseph G，Li X，et al. In vivo intervertebral disc characterization using magnetic resonance spectroscopy and T1ρ imaging：association with discography and Oswestry Disability Index and Short Form-36 Health Survey. Spine，2012，37：214–221.

第 3 章　腰椎病的治疗

　　腰椎病是指腰椎退变性疾病，而退变是腰椎损伤与修复的一种不平衡状态，有一个或多个运动节段的结构损伤和提前老化表现。发病机制不完全清楚，治疗手段多样，治疗结果也存在许多不确定性。对于骨科医生而言，腰椎病的治疗是一个具有挑战性的问题。

　　腰椎病的病程长，从有腰痛症的退变开始到腰椎完全融合，往往持续数年，在疾病的发展过程中有自发性再稳定的可能。在考虑腰椎病的治疗时，必须充分考虑到腰椎病的病理和生理、生物力学、稳定性破坏与再稳定状态等因素，然后才能做出治疗决策。腰椎是人体的重要结构，具有负重、运动及对内脏与神经的保护功能。腰椎病治疗的主要目的是缓解腰痛症状、解除神经压迫及恢复腰椎的负重功能。可获得的治疗方法多种多样，如何选择最合理的治疗措施也是困惑患者和医生的问题。治疗方法大体上可分为非手术治疗和手术治疗，无论是非手术还是手术，都有多种不同的方法，但何种方案才是最合理的治疗？应该选择非手术治疗还是手术治疗？非手术治疗选择何种方法？手术治疗选择何种方式？是融合还是不融合？病人很困惑，对骨科医生，也具有挑战性。

　　无论何种治疗方法都不能防止或逆转退变的病理过程，治疗结果也受到多种因素的影响，如心理和社会因素、经济状况等。在考虑重大治疗措施时，特别是是手术治疗，应该与病人有良好的沟通，告知其利与弊，使其充分考虑到手术的疗效、术中或术后可能出现的问题,尊重病人的选择。但做到医生的决定和病人的选择完全统一是非常不容易的事情。

一、非手术治疗

　　非手术治疗包括：卧床休息及功能锻炼，物理治疗，药物治疗，生活方式的改变，注射治疗，生物治疗及中医治疗等。

（一）卧床休息及功能锻炼

　　传统的观点认为疼痛的急性期以卧床休息为宜，减轻体重对病变椎间盘的压力，减少破裂椎间盘释放物质引起的非特异性炎症反应，并以适当腰围保护，但长期卧床可致骨质流失，失用性肌萎缩，心肺功能下降，卧床休息时肌力每天减少 1% ~ 3%，每周下降 10% ~ 15%。Hart 认为功能锻炼可明显增加腰背肌肌力，改善腰痛，为治疗椎间盘源性下腰痛的最有效方法。有学者对比了运用脊柱核心稳定肌训组与常规治疗组在治疗 4 周后的疗效，功能锻炼组的治愈率和显效率明显高于常规治疗组，故卧床休息应控制在 1 周内，并同时进行腰背肌锻炼，维持肌形态，预防肌萎缩。另有研究表明，急性下腰痛的病人，没有必要绝对卧床休息，缓慢、逐步的日常活动者比绝对卧床休息 48h 者恢复更好，而且没有发现不卧床休息所带来的不良反应。生物力学因素是导致腰椎病的重要因素，附着在脊柱周围的肌肉等组织是脊柱稳定结构的重要组成部分，适当的身体活动有利于增加脊柱的稳定性，从而缓解腰椎病的下腰痛症状。有证据表明，活动能改善腰椎病患者的整体幸福感，降低长期致残的风险。所以，要鼓励下腰痛患者进行轻微的活动，事实上，适当的活动有利于增加腰椎的稳定，害怕活动反而会导致慢性腰痛的恶性循环。

（二）物理治疗

物理治疗对慢性下腰痛很有帮助，主要有脊柱核心稳定性训练、关节松动术、推拿按摩、牵引疗法、综合温热疗法、超声波疗法等。物理治疗中特别强调自身的运动，无论是儿童还是成人，主动活动的功效远远大于被动活动。常规的物理运动有：有氧运动（行走、骑车）、水池运动（游泳）、定向特异性运动（特定方向）、柔性训练、本体感觉训练（稳定球）、稳定性训练（下肢负重目标腹肌、骨盆、脊柱肌肉的训练）、力量训练。理论上，这些措施能增加脊柱的稳定性，对下腰痛有帮助。（美国健康和服务部物理运动指南）

（三）药物治疗

药物治疗的主要目的是镇痛。常用的药物有对乙酰氨基酚、非甾体消炎药、骨骼肌肉松弛药、曲马多、糖皮质激素及阿片类药物等。阿片类药物的使用不作为长期的治疗措施。神经性疼痛药物可用于伴随的神经根症状。

1. 对乙酰氨基酚　处于疗效和安全方面的考虑，对乙酰氨基酚或扑热息痛仍然被美国疼痛协会（APS）/ 美国内科医师学会（ACP）推荐作为腰背痛的一线用药。目前尚未证实对乙酰氨基酚和非甾体消炎药的区别。

2. 非甾体消炎药　非甾体消炎药通过抑制环氧酶 2，起到抗炎和镇痛的双重作用，能够有效缓解腰背部疼痛。高质量的系统分析表明非甾体消炎药对急性下腰痛有治疗作用，发现非选择性非甾体消炎药在总体情况的改善上优于安慰剂，不需要额外的镇痛药。美国 FDA 提出非甾体消炎药有心血管病风险，欧洲药物管理委员会指出 COX 抑制药对冠心病患者慎用，而非所有的非甾体药。长期服用还可能有消化道溃疡等不良反应发生。

3. 骨骼肌肉松弛药　骨骼肌肉松弛药用于治疗肌肉骨骼疾病的痉挛状态。目前没有证据表明它在减轻腰背部疼痛方面有任何显著益处，有些证据支持短期使用肌肉松弛药能够缓解急性腰痛。然而，目前尚不清楚这些药物是否真正放松肌肉或者在镇痛方面与镇静相关。

4. 抗抑郁药　高质量的系统分析表明：抗抑郁药明显有效。其不良反应主要有口干、嗜睡、头晕、便秘等，还可能引起血压升高，或有自杀倾向，须引起医者警惕。

5. 曲马多　曲马多是阿片受体激动药，去甲肾上腺素和 5- 羟色胺再摄取抑制药。它在治疗下腰痛方面具有显著的功效。若存在盘源性腰痛，它可能通过影响神经根或神经源性结构而发挥作用。曲马多在综合治疗中也显示出巨大的潜力，在一项随机双盲对照试验中，它能有效地解决慢性下腰痛，可以减少非甾体消炎药的用量。

6. **糖皮质激素**　许多研究者给予急性发作的下腰痛患者口服糖皮质激素，通常采用甲泼尼龙或泼尼松的逐渐减量治疗。然而，目前尚缺少这种治疗方式有效的数据。

7. **阿片类药物**　阿片类药物的作用仍存在争议，因为它们可能会导致身体依赖性和耐受性，长期使用会产生许多不良影响。有些低水平的证据表明，阿片类药物对于严重的下腰痛可能有好处。目前，尚缺乏阿片类药物对下腰痛长期有效性的数据，研究显示阿片类药物不能显著缓解疼痛或改善生活质量。广泛监测和密切随访对安全使用阿片类药物镇痛至关重要。

（四）生活方式改变

戒烟、减肥：吸烟使血管内促炎性因子增高，影响愈合，是影响椎间盘退变的因素。吸烟者下腰痛发病率高。肥胖是一独立因素，肥胖者腰椎负荷加重，体重指数大于 29 者，下腰痛发生率是正常人群的 1.7 倍。因此，戒烟和减肥有利于减缓椎间盘的退变。

（五）注射疗法

药物及物理疗法等不能控制症状时，通常首先采用的有创性措施为注射疗法。采用注射器针头将麻醉药和类固醇注射到发生疼痛的关节处。这可以暂时抑制局部炎症过程从而减轻疼痛。注射剂可被注入小关节、硬膜外间隙或神经根周围。后两种选择主要针对继发于椎管或神经根管狭窄的神经 / 神经根疼痛和症状，小关节注射是针对腰背部疼痛。

注射疗法通常是作为一种临时的治疗措施，但它可以有效控制腰背痛的急性发作。它给病人一个"时间窗"，明显改善疼痛症状，在这段时间内鼓励病人去看理疗师，进行集中、自主、循序渐进的锻炼。但并不是所有的患者对注射疗法都有反应，一般的规律是，随着退化过程的发展，"时间窗"不断缩短。

注射治疗的部位、水平和类型的确定差别很大，这取决于病人的症状和病理情况。有时患者对一种注射类型无反应，可能对不同部位的其他种注射类型有反应。然而，对接受过注射治疗的患者，如果症状明显缓解没达到 6 周或 6 周以上，那么重复注射类固醇剂量累积的风险要大于它的好处。累计类固醇剂量也会影响每个时间段的注射数量。在进行类固醇注射治疗时，每年应不超过 3 次，每次治疗使用 40 ~ 80mg 的曲安奈德。

（六）生物治疗

生物治疗可能是未来有希望的治疗手段。有实验研究表明，椎间盘内注射 BMP2、BMP7、生长分化因子 5（GDF-5）、转移生长因子（TGF-β）等能刺激椎间盘内基质的合成。另有临床研究表明，向椎间盘内注射干细胞（MPCs）后，椎间盘源性疼痛明显缓解，与生理盐水或透明质酸组比较有显著性差异。遗憾的是目前尚缺乏统一的标准，国家相关的法规尚不完善。随着生物科技的发展，生物治疗拥有乐观的预期。

（七）中医治疗

1. **中药内服治疗**　腰椎病的早期发展阶段病变在肌肉、韧带层，进一步发展到骨层（椎间盘突出或增生、椎体滑脱等）。其治疗难度也逐层增加，这也是腰椎病早期容易治疗，多次复发难治的原因。中医学认为，经络阻滞不通是疼痛发生的基本病机。导致不通的病因有许多，如外感风、寒、湿、热诸邪，以及肾虚、气血不足、跌打闪挫等，临床上也大多是根据病因辨证论治。基于中医各家对腰椎病病因病机辨证分型的不同认识，其组药选方亦有千差万别，但都取得了较好的临床疗效。临床中大体辨证论治如下。

（1）风寒湿痹型：腰痛时轻时重，腰腿冷痛重着，静卧痛不减，受寒及阴雨加重，转侧不利，遇冷加剧，得温则减，肢体发凉。舌质淡，舌苔白腻，脉沉紧或濡缓。

治法：祛风胜湿，疏通经脉。

方药：羌活胜湿汤加减（羌活 6g，独活 6g，防风 6g，藁本 6g，苍术 10g，白术 10g，川芎 6g，木瓜 15g，炙甘草 6g）。

（2）湿热瘀阻型：腿痛为胀痛或跳痛，腿软无力，痛处伴有热感，遇热或雨天痛增，活动后痛减，恶热口渴，口苦，小便短赤。苔黄腻，脉濡数或弦数。

治法：清热利湿，舒筋止痛。

方药：二妙散合通痹汤加减（苍术 10g，白术 10g，生薏苡仁 30g，晚蚕沙 10g，黄柏 10g，滑石 15g，连翘 15g，汉防己 10g，海桐皮 15g，片姜黄 6g）。

（3）气滞血瘀型：腰痛急剧，走窜不定，转侧困难，双下肢均可受累。舌质暗红，舌苔薄白，脉涩。

治法：活血化瘀，理气止痛。

方药：初期用桃红四物汤加减（当归 10g，川芎 9g，赤芍 12g，生地黄 12g，桃仁 12g，红花 9g，续断 9g，茯苓 12g，牛膝 12g，延胡索 9g，甘草 3g，香附 9g）。

（4）瘀血内积型：腰腿痛如刺，痛有定处，日轻夜重，双下肢麻木，腰部僵硬，俯仰旋转受限，痛处拒按。舌质紫暗，或有瘀斑，脉弦紧或涩。

治法：活血化瘀，通络止痛。

方药：活络效灵丹加味（当归 15g，丹参 15g，乳香 6g，没药 6g，延胡索 10g，香附 6g，羌活 6g，续断 15g，杜仲 15g，炙甘草 6g）。

（5）肝肾亏虚型：肝肾亏虚是造成腰腿痛的内在致病因素。腰痛而酸软，腿膝乏力，劳累更甚，喜按喜压，卧则减轻。肝肾亏虚，则气血运行乏力，筋骨失去濡养，进而活动受限，隐隐作痛。此类痛证分为阴虚及阳虚两种。

①肾阳虚弱主症：腰膝酸软，隐隐作痛，遇劳则甚，喜揉喜按，畏寒肢冷，尿频便溏，舌淡，苔白滑，脉沉细。

治法：温补肾阳，散寒止痛。

方药：金匮肾气丸加减（附片 16g，肉桂 6g，熟地黄 15g，山药 15g，山茱萸 10g，枸杞子 10g，杜仲 15g，续断 15g，独活 6g，炙甘草 6g）。

②肾阴亏损主症：腰膝酸软，绵绵而痛，喜揉喜按，不耐久站、久坐，五心烦热，盗汗失眠，口干咽燥，舌红少苔，脉弦细数。

治法：滋补肾阴，健腰止痛。

方药：左归丸加减（地黄 15g，山药 15g，山茱萸 10g，枸杞子 10g，淮牛膝 15g，菟丝子 15g，独活 6g，防风 6g，知母 15g，黄柏 10g）。

2. 中医外治法

（1）推拿按摩疗法：推拿按摩是中医古老的治病防病手段之一，在临床分为推、拿、揉、按、点、擦、搓、摇、提、振（叩击）、分筋、点穴、弹拨等手法。可缓解肌肉痉挛，改善局部循环，促进功能恢复。

（2）物理疗法：包括牵引、针灸、熏洗、热敷、火罐、磁场、红外线、电热垫等。牵引可使椎间盘内压减少，小关节间摩擦减少，缓解肌肉痉挛，可在医院或家中进行。针灸适用于腰肌紧张、疼痛局限者，可起到通经活络止痛的作用，同时可配合拔罐治疗。热敷、红外线、电热垫对寒湿型腰腿痛疗效比较好，其作用机制是起温热作用，能使皮肤毛细血管扩张，血流加快，促进血液循环。

（3）中药外治：药的类型有很多种，如膏药、酊剂、气雾剂等。药粉还可以用来制成药枕、腰带等。

（4）综合疗法：腰腿痛是一个病因复杂的综合性症候群，多数是腰痛并腿痛或臀腿痛。从腰腿痛所表现的证候分析，它包括腰腿部肌肉、骨骼、神经疾病和某些全身性疼痛。所以采用单一方法进行治疗难以奏效，要两种或两种以上的方法协同作用，才能达到满意的效果。比如用中药加推拿、中药加物理疗法、中药加仪器治疗等，均是由几种方法相结合来综合治疗。

二、手术治疗

腰椎病多数非手术治疗有效，少数病人需要接受手术治疗。一旦决定手术治疗就意味着我们对疾病的生理及预后有了彻底的了解，并认为手术治疗可能是最佳措施。适应证的选择、手术计划的制订及手术技术都是影响手术疗效的关键因素。

适应证：腰椎退变性疾病有明显的功能障碍者、疼痛超过 6 个月、非手术治疗失败者可考虑手术治疗，否则都不应考虑手术治疗。

手术前计划：手术前应该详细询问病史，进行全面的体格检查，完善各项辅助检查并进行手术前讨论，再制订完整的手术计划。很多病人有明显的影像学改变，如椎间隙狭窄、终板硬化、骨赘形成、MRI T2 加权像呈低信号等，而没有临床症状，但这些改变也可能是产生临床症状的原因。因此，区别无症状的影像学变化及与临床症状相关的影像学改变非常重要。为了确定与疾病相关的责任节段和部位，详细询问病史、全面的体格检查和仔细的影像学评估是必不可少的。

手术方式很多，主要有以下几类。

（一）保留节段运动手术

包括：椎间盘切除术、椎板切除手术、半椎板切除、黄韧带切除减压手术及椎间盘内技术等。

1. 椎间盘切除术　包括：椎间盘突出髓核摘除术、显微椎间盘切除手术、各种脊柱内镜下突出椎间盘切除手术。主要适用于腰椎间盘突出症，不合并脊柱稳定性异常的患者。

2. 椎间盘内技术　主要有射频消融、内热治疗、髓核置换等，主要适用于椎间盘源性腰痛、椎间盘突出症疾病的治疗，椎间盘髓核置换仅适用于纤维环无明显破坏的患者。

（二）限制性保留节段运动的手术（非融合固定治疗方式）

主要有后路或后外侧非融合固定手术，适用于椎间盘的结构稳定性丢失，动态的椎管狭窄，没有明显解剖异常如滑脱、侧弯，且无小关节骨关节炎的患者。又称为动态固定系统，通过控制脊柱节段的异常活动，保证脊柱节段间的有益活动及节段间负荷的稳定传导，阻止产生病变的节段在造成疼痛的运动方向及运动平面上的脊柱运动。在过去的 15～20 年中，该技术不断发展，是传统融合手术的潜在替代疗法。有许多不同的系统存在，但本质上它们都旨在使用稳定脊柱的柔韧性材料。

1. Graf 韧带　Graf 韧带用聚酯纤维杆替代金属棒连接毗邻椎弓根钉的尾部以达到弹性固定，当脊柱处于屈曲位时赋予弹性拮抗力，从而使腰椎节段维持稳定。其主要适应证为屈曲性不稳及不超过 Ⅱ 度的滑脱；不适用于椎间盘严重退变的情况，如 Ⅱ 度以上的滑脱、病变节段椎间隙消失及严重小关节炎等。早期的研究结果非常乐观，有学者报道，与传统的融合手术（78%）相比，Graf 韧带稳定技术具有更高的满意度（93%）。然而，在一个更长的随访研究中表明，Graf 韧带的应用与较高的翻修率相关，有高达 41% 的患者表示他们不会再次进行此种手术。

2. Dynesys（动态中和固定系统）　Dynesys 系统是由 Dubois 等对 Graf 韧带装置改进而成，是由椎弓根螺钉（钛合金）、间隔装置（聚碳酸酯聚氨酯）及聚酯带共同构成的联合固定系统，它能同时限制屈伸，因此有助于减轻椎间盘的负荷。Dynesys 系统的主要适应证为：①椎间盘退变所致的腰痛；②经非手术或手术治疗导致的腰椎不稳；③基于腰椎管狭窄症或退变性腰椎滑脱的神经源性疼痛；④腰椎退行性变所致侧弯而引发的进行性腰椎管狭窄。与 Dynesys 系统设备相关的问题包括螺钉松动和穿出骨量减少的骨质，因此，老年患者及骨质疏松患者慎用。初步研究发现在治疗退行性脊椎滑脱和狭窄时，Dynesys 比融合手术更可取。然而，长期研究的结果不太令人振奋，有研究表明接受 Dynesys 稳定的患者有 28% 的机会要进行翻修手术。另一项研究表明，尽管采取了 Dynesys 稳定术，但在桥接和相邻节段椎间盘的变性继续出现。最近的报道说明，与融合手术相比，Dynesys 稳定是可以接受的。

3. 椎间稳定装置　经棘突间椎弓根的动态内固定通过撑开病变节段的棘突及椎弓根，消除过多的伸展运动，为后方的纤维环减压，减少对窦椎神经的刺激，降低疼痛的发生率，促进损伤纤维环的修复。它们通过限制脊柱的屈伸起作用，通常用于轻度节段性退变或开放性椎管减压术后不稳定。这些稳定的装置包括 Wallis 韧带、DIAM 和 Coflex。这些设备增加脊柱节段的稳定性，可用于椎间盘高度维持在至少 50% 的退变性腰椎疾病的早期阶段，或退变性腰椎疾病可能快速进展的情况下；巨大椎间盘突出后路摘除术，椎间盘术后复发或融合术后邻近节段退变。但有研究表明，Wallis 韧带不能确切地防止椎间盘突出的复发。高质量的随机试验很少，还需要进一步研究。

DIAM 对于由椎间盘变性引起的背痛已显示出可喜的成果，在长达 4 年的随访研究中，它能够使 78.9% 的病例疼痛得到改善。一项前瞻性对照研究比较了减压联合 Coflex 手术与单纯减压手术，两组结果相同。棘间设备的优点是较椎弓根螺钉（能够损伤脊髓神经 / 马尾神经）的风险低。大多数研究结果显示，融合和减压手术的效果相当。

（三）重建节段运动功能的手术（髓核置换、全椎间盘置换手术）

包括全椎间盘置换术（total discreplacement，TDR）、人工髓核置换术（prosthetic discnucleus，PDN）。传统意义上讲，手术治疗腰背痛的中流砥柱是融合手术。然而，融合的脊柱节段可能对其他脊柱节段在正常生理和生物力学功能上造成不利影响。节段运动的减少可能会导致邻近脊柱压力的增加，从而加速在这些节段水平的退变。这就是所谓的"相邻节段疾病"。因此非融合 / 保留运动的技术被开发出来。全椎间盘置换就是这样一种技术，它通过保留节段运动避免了相邻节段疾病的问题。疼痛的缓解被认为是由于切除了致痛椎间盘及对负荷传导的恢复和改善。全椎间盘置换术主要用于治疗发生在小关节退变之前的早期椎间盘变性。通过前腹膜后置入假体的方法，完整切除椎间盘后，将假体置入椎间隙。试验证明，与融合手术相比，对于随访一年的患者，椎间盘置换术具有较低的发病率，更快的恢复速度和更好的临床结果。不过，在两年的时间里，两组差别不大。体外研究显示相邻脊柱退化减少，但这仍然需要在前瞻性的长期研究中进行评估。TDR 仍存在许多争议：假体位置不良、假体疲劳下陷等，在临床应用中存在较多问题。PDN 相应保留了纤维环及椎体终板，但其手术方式在纤维环上留下的通道亦成为假体可能脱落的隧道，所以纤维环的完整程度决定了 PDN 手术的成功与否。

（四）减压与固定融合手术

主要有经前路、后路、椎间孔入路、腰大肌入路椎体间融合和固定手术、其他固定和融合手术。主要适应证有椎管狭窄合并运动节段不稳、小关节骨关节炎、滑脱、脊柱侧弯、因椎间盘特殊手术或减压范围大可能导致脊柱不稳定的患者。没有脊柱滑脱和脊柱侧弯，大多数腰椎病手术融合不是必须的。对于少数与椎间盘造影相符合的单节段椎间盘病变，有许多医生也建议融合。L_5/S_1 以上节段复发性椎间盘突出者可能会在再次手术时从融合中受益（没有文献支持），滑脱和侧弯患者，融合手术不仅能提高疗效，而且能预防进一步的不稳定。

1. 开放融合　腰椎融合术通常用于非手术治疗失败的有症状的退变性椎间盘疾病。脊柱融合手术的目的是消除椎体间额外的运动，减轻疼痛。椎体融合术广受欢迎，目前的腰椎融合手术主要有前路椎间融合术（anterior lumbar interbody fusion，ALIF）、后路椎间融合术（posterior lumbar interbody fusion，PLIF）、经椎间孔椎间融合术（transforaminal lumbar interbody fusion，TLIF）等。前路手术有利于恢复椎体间隙高度和腰椎生理性前凸。后路融合（PLIF）有利于神经根的减压，但对神经的牵拉较大。目前常用的方法还有经椎间孔椎体间融合。

目前没有特别的技术被证明能够产生优越的结果，因此使用的技术是取决于病人的高矮和解剖、脊柱畸形及外科医生的偏好。

2. 微创融合　开放手术方法融合比较复杂，往往需要肌肉和韧带的剥离，神经收缩，血管和内脏结构的动员。存在血管损伤、交感神经功能紊乱和肠道损伤等并发症。微创脊柱外科（MISS）的进步产生了大量的替代方法，使之与传统手术方法相关的并发症的发病率降到最低。

目前的微创技术包括腹腔镜 ALIF、微创 PLIF，这些已经在文献中被广泛讨论。最近 MISS 的发展包括极外侧椎体融合（XLIF）方法，以及经骶骨融合术（轴向椎体间融合术，AxiaLIF）。软组织剥离的减少可让患者进行早期康复训练。它能够减轻术后疼痛，减少手术时间，减少失血量。对于病人来说，这意味着更少的住院时间和更快恢复日常活动。

（1）极外侧椎体融合：这种技术可以通过侧方途径进入腰椎，穿过腹膜后脂肪和腰大肌。因此，能够避免经前腹膜进入腰椎方法时潜在的并发症，能够避开主要的血管，手术操作过程可以通过两个 $3 \sim 4cm$ 的切口完成。XLIF 方法允许从前面到达椎间盘，但并没有经前腹部手术的并发症。目前的文献研究表明这种技术的效果是鼓舞人心的，6 个月融合率在 95%；报道显示 86.7% 的患者在术后 1 年对手术操作满意，90.4% 的患者在需要的情况下选择再次手术。与传统的开放手术相比，XLIF 技术已被证明具有较低的感染率、内脏和神经损伤发生率、输血量及更短的住院时间。

XLIF 方法的局限性是不能到达 L_5/S_1 椎间盘，L_4/L_5 椎间盘水平可被髂骨棘或变异的腰丛解剖结构阻断。同样，L_1/L_2 水平有时会被更低的肋骨阻碍。腰丛创伤是一种潜在的灾难性并发症，在分离腰大肌过程中若没有足够小心谨慎，可能发生腰丛损伤。

（2）轴向椎体间融合术：AxiaLIF 系统（TranS1Inc，Wilmington，NC，USA）是基于微创技术的应用，通过骶骨前腹膜后管道轴向放置腰椎置入装置，达到 L_5/S_1 和 L_4/L_5 的融合。通过骶骨前入路到达 L_5/S_1 椎间隙，对腰椎椎间融合术来说是一种独特的手术方法。这种无创的组织平面减少了外科医生切掉棘旁肌肉和移动关节突关节的需要，具有潜在的减少术后疼痛和并发症的可能性。生物力学研究显示，与所有其他独立采用椎体间融合器相比，AxiaLIF 杆提供了更多的稳定性。AxiaLIF 的主要问题是安全性，解剖研究显示较大的解剖学变异增加了盆腔内脏神经和骶外侧血管损伤及直肠穿孔的机会。此外，采用 AxiaLIF 系统对融合手术失败后进行假关节翻修手术提出了挑战。穿过一个已经伤痕累累的骶骨前通道，引发了对前面提到的并发症的担忧。

腰椎病的手术方法多样，应根据病人的具体情况选择合理的手术方法。正确的时间、正确的病人选择、正确的手术方式、正确的手术技术是保证手术后疗效的关键。此外，外科医生对手术技术的熟练程度也是影响手术方法决定的因素。

三、腰椎病的治疗决策

腰椎病的治疗一直以来是一个令人烦恼的问题。尽管我们对腰椎病病理生理有更进一步的了解，为我们的治疗选择提供了有益的帮助，但如何选择最合理的治疗措施仍然是一个具有挑战性的问题。遗憾的是目前尚无统一的、确定的治疗规划。脊柱的稳定性问题是影响我们手术决策的重要因素，Husson 等根据 Kirkaldy-Willis 对腰椎退变稳定性的描述，引入获得性的椎间盘退变性疾病新的概念，并认为：获得性的椎间盘退变性疾病可导致脊柱稳定性的进行性丢失，根据脊柱的稳定性丢失情况可将腰椎退变性疾病分为四期，并提出相应的治疗建议。而这一分期方法对腰椎病的治疗有一定的指导意义。

（一）腰椎病的分期

腰椎病分为 0 期、Ⅰ期、Ⅱ期、Ⅲ期。

0 期：轻微的功能障碍。由于椎间盘的黏弹性丢失，弹性畸形的初始阶段，仅在组织学检查时可见病损，仅仅只是表现为腰椎的急性固定。

Ⅰ期：轻度的功能障碍。弹性畸形的中期阶段，伴有单纯的稳定性的丢失，表现为下腰痛和短暂后关节交锁，这种交锁可出现在一个节段或多个节段，并可出现牵涉痛。

Ⅱ期：主要功能障碍。不稳定期。①弹性畸形的进展阶段：有动态的、进行性的稳定性丢失，影像学和临床上有动态的椎管狭窄表现。没有解剖的异常，由于椎管的容积的变化可导致腰椎和坐骨神经临床症状。②动态 - 静止椎管狭窄阶段：椎间盘突出、小关节骨关节炎或腰椎后移导致神经根管的容积改变，引起马尾神经症状。③静态的椎管狭窄阶段：由于椎间盘水分进一步丢失，椎间盘的弹性畸形发展，导致永久性的侧隐窝的狭窄，稳定性丢失加快，出现骨质增生、异常的节段运动。

Ⅲ期：最大的功能障碍。

是腰椎退变的最后阶段。椎体相互楔在一起是其结构特征，脊柱再稳定，或有明显的退变性滑脱和旋转脱位引起成人退变性脊柱侧弯。

（二）不同的腰椎退变阶段的治疗建议

根据腰椎病的新的四期的分类，并考虑到以下几个因素：有无椎管狭窄（动态的、静态的），有无旋转畸形、小关节的骨关节炎、椎间盘的状态、在 MRI 上评估纤维环修复的可能性（modic），椎间盘的后高（大于或小于 5mm）。

Jean-louis Husson 等提出如下建议：

1.0 期　通过养成健康使用脊柱的良好习惯，防止组织基本结构向坏的方向发展。如日常活动，保持肌肉的稳定能力。

2.Ⅰ期

（1）48 ～ 72h 的非手术治疗：镇痛药、肌肉松弛药、非甾体消炎药。

（2）在疼痛可以忍受的范围内，使用正脊手法，推拿、轻柔理疗。

（3）注射治疗。

（4）腰椎 - 骨盆稳定的康复治疗。加强控制腰椎和骨盆稳定的腹部、腰部和骨盆部位肌肉的锻炼。

3.Ⅱ期：功能障碍期

（1）正规的非手术治疗：药物（镇痛药、肌肉松弛药、非甾体消炎药），腰围固定以

维持脊柱 - 骨盆 - 股骨复合体再平衡。

（2）外科治疗：只有非手术治疗无效的情况下才考虑手术治疗。

动态椎管狭窄阶段：如果没有旋转畸形、小关节炎，而且椎管狭窄畸形可修复，椎间盘后缘高度大于 5mm，在 MRI 图像上纤维环仅轻微改变，可建议髓核置换手术。椎管的容积发生变化，但没有解剖异常，如果稳定丢失可复，而且有小关节骨关节炎改变，可建议行后路或后外侧入路的动态固定手术。

静态的椎管狭窄（神经根管狭窄）阶段：由于椎间盘突出、后伸时椎体后移、小关节骨关节炎、神经根管的容积发生改变，建议行康复和轻柔的牵引等非手术治疗。如果治疗失败，只有对没有旋转移位和小关节骨关节炎的患者，才可以考虑行全椎间盘置换手术。否则，只有融合是合适的治疗措施，特别是两个独立的节段受累，或合并采用神经减压和椎间盘的特殊手术。在此期间，任何改变脊柱 - 骨盆 - 股骨复合体动态或静态平衡的手术都应该随后进行再平衡治疗。

4. Ⅲ期：最大功能障碍期　首先应该非手术治疗，确保不干扰其自发性的再稳定状态，避免因不必要的治疗而增加腰椎的病态。非手术治疗主要是通过刺激抗重力肌肉及调节腰椎 - 骨盆平衡的肌肉，从而达到纠正动态或静态的不平衡的目的。对高风险的病人可使用腰围固定。只有正规的非手术治疗失败后，才考虑手术治疗。手术的主要目的是解除神经根压迫，可能还需要同时进行融合或融合替代手术。

四、结论

慢性腰背部疼痛非常常见，大部分患者可以通过综合性非手术治疗而得到缓解。尽管接受了非手术治疗，但还是有相当数量的患者仍然存在影响生活的慢性腰背部疼痛症状。外科的阶梯式疗法始于局部类固醇注射到最终的融合手术。融合的目的是通过限制两个受影响的椎骨之间的运动而减轻疼痛。有通过相邻椎骨的横突间植骨进行的后外侧的融合，前路腰椎椎体间融合术（ALIF）及后路腰椎椎体间融合术（PLIF）。目前已有的 MISS（微创脊柱外科）技术包括腹腔镜 ALIF 和采用椎弓根钉棒系统的 MISS 后路设备。新的 MISS 技术包括 XLIF 和 AxiaLIF。所有这些技术旨在减少组织剥离、失血量和恢复时间，然而，它们非常依赖 X 射线，并存在一定的并发症。目前尚未证明有特别的技术带来更好的治疗效果，因此应用的技术依赖于病人的高矮和解剖、脊柱畸形、外科医生的偏好。融合的主要问题是由于固定节段的僵硬而破坏其他脊柱节段的生物力学和运动学，导致相邻节段出现病变。理论上讲，这个是可以通过实施保留运动的手术来预防的，如全椎间盘置换术、小关节成形术和非融合稳定术。然而，这仍需要足够的临床资料来证明。

今后治疗慢性下腰痛的开创性研究包括对椎间盘生理、病理更好的理解，对人类椎间盘组织再生的干细胞研究。目前人们已经在体外培育了椎间盘细胞，然而，将这些研究应用到临床上可能仍然需要数年的时间。

此外，人们对了解慢性疼痛控制和调节的方式产生了特别的兴趣。功能磁共振成像研究表明，一些病人可以通过"中央"的方式调节慢性疼痛。在临床实践中，这意味着尽管消除周围的疼痛来源，天生的中枢传导途径会导致残余疼痛，从而最终导致手术失败。这种现象并不仅限于脊柱，和脊柱手术失败一样，它也是导致髋关节和膝关节置换失败的原因。希望今后对中枢疼痛传导途径有更深入的了解，以便找到早期干预措施。

西医治疗手段的多元性、差异性和有效性各不相同，尚不能有效涵盖患者对疼痛缓解的要求，非手术治疗及微创手术尽可能推迟了开放手术的时间，非融合固定取得了较好的短期疗效，但还缺乏患者长期随访的证据。目前腰椎病手术治疗的主要目的是缓解腰痛症状、解除神经压迫及恢复腰椎的负重功能，并不能防止或逆转退变的病理过程，手术结果受多种因素的影响，如邻近节段退变、继发性椎管狭窄、医源性的结构破坏等，对于腰椎退变后期已经获得自发性再稳定的患者，不合理的治疗可能会破坏已有的平衡，加重患者的症状。因此，在考虑手术等重大治疗措施时，一定要慎重，不能轻易破坏患者的生理结构，严格掌握手术适应证，不过度治疗。非手术疗法在治疗腰椎退变性疾病中具有重要的作用。尤其是中医在腰腿痛的治疗方面，具有丰富经验和众多方法。中医重视整体观念，在全身性治疗方面具有重要的意义。中西医结合的治疗模式能更有效地起到缓解疼痛，缩短病程的治疗目的。因此，在临床工作中需根据患者的病情、治疗目标和经济基础等因素，并结合中西医的特色治疗手段，选择阶梯性治疗。相信中西医结合的治疗方式，会成为日后重点研究的方向之一。

主要参考文献

［1］ Andersson GB，Mekhail NA，Block JE．Treatment of intractable discogenic low back pain．A systematic review of spinal fusion and intradiscal electrothermal therapy（IDET）．Pain Physician，2006，9（3）：237-248.

［2］ Hart L．Exercise therapy for nonspecific low back pain：a meta-analysis.Clin J Sport Med，2006，16（2）：189-190.

［3］ 董宪传，王莉，杨永菊，等.脊柱核心稳定肌训练治疗椎间盘源性腰痛的疗效观察.辽宁中医杂志，2013，40（3）：489-491.

［4］ Bush AJ. Exercise for fibromyagia：a systemic review. J Rheumatol，2008，35（6）：1130-1144.

［5］ Ruoff GE，Rosenthal N，Jordan D，et al.Protocol CAPSS-112 Study Group.Tramadol/acetaminophen combination tablets for the treatment of chronic lower back pain：a multicenter，randomized，double-blind，placebo-controlled outpatient study. Clin Ther，2003，25：1123–1141.

［6］ Schnitzer TJ，Kamin M，Olson WH. Tramadol allows reduction of naproxen dose among patients with naproxen-responsive osteoarthritis pain：a randomized，double-blind，placebo-controlled study. Arthritis Rheum，1999，42：1370–1377.

［7］ Yin W．Intradiscal injection of sealant for the symptomatic lumbar internal disc disruption：results of a prospective multi-center pilot study with 24-month follow-up. Pain Med，2014，15（1）：16-31.

［8］ Andersson GB. Epidemiology of low back pain. Acta Orthop Scand Suppl，1998，281：28-31.

［9］ Madan S，Boeree NR. Outcome of the Graf ligamen-toplasty procedure compared with anterior lumbar interbody fusion with the Hartshill horseshoe cage. Eur Spine J，2003，12：361-368.

［10］ Rigby MC，Selmon GP，Foy MA，et al. Graf liga-ment stabilisation：mid- to long-term follow-up.

Eur Spine J，2001，10：234-236.

［11］ Schwarzenbach O，Berlemann U，Stoll TM，et al. Posterior dynamic stabilization systems：DYNESYS. Orthop Clin North Am，2005，36：363-372.

［12］ Bothmann M，Kast E，Boldt GJ，et al. Dynesys fixation for lumbar spine degeneration. Neurosurg Rev，2008，31：189-196.

［13］ Beastall J，Karadimas E，Siddiqui M，et al. The Dyne-sys lumbar spinal stabilization system：a preliminary report on positional magnetic resonance imaging findings. Spine（Phila Pa 1976），2007，32：685-690.

［14］ Kumar A，Beastall J，Hughes J，et al. Disc changes in the bridged and adjacent segments after Dynesys dynamic stabilization system after two years. Spine（Phila Pa 1976），2008，33：2909-2914.

［15］ Welch WC，Cheng BC，Awad TE，et al. Clinical out-comes of the Dynesys dynamic neutralization system：1-year preliminary results. Neurosurg Focus，2007，22：E8.

［16］ Yu SW，Yang SC，Ma CH，et al. Comparison of Dynesys posterior stabilization and posterior lumbar interbody fusion for spinal stenosis L4L5. Acta Orthop Belg，2012，78：230-239.

［17］ Senegas J. Mechanical supplementation by non-rigid fixation in degenerative intervertebral lumbar seg-ments：the Wallis system. Eur Spine J，2002，11（Suppl 2）：S164-S169.

［18］ Floman Y，Millgram MA，Smorgick Y，et al. Failure of the Wallis interspinous implant to lower the incidence of recurrent lumbar disc hernia-tions in patients undergoing primary disc excision. J Spinal Disord Tech，2007，20：337-341.

［19］ Buric J，Pulidori M. Long-term reduction in pain and disability after surgery with the interspinous device for intervertebral assisted motion（DIAM）spinal stabilization system in patients with low back pain：4-year follow-up from a longitudinal prospective case series. Eur Spine J，2011，20：1304-1311.

［20］ Richter A，Schutz C，Hauck M，et al. Does an interspinous device（Coflex）improve the outcome of decompressive surgery in lumbar spinal stenosis? One-year follow up of a prospective case control study of 60 patients. Eur Spine J，2010，19：283-289.

［21］ Bono CM，Garfin SR. History and evolution of disc replacement. Spine J 2004；4：145S-150S.

［22］ Le Huec J，Basso Y，Mathews H，et al. The effect of single-level，total disc arthroplasty on sagittal balance parameters：a prospective study. Eur Spine J，2005，14：480-286.

［23］ Guyer RD，McAfee PC，Hochschuler SH，et al. Pro-spective randomized study of the Charite artificial disc：data from two investigational centers. Spine J，2004，4：252S-259S.

［24］ Berg S，Tullberg T，Branth B，et al. Total disc replacement compared to lumbar fusion：a randomised controlled trial with 2-year follow-up. Eur Spine J，2009，18：1512-1519.

［25］ Fritzell P，Hagg O，Wessberg P，et al. Chronic low back pain and fusion：a comparison of three surgical techniques：a prospective multicenter ran-domized study from the Swedish lumbar spine study group. Spine（Phila Pa 1976），2002，27：1131-1141.

［26］ Ozgur BM，Aryan HE，Pimenta L，et al. Ex-treme lateral interbody fusion（XLIF）：a novel surgi-cal technique for anterior lumbar interbody fusion. Spine J，2006，6：435-443.

［27］ Beringer WF，Mobasser JP. Unilateral pedicle screw instrumentation for minimally invasive transfo-raminal lumbar interbody fusion. Neurosurg Focus，2006，20：E4.

［28］ Best NM，Sasso RC. Efficacy of translaminar facet screw fixation in circumferential interbody fusions as compared to pedicle screw fixation. J Spinal Disord Tech，2006，19：98-103.

［29］　Shen FH，Samartzis D，Khanna AJ，et al. Minimally invasive techniques for lumbar interbody fusions. Orthop Clin North Am，2007，38：373-386.

［30］　Rodgers WB，Gerber EJ，Patterson J. Intraoperative and early postoperative complications in extreme lat-eral interbody fusion：an analysis of 600 cases. Spine，2011，36：26-32.

［31］　Ledet EH，Tymeson MP，Salerno S，et al. Biomechanical evaluation of a novel lumbosacral axial fixation device. J Biomech Eng，2005，127：929-933.

［32］　Li X，Zhang Y，Hou Z，et al. The relevant anatomy of the approach for axial lumbar interbody fusion. Spine（Phila Pa 1976），2012，37：266-271.

［33］　DeVine JG，Gloystein D，Singh N. A novel alternative for removal of the AxiaLif（TranS$_1$）in the setting of pseudarthrosis of L5/S1. Spine J，2009，9：910-915.

［34］　Kirkaldy-Willis WH，Farfan HF. Instability of the lumbar spine. Clin Orthop，1982，165：110-123.

下　篇

第 4 章　盘源性腰痛

　　最近 30 年的研究已表明，发生于椎间盘内部的病变也能引起下腰痛，是由椎间盘自身结构病变所引起的，称为盘源性下腰痛（discogenical low back pain），盘源性疼痛是下腰痛的主要来源，腰椎间盘突出、椎管狭窄、滑脱等疾病所致的腰痛，都可能有来自盘源性的因素。但"盘源性腰痛"作为单独的疾病是新命名的病种，不同于椎间盘突出或膨出，1970 年由 Crock 提出，又称椎间盘内紊乱症（internal disc derangement, IDD）。此概念在 1987 年被美国的学者 Milette 进一步强调，Milette 和 McCarron 是这样定义椎间盘源性下腰痛的：慢性腰背痛是由于髓核漏出到外层纤维环但没有明显疝出。目前国际上普遍接受的是：排除影像学检查神经根受压外，它的基本病因是椎间盘内部结构髓核的紊乱和纤维环出现裂隙，从而导致盘源性下腰痛。而我国学者于 2005 年在全国腰椎退行性疾病座谈会上将椎间盘源性腰痛定义为：所有不以神经组织受压为主要表现的腰椎间盘退行性疾病。其源于椎间盘自身的疼痛，有别于椎间盘突出压迫神经根所带来的根性痛。在临床上神经根的机械压迫是导致腰痛的最主要原因，但非神经根压迫所致的腰痛在下腰痛患者中约占 85%。

　　椎间盘源性下腰痛的最主要临床特点是久坐耐受性下降，疼痛常在坐位时加剧，病人通常只能坐 20min 左右。疼痛主要位于下腰部，有时也可以出现大腿、臀部的牵涉痛，少数发散至膝以下，但是没有诊断的特异性体征。多数腰椎间盘源性腰痛的患者可以有很长时间反复发作的腰痛，多数患者在劳累或长时间站立后，椎间盘内的压力增高后，可以进一步刺激腰椎间盘纤维环表面的神经末梢，引起腰痛加重；另外，在受凉后，也可使神经末梢对不良刺激的敏感性增高，引起腰痛加重。反之，在休息后，特别是卧床休息，椎间盘内的压力降低时，在很好地保暖后，可以使纤维环表面的神经末梢受到的不良刺激减少，从而使腰痛减轻。

第一节　病　　因

　　盘源性腰痛主要来源于椎间盘内部本身的病变。它的发生有很多种原因，但脊柱正常的退变，特别是随着年龄的增长腰椎迅速退变被看作是盘源性下腰痛的一个主要原因。由于退变的椎间盘往往是无症状的，盘源性腰痛的发病机制仍然是不明确的。

　　腰椎间盘自身内部结构的变化，如腰椎间盘退变、终板损伤及纤维环破裂后，椎间盘内的疼痛感受器受到异常应力及炎性介质等化学物质的刺激进而引起腰痛。它的病理学特征是：纤维环损伤后，血管肉芽组织和疼痛神经纤维沿着撕裂处长入所表现出的组织修复过程。最近的研究证明软骨终板的退变涉及形态和功能的改变，是引发腰痛的主要原因。

第二节　病理生理

一、腰椎间盘解剖生理病理学基础

腰椎间盘由周围部的纤维环和中央部的髓核组成，两部分无血液供应，在椎间盘和椎体之间有一层软骨板称终板，由透明软骨构成，亦无血管且无神经组织，损伤时不产生疼痛，也不能自行修复。纤维环由含有胶原纤维束的纤维软骨构成，髓核是一种弹性胶状物质，位于纤维环的中部，占椎间盘切面的50%～60%，其超微结构显示由胶原纤维网组成，内有由多糖蛋白复合物及软骨素、角蛋白、透明质酸等形成的半流体胶状物及大量水分。椎间盘在脊柱活动中主要起"弹性垫"的作用，用来缓冲震荡、增加运动幅度和稳定脊柱。人类椎间盘退变以细胞外基质的衰变为特征，其中包括蛋白聚糖的丢失，特别是来自纤维环内层和髓核蛋白聚糖的丢失。蛋白聚糖的丢失,尤其是蛋白聚糖聚合素(aggrecan)的丢失，不仅直接导致组织水分的丢失，而且还伴有其他一些重要病理变化，如即将在后面提及的退变椎间盘组织中神经和血管分布的改变。

长期以来，一直认为髓核、软骨板及纤维环的深层没有神经纤维支配，窦椎神经即脊神经的脊膜支的神经末梢仅分布于椎间盘前、后纵韧带及表浅纤维环，但最近Coppes等通过免疫细胞化学方法发现，在变性的椎间盘中，神经纤维可随着肉芽组织深入到椎间盘深层，且在病变椎间盘外层纤维环中，神经纤维的密度明显高于正常椎间盘，80%的病变椎间盘的内层纤维环有神经分布;另外，病变椎间盘的终板软骨乃至软骨下的骨松质中，均有远远多于正常数量的神经末梢和神经肽的出现（如SP、NF、VIP等）。椎间盘出现这些改变后，窦椎神经末端的伤害感受器处于超敏状态，痛阈下降，在轻微的机械和化学刺激下，就可能产生神经冲动，引起疼痛。

二、细胞外基质与炎性递质在椎间盘退变过程中的作用

蛋白多糖使椎间盘具有了黏弹性和较好的抗压能力，而蛋白多糖合成数量和质量下降，使储水能力降低，影响了代谢产物的扩散，导致椎间盘退变。除蛋白多糖外，椎间盘力学和结构的稳定性还依赖胶原纤维，随着退变进展，胶原成分改变，髓核内软骨样细胞表型发生变化，可能失去了软骨特征而出现骨化现象。近年研究发现，发生编码聚集蛋白聚糖基因变异使蛋白多糖核心蛋白链短缩的人群，临床上更易发生多节段椎间盘退行性变，表明椎间盘退变与遗传有关。退变的人椎间盘组织可以自行分泌多种炎性介质，如IL-1β、IL-6、IL-8、前列腺素 E_2、基质金属蛋白酶（MMPs）、一氧化氮（NO）、单核细胞趋化

因子 1、成纤维细胞生长因子、转化生长因子－β。有实验证明髓核组织受刺激后合成的 IL-6、IL-8、前列腺素 E_2、一氧化氮（NO）增加。

三、椎间盘退变与疼痛

椎间盘源性疼痛的发生主要有以下几个方面：①在椎间盘纤维环背外侧、后纵韧带、腹侧硬膜有大量的窦椎神经分布；②伤害感受器在退变的椎间盘终板、髓核、纤维环内数量增加；③椎间盘退变、内层纤维环破裂、髓核向外侧移动刺激了炎症递质的产生，作用于窦椎神经的伤害感受器引起疼痛；④椎间盘退变导致椎间隙狭窄，椎间可能会产生一定量的非正常的机械运动，使纤维环神经末梢受刺激而产生疼痛。彭金淦等认为椎间盘组织的抗原特性，损伤后激发免疫炎症反应，使纤维环损伤后的撕裂口不易愈合，是腰痛症状反复迁延的缘故。有学者提出"鞋内石子假说"，退变椎间盘的髓核由胶原或蛋白多糖构成的同源结构变为含胶原碎片、液体，甚至气体的非同源混合物，孤立的纤维环碎片或终板碎片有时可进入松弛的椎间盘混合物内部，当身体处于某些活动体位时，这种孤立的碎片就可能成为主要负重区，从而引起急性疼痛，将椎间盘内这些松散的碎片，形象地比喻为"鞋内石子"，这一假说可以解释某些急性腰痛患者可以通过手法按摩获得疼痛缓解的现象，因为按摩在某些情况下可将局部高负荷区转移，同时也可解释退变程度与疼痛症状不完全相符的现象。

四、椎间盘内机械压力的改变

正常椎间盘在生理负重下不会刺激外部纤维环上的伤害感受神经末梢。随着椎间盘的退化，髓核和软骨终板变性，纤维环的松弛或破裂可导致椎体间不稳，造成椎间盘内压力的分布不均衡，并导致椎间盘出现异常活动，这些异常活动对纤维环的后 1/3 和相邻的后纵韧带中带有大量来自窦椎神经的感觉神经末梢产生机械刺激而引起疼痛。

第三节　中医学认识

椎间盘源性腰痛属于中医学的"痹证""腰痛"等范畴，依据中医"腰为肾之府"之理论，其病因与筋骨失养、外感风寒湿邪、肝肾不足等有关，病理机制为肾虚不固、外邪阻络，营卫不得宣通所导致腰腿痹阻疼痛。《黄帝内经》在不同的篇章中分别描述了腰痛的性质、部位及范围，并提出病因以虚、寒、湿、瘀为主。《类证治裁·痹症》云："诸痹，良由营卫先虚，腠理不密，风寒湿乘虚内袭，正气为邪气所阻，不能宣行，因而留滞，气血凝涩，久而成痹。"因此，中医将椎间盘源性腰痛的病因一般归纳为"风""寒""湿""瘀"等。

根据中医观点，在腰部疼痛的病因中，主要与寒湿痹阻、肝肾虚损、气滞血瘀、骨错筋伤等有关：①寒湿痹阻，在《素问·痹痛论》论及到："风寒湿三气杂至合而为痹也。

其风气胜者为行痹，寒气胜者为痛痹，湿气胜者为着痹。"②肝肾虚损，在《诸病源候论·腰脚疼痛候》有所记载："肾主腰腿，肾气不足，受风邪之所为也，劳伤则肾虚，虚则受于风冷，风冷与正气交争，故腰脚痛。"③气滞血瘀，在《金匮翼》论及到："瘀血腰痛者，闪挫及强力举重得之。盖腰者，一身之要，屈伸俯仰，无不由之。若一有损伤，则血脉凝涩，经络壅滞，令人卒痛不能转侧，其脉涩。"④骨错筋伤，在《伤科补要》也谈及："若骨缝叠出，俯仰不能，疼痛难忍，腰筋僵硬。"

本病病机特点呈现虚实夹杂，以虚证为主。虚证主要体现在肝脾肾三脏。因脾为气血生化之源，肝藏血，肾藏精，故以气虚、血虚和精气亏虚为主。实证主要体现为脾主运化，为生痰之源，脾气不足，中焦受阻，故见湿邪、痰湿痹阻，另尚有部分可见气滞、血瘀的表现。

本病以40岁以上中老年人居多。中医辨证属肝肾亏虚。椎间盘源性下腰痛病理本质为退变引起的椎间盘破裂，但尚未形成突出。中医辨证属肝肾亏虚。炎症刺激窦椎神经，局部微循环障碍，不通则痛，故痹症为主要证型。加之气候偏潮湿，寒湿痹阻为最主要证型。外伤亦是中医骨伤科最常见的致病因素之一，如跌打扭挫等。气滞血瘀广泛见于中医骨伤各类疾病中，椎间盘源性下腰痛亦体现了中医骨伤科疾病"以肝肾论，从气血论"的特点。"脾肾阳虚、气血不足和肝肾亏虚"则分别体现了虚证的不同方面，与患者个体差异有关。

第四节　临床表现和物理检查

椎间盘源性下腰痛的病人多在 20～50 岁，腰痛以日间痛明显，久坐、久站加重，持续存在。大部分患者有明确的外伤史，如在搬重物、高处坠落、腰部扭转后出现 L_4、L_5 和 S_1 棘突区域、腹股沟、大转子等处的自发胀痛，通常在伤后数月内反复发作，病人常需要手扶大腿才能坐在椅子上或从椅子上站起，活动后尤其是脊柱垂直应力加大后症状加重，且休息后常不能迅速缓解。有一部分患者可能有下肢牵涉痛，往往在腰痛后缓慢出现，这种腿痛并不同于根性放射性疼痛，疼痛弥散，无明确的区域。患者可能有急性腰损伤病史，例如弯曲、抬举、扭曲过程中，有时听到腰部"啪"的响声。椎间盘源性腰痛的特征性表现是顽固的深部轴向腰痛，可以累及臀部和大腿，不伴根性症状或体征。吸烟者、肥胖者、久坐工作者、长期从事体力劳动者尤其是从事重复抬举工作和暴露于振动环境下的人，会显著增加椎间盘源性腰痛发病的危险。

一、体格检查

腰椎活动范围正常，疼痛严重时活动受限；通常疼痛位于腰椎的正中部位，棘突压痛是确定腰痛来源于盘源性的主要方法，腰正中部疼痛，棘突压痛者，73% 为盘源性疼痛，无棘突压痛者 96% 不是盘源性疼痛。而棘突旁压痛往往说明小关节或骶髂关节可能是疼痛来源。坐骨神经或股神经牵拉试验为阴性；肌力减弱、感觉变化或反射变化极为少见。

体征：患者可见腰肌紧张，腰椎活动时常引起腰痛；通常有腰椎棘突压痛，棘旁压痛不明显；神经根紧张试验阴性；感觉、运动和反射一般无异常。

二、影像学检查

1. 腰椎普通 X 线　通常椎间盘源性腰痛患者的 X 线表现正常，没有任何椎间隙变窄，也没有终板硬化或骨赘形成，小关节的关节面软骨保持正常。少数情况表现为椎间盘退变的影像。

2. 腰椎 MRI 平扫（图 4-1）　MRI 对诊断椎间盘源性腰痛有重要作用，但不是决定性作用。主要表现有三：①黑间盘，正常的椎间盘在 MRI T2 像上应该表现为高信号的，脱水椎间盘在 MRI T2 加权像（T2-weighted images）上所见的表现为低信号，也就是通常所说的"黑间盘"。有学者认为黑间盘是退行性椎间盘病变的早期表现，有学者则认为黑间盘反映了正常的生理老化过程，与任何疾病过程无关，特别是老年患者，MRI 在筛选椎间盘源性腰痛方面的作用要小得多。对于年轻患者有明确的外伤史、持续腰痛、MRI 上显示单个椎间盘信号强度改变时，MRI 可判断此患者为椎间盘源性腰痛。② T2 加权像示椎间盘后部局部高信号（posterior hyperintense zone，HIZ），表明椎间盘后部纤维环撕裂或结构破坏。③ MRI 所表现的 Modic 改变，Modic 改变是指椎体软骨终板在 MRI 上的信号改变。值得注意的是：正常人椎间盘也有 MRI 信号表现异常的，包括黑间盘、膨出和突出，临床上无症状；椎间盘源性腰痛在 MRI 上也可以是正常的，但相当少见。

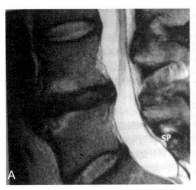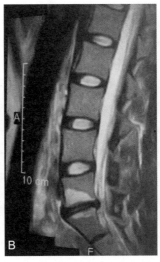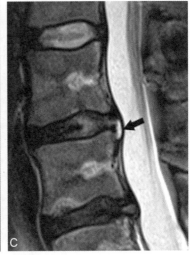

图 4-1　**腰椎 MRI 检查**

A. L$_4$/L$_5$ T2 加权像表现为低信号（黑间盘）；B. L$_5$/S$_1$ 的 Modic 改变；C. T2 加权像椎间盘后部局部高信号（HIZ）

3. 椎间盘造影术　MRI 检查简便、安全、无创，在诊断神经根性腰痛时取代了椎间盘造影，但椎间盘造影在诊断椎间盘源性腰痛中仍有不可替代的作用。

椎间盘造影术是诊断椎间盘源性腰痛最可靠和明确的方法，它可以激发原有症状，诱发疼痛，即疼痛复制效应；可以明确引起疼痛的"责任"椎间盘；可以根据造影剂在椎间盘的弥散情况对椎间盘纤维环的退变及撕裂程度进行评估。椎间盘造影中纤维环撕裂是一个重要指标，可指导临床治疗。

在目前情况下，质疑腰椎间盘造影术的真实性相当于质疑椎间盘是一种单独的疼痛来源，或者相当于挑战症状性纤维环内破裂这一概念。如果一个人考虑椎间盘造影术是一无用的诊断试验，那他必须抛弃椎间盘作为一种疼痛来源这一概念或者抛弃椎间盘内各种治疗方法，不管是外科还是非外科的。最近系统性综述已经得出结论，椎间盘造影术是诊断椎间盘源性腰痛的有效方法。

综上所述，如果一个患者持续性腰痛，X 线片正常，则 MRI 可用作筛选工具。如果患者 MRI 正常且没有纤维环撕裂的征象，则 95% 可排除椎间盘源性腰痛，椎间盘造影术可以避免。如果 MRI 黑椎间盘且椎间盘纤维环完整，需要椎间盘造影术才能确诊。椎间盘源性腰痛影像学表现正常时，在椎间盘造影术过程中推注造影剂能诱发疼痛反应，这是与无症状的退变椎间盘唯一的不同点。腰椎 MRI 和 CT 扫描结合椎间盘造影术基本可以明确诊断。

第五节　诊　　断

椎间盘源性腰痛目前多采用的诊断标准为：①腰部、臀部及大腿疼痛与神经根定位不符，持续 > 6 个月，经 > 4 个月的正规非手术治疗无效；②影像学资料显示无明显神经根受压、无节段性不稳定及其他明确的导致腰痛的腰椎疾病；③磁共振成像（MRI）上存在椎间盘明显退变的证据，如黑间盘及纤维环后缘高信号区现象等；④椎间盘造影显示椎间盘结构有退变，有疼痛复制效应，且有 1 个及以上的阴性对照椎间盘。

第六节　治　　疗

一、非手术治疗

1. 西医非手术治疗　对发病时间较短、腰痛程度尚不严重的患者多采取非手术治疗，此类疗法包括卧床制动、围腰、牵引按摩、药物、理疗、局部功能锻炼及 S_2 神经根周围交感神经阻滞术。Hart 等和 Mayer 等均认为功能锻炼是治疗椎间盘源性腰痛的最有效方法，可明显改善腰痛及腰背肌肌力。

2. 中医药治疗

（1）中医内治法：中药汤剂及成药治疗腰痛主要以补益肝肾、活血化瘀、温阳散寒为法，采用最多的方剂为独活寄生汤、补阳还五汤、阳和汤等。

（2）中医外治法：中医认为，"外治之法亦即内治之理，外治之药亦即内治之药"。中药外治法选用祛风除湿、舒筋活血、温经散寒、通络镇痛的中药，用外敷、熏洗、敲打等方法，将药物透过皮肤渗入病灶，可以收到显著的治疗效果。

（3）手法治疗：中医手法治疗源远流长，通过手法治疗能使腰部皮肤毛细血管扩张、血流加速，促进血液和淋巴液的循环，增加汗腺分泌，加快组织水肿消散，促进炎性物质的吸收和代谢产物的清除，达到缓解下腰痛的作用及消肿镇痛目的。

（4）针灸治疗：现代研究证明疼痛由外周传入中枢后，一是激动感情系统，产生痛的情绪成分；一是激动感觉分辨系统，产生痛的感觉成分。针刺可阻断中枢向下产生激动，因而可醒神镇痛。针刺镇痛试验研究认为，针刺人中可使中枢及外周致痛物质（如 5- 羟色胺、P 物质、组胺、乙酰胆碱等）发生浓度改变，从而可起到镇痛作用。

3. 转基因治疗　椎间盘退变首先由细胞外基质成分发生变化，主要表现为蛋白多糖合成减少，含水量下降，胶原成分改变。目前对于椎间盘退变的治疗仅仅是对症治疗，没有从恢复椎间盘功能的角度上去逆转椎间盘病变。有实验证明，基因片段的植入可以增加椎间盘内蛋白多糖合成，减缓椎间盘的退变。近年来对椎间盘的生化构成及其内环境的进一步了解，以及发现某些基因对椎间盘内基质合成和分解有重要的影响，基因治疗成为了关注的焦点，并且在这一领域已经取得了一些令人鼓舞的成果，但是基因治疗要真正过渡到临床还有很多困难和要解决的问题。基因治疗椎间盘退变尚处于早期研究阶段，但可以肯定，基因和细胞水平治疗椎间盘源性腰痛将是以后临床和基础研究的重要方向之一。

4. 生物学治疗　椎间盘退行性改变一直是椎间盘源性腰痛研究的重点，椎间盘组织再生能力有限，一旦退变，很难阻止或逆转，因此需要通过人工干预逆转椎间盘的退变，使其生物学功能得到恢复。近年来，大量研究正趋向利用生物学方法阻止和逆转椎间盘退变。生物学治疗从椎间盘退变的病因和发展途径入手，为根治椎间盘退变性疾病带来了希望。最近，应用生物学技术修复或再生退变椎间盘成为研究热点。生物学方法治疗退变椎间盘主要有两个目的：恢复椎间盘结构和消除疼痛。从目前的动物实验结果来看，生物学方法有望能够恢复退变椎间盘的结构，是否能够消除疼痛还不清楚。最近来自于动物研究的结果显示，注射生长因子能够减轻退变椎间盘内炎性细胞因子的表达。此研究领域已取得重要进展，但离应用于临床仍有很长的距离，相信不久的将来生物学技术会在椎间盘疾病的治疗方面发挥重要作用。

二、手术治疗

手术治疗分为盘内技术和开放手术，盘内技术主要有电热疗法、射频消融疗法、激光疗法和髓核置换手术。开放手术有椎间盘置换手术、椎体间融合、非融合内固定等手术方式。

1. 椎间盘内技术　随着对盘源性腰痛发病机制的深入了解和现代医学的发展，微创介入疗法已广泛应用于椎间盘源性疼痛的治疗，如热疗、射频、激光等已在国内外广泛使用。

（1）电热疗法：电热疗法是由美国 Saal 于 1996 年在尸体和临床研究的基础上所提出，其机制是通过电热效应对椎间盘去神经支配，通过高温毁损椎间盘神经的痛觉感受纤维，同时刺激外层纤维环发生愈合反应，去除可能长入椎间盘的神经纤维及改变纤维环成分等（图 4-2，图 4-3）。

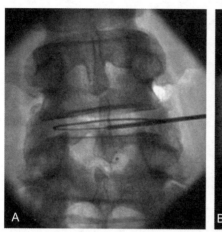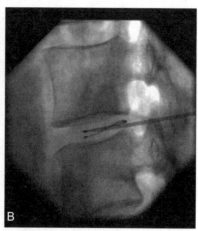

图 4-2　X 线显示电极位置

A. 电极片正位片位置；B. 电极片侧位片位置

作为一种新的治疗方法，电热疗法的疗效报道较多，但有效率为 54% ～ 90%，这可能与技术掌握程度和适应证的选择有关，需要进一步规范化，且该疗法应用时间短，其长期效果尚难确定。

（2）射频消融疗法：椎间盘射频消融术又称等离子髓核成形术。该疗法是近些年发展起来的新技术，2000 年首先在美国用于临床治疗

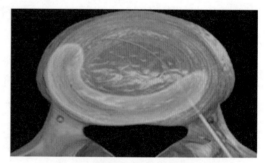

图 4-3　热凝电极导管的最佳位置

椎间盘突出症。其原理是通过低温射频能量破坏髓核内结构，使椎间盘髓核体积缩小，完成椎间盘内髓核组织重塑达到椎间盘内减压的目的，解除硬脊膜和神经根的压迫，减少椎间盘痛觉冲动的传入，有效减缓患者临床症状。与电热疗法相比，此方法工作温度较低，对周围组织结构热损伤小，安全性高且操作更为简单。作为一种新兴的微创治疗技术，射频消融疗法对椎间盘源性腰痛患者的治疗有效率为 81.8% ～ 92.0%。

（3）激光疗法：激光疗法是通过自身的光热效应和生物作用气化病变椎间盘内的髓核组织，降低椎间盘内压、促使纤维环回缩，从而缓解其周围痛觉感受器的压迫和刺激。尽管激光疗法操作简便，具有经济优势，且不破坏脊柱的稳定性，近期疗效满意，但远期疗效尚不明确，这主要与缺乏完善的长期随访机制有关。并且在治疗过程中，由于激光的气

化效应，可使椎间盘内出现一过性的压力增高和温度上升，这种作用可以诱发"疼痛复制效应"。

（4）人工髓核置换术：近年来出现的人工髓核置换术是治疗腰椎间盘病变的新方法，它能减轻甚至消除腰腿痛的临床症状、维持椎间盘高度、保留脊柱节段的稳定性和活动度，成为骨科研究的热点之一。经过多年的发展，人工髓核的设计、制造已日渐成熟，并初步开始临床应用。

目前人工髓核假体按功能分为两大类，一类是弹性材料假体，另一类是机械假体。弹性材料假体髓核置换的优点是通过统一的应力分布重建髓核的功能及具有震荡吸收能力，机械髓核假体的优点是强度与耐用，其不足是很难通过假体进行应力分布及缺乏震荡吸收能力，同时缺少与终板连接的接头，易导致假体下沉与脱出。

人工髓核置换的手术指征和禁忌证：人工髓核置换术仅适用于早、中期椎间盘退变者。人工髓核置换目前公认的适应对象为 18 岁以上 $L_2 \sim S_1$ 单节段椎间盘退行性病变、影像学证实椎间盘源性异常与症状和体征一致，经非手术治疗 6 个月以上症状不能缓解的患者。

其禁忌证则相对明确和细化，主要包括：①椎间盘高度＜ 5mm；②脊柱滑脱Ⅰ度以上；③严重的骨质疏松或骨软化；④峡部不连、关节突关节退变或骨折；⑤手术部位局灶性或全身性感染；⑥腰椎多节段退行性病变；⑦体重指数（BMI）＞ 30%，或病变位于 L_5/S_1、体重＞ 90kg；⑧纤维环无功能；⑨手术节段有明显 Schmorl 结节。上述患者均不宜进行人工髓核置换术。

总之，与腰椎内固定融合术相比，腰椎髓核置换术有其理论上的优势。目前，在国内外文献中有几点已明确：腰椎间盘置换术短期内可明显缓解疼痛，改善功能障碍，置入物在短期内是相对安全的，并发症的发生也多与手术操作有关，其康复时间较腰椎内固定术短。但文献报道假体置换的失败病例也不少，我们要以谨慎且乐观的态度来看待腰椎髓核置换术。为了改善手术技术水平，提高假体设计与操作器械质量，长期的随访，完美动物模型的建立是必须的。同时希望脊柱外科医生严格掌握腰椎椎间盘与髓核假体置换术的手术指征，并熟练掌握这一项技术，减少或预防医源性并发症的发生。

2. **开放手术治疗**　关于盘源性腰痛的开放手术指征及方法至今尚无统一意见。常规的非手术治疗，如卧床、牵引、腰围制动及药物治疗的效果并不理想，必要时需要进行手术治疗以减轻患者症状。主要有以下 3 种方法：椎间融合内固定术、非融合固定技术和人工椎间盘置换术。

（1）椎间融合内固定术：椎间融合内固定术是目前治疗椎间盘源性腰痛最有效的方法，该方法已成为治疗椎间盘源性下腰痛的标准手术。通过切除病变椎间盘并行椎体间融合术，可以彻底去除椎间盘内致痛源，阻止化学反应所致的疼痛，同时可以消除病变节段的运动，防止力学机制引起的疼痛。椎体间融合的方式主要有 3 种：后路椎体间融合术、前路椎体间融合术、前后路联合融合，融合率 56% ～ 100%。尽管有些患者症状未明显改善，但椎间融合内固定术仍是治疗椎间盘源性腰痛的理想方法之一。

最近几十年期间，应用腰椎融合手术治疗腰痛的数量急剧增加。腰椎融合手术是经长期临床实践证明的有效的治疗腰痛的方法。大量的前瞻性和回顾性临床研究已经显示各种融合技术对改善腰痛具有明显的作用。最近的一项随机的、前瞻性的临床研究清楚显示腰椎融合术治疗椎间盘源性腰痛的疗效明显优于非手术治疗。但外科干预仍应作为腰痛的最后治疗方法。通常通过融合相邻椎体病理节段运动来达到消除疼痛的目的。但是，治疗效果并不总令人满意，而且并发症发生率也不容忽视。随之各种非融合技术应运而生，例如人工髓核置换、人工全椎间盘置换、后路动态稳定系统等，以期替代融合技术，保留手术节段的运动，减少相邻节段退变的发生。但是，任何一项新技术都不是万灵药。这些动力性内置物的长期安全性和耐久性及长期疗效如何不得而知。腰部在解剖学上是一个复杂部位，是许多疼痛产生的部位。我们现在通过融合术可以治愈腰痛，因为运动节段的融合能够消除起源于整个节段的疼痛，包括椎间盘、小关节、韧带和相关的肌肉。椎间盘置换仅仅能消除起源于椎间盘的疼痛。临床研究发现融合率通常超过患者的满意度，表明仍有非椎间盘起源的疼痛部位。

（2）非融合固定技术：非融合固定技术是指在不植骨融合的情况下，辅助脊柱运动节段运动并且改变负荷传递的动态稳定装置。主要有经椎弓根、棘突间和椎体间三大类内固定方式。经椎弓根固定系统：是用高分子材料的连接带，或者用可弯曲的不锈钢棒连接器，连接相邻椎弓根钉的尾端，拉紧固定，当脊柱过度前屈时产生限制力，代替韧带的作用，达到既稳定，又保持椎间活动的目的，包括 Graf 韧带、动态固定系统（Dyne-sys）及杠杆辅助的固定系统。棘突间固定：在两侧椎弓根钻孔并在椎管前方 5mm 椎体内相通，通过导丝将聚酯纤维韧带环绕穿过椎体，保持一定的张力，系紧于下一椎体的棘突基底部，从而获得椎间制动。此外，Wallis 系统也是棘突间固定系统，整个系统在棘突间形成一个飘浮装置，对椎体没有永久的固定。椎体间动态稳定装置是指人工椎间盘。

尽管椎间融合术的手术技术在逐渐完善，但融合腰椎相邻节段有加速退变和继发椎管狭窄等可能，而非融合内固定可以保留脊柱的有益运动和节段间负荷的稳定传递，不做椎体节段融合，从而能改变脊柱运动单位负荷的传递方式，阻止产生疼痛的脊柱运动方向和运动平面上的脊柱运动。迟晓飞等对 29 例 Coflex 非融合固定术治疗下的椎间盘源性腰痛患者进行临床观察，获得满意疗效，并发现所有患者无神经血管损伤、感染等并发症，认为 Coflex 非融合固定术可作为治疗椎间盘源性腰痛的一种较为有效的手术方式。关于非融合内固定疗法的报道较少，还有待于近一步深入研究。

（3）人工椎间盘置换术：目前，人工椎间盘置换是椎间盘源性腰痛的最佳适应证。利用假体可以恢复椎间隙的高度，恢复椎管容积；恢复病变椎间盘的生物力学结构和负载能力，达到节段性稳定和节段性运动；恢复腰椎自然负重及运动功能，减轻负荷；不增加相邻节段的应力载荷；彻底清除椎间盘组织，消除了炎性刺激反应，解除疼痛症状。Sasani 等对 20 例人工椎间盘置换手术的患者进行 Oswestry 指数及 VAS 疼痛评分观察，结果 Oseestry 指数由术前的 73.3 降至 35.0（术后 3 个月）及 20.4（术后 12 个月），VAS 疼痛评分由术前的 9.65 降至 2.6（术后 3 个月）及 1.9（术后 12 个月）。但人工椎间盘置换仍存在许多影响手术疗效的并发症，如假体位置不良、假体疲劳变形、下陷等。人工椎间盘置换术是一种发展十分迅速的崭新疗法，具有广阔的应用前景。

主要参考文献

［1］ Ban QB，Yuan HA. New technologies in spine：nucleus pulposus replacement，Spine，2002，27：1245-1247.

［2］ Bao QB，Yuan HA.Pioneer surgical technology NUBAC artificial nucleus，in Kim DH，Cammisa FP Jr，Fessler RG（edS）：Dynamic Reconstruction of the Spine. New York：Thieme，2006：128-136.

［3］ Bertagnoli R ，Sabatino CT，Edwards JT，et al.Mechanical testing of a novel hydrogel nucleus replacement implant. Spine，2005，5：672-681.

［4］ Bao QB，Yuan HA.Prosthetic disc replacement：the future?Clin Orthop Relat es，2002，394：139-145.

［5］ Meakin JR，Reid JE，Hukins DW. Replacing the nucleus pulposus of the intervertebral disc. Clin Biomech（Bristol Avon），2001，16（7）：560-565.

［6］ Klara PM，Ray CD. Artificial nucleus replacement：clinical experience.Spine，2002，7（12）：1374-1377.

［7］ 金大地，瞿东滨，Charles D．Ray. 脊柱椎间成形术.北京：科学技术出版社，2004：303-337.

［8］ Eder C，Pinsger A，Schildboeck S，et al. The influence of intradiscal medication on nucleus pulposus cells. Spine J，2013，13：1556-1562.

［9］ Sehgal N，Dunbar EE，Shah RV，et al. Systematic review of diagnostic utility of facet（zygapophysial）joint injections in chronic spinal pain：an update. Pain Physician，2007，10（1）：213-228.

［10］ Manchikanti L，Singh V，Falco FJ，et al. Evaluation of lumbar facet joint nerve blocks in managing chronic low back pain：a randomized，double-blind，controlled trial with a 2-year follow-up. Int J Med Sci，2010，7（3）：124-135.

［11］ Datta S，Lee M，Falco FJ，et al. Systematic assessment of diagnostic accuracy and therapeutic utility of lumbar facet joint interventions. Pain Physician，2009，12（2）：437-460.

［12］ Cohen SP，Hurley RW. The ability of diagnostic spinal injections to predict surgical outcomes. Anesth Analg，2007，105（6）：1756-1775.

［13］ Esses SI，Botsford DJ，Kostuik JP. The role of external spinal skeletal fixation in the assessment of low-back disorders. Spine，1989，14（6）：594-601.

［14］ Kumar K，Taylor RS，Jacques L. Spinal cord stimulation versus conventional medical management for neuropathic pain：a multicentre randomised controlled trial in patients with failed back surgery syndrome. Pain，2007，132：179-188.

［15］ North RB，Kidd DH，Farrokhi F，et al. Spinal cord stimulation versus repeated lumbosacral spine surgery for chronic pain：a randomized，controlled trial. Neurosurgery，2005，56：98-106.

［16］ Kizawa H，Kou I，Iida A，et al. An aspartic acid repeat polymorphism in asporin inhibits chondrogenesis and increases susceptibility to osteoarthritis. Nat Genet，2005，37（2）：138-144.

［17］ Iida A，Kizawa H，Nakamura Y，et al. Highresolution SNP map of ASPN，a susceptibility gene for osteoarthritis. J Hum Genet，2006，51（2）：151-154.

［18］ Song YQ，Cheung KM，Ho DW，et al. Association of the asporin D14 allele with lumbar-disc degeneration in Asians. Am J Hum Genet，2008，82（3）：744-747.

[19] Okuda S，Iwasaki M，Miyauchi A，et al. Risk factors for adjacent segment degeneration after PLIF. Spine，2004，29（14）：1535-1540.

[20] Pfirrmann CW，Metzdorf A，Zanetti M，et al. Magnetic resonance classification of lumbar intervertebral disc degeneration. Spine，2001，26（17）：1873-1878.

[21] Xia XP，Chen HL，Cheng HB. Prevalence of adjacent segment degeneration after spine surgery：a systematic review and meta-analysis. Spine，2013，38（7）：597-608.

[22] Celestre PC，Montgomery SR，Kupperman AI，et al. Lumbar clinical adjacent segment pathology：predilection for proximal levels. Spine，2014，39（2）：172-176.

[23] Lawrence BD，Wang J，Arnold PM，et al. Predicting the risk of adjacent segment pathology after lumbar fusion：a systematic review. Spine，2012，37（22 Suppl）：S123-S132.

[24] Schmidt H，Heuer F，Claes L，et al. The relation between the instantaneous center of rotation and facet joint forces-a finite element analysis. Clin Biomech（Bristol，Avon），2008，23（3）：270-278.

[25] Shono Y，Kaneda K，Abumi K，et al. Stability of posterior spinal instrumentation and its effects on adjacent motion segments in the lumbosacral spine. Spine，1998，23（14）：1550-1558.

[26] Weinhoffer SL，Guyer RD，Herbert M，et al. Intradiscal pressure measurements above an instrumented fusion. A cadaveric study. Spine，1995，20（5）：526-531.

[27] Panjabi MM. Hybrid multidirectional test method to evaluate spinal adjacent-level effects. Clin Biomech（Bristol，Avon），2007，22（3）：257-265.

[28] Neill CW，Liu JJ，Leibenberg E，et al. Percutaneous plasma decompression alters cytokine expression in injured porcine intervertebral discs. Spine J，2004，4：88-98.

[29] Mirzai H，Tekin I，Yaman O，et al. The results of nucleoplasty in patients with lumbar herniated disc：a prospective clinical study of 52 consecutive patients.Spine J，2007，7：88-92. discussion 92-93.

[30] Sharps LS，Isaac Z. Percutaneous disc decompression using nucleoplasty. Pain Phys，2002，5：121-126.

[31] Yakovlev A，Tamimi MA，Liang H，et al. Outcomes of percutaneous disc decompression utilizing nucleoplasty for the treatment of chronic discogenic pain. Pain Phys，2007，10：319-328.

[32] Theron J，Guimaraens L，Casasco A，et al. Percutaneous treatment of lumbar intervertebral disk hernias with radiopaque gelified ethanol：a preliminary study. J Spinal Disord Tech，2007，20：526-532.

[33] Peng B. Issues concerning on biologic repair of intervertebral disc degeneration. Nat Clin Pratt Rheumatol，2008，4：226-227.

[34] Peng B. Pathophysiology，diagnosis，and treatment of discogenic low back pain. World J Orthop，2013，4：42-52.

第5章 腰椎间盘突出症

腰椎间盘突出症（lumbar disc herniation，LDH）是因腰椎间盘变性，纤维环破裂，髓核突出，压迫或刺激神经根、马尾神经等所表现出的一种临床综合征。是骨伤科的常见病和多发病，中老年的主要致病因素是退行性变，而青少年则以外伤等为重要原因。

第一节 病 因 病 理

近年来，国内外学者对腰椎间盘突出症进行了大量的研究，对其病因病理的认识取得了很大的进展。目前，普遍认为，腰椎间盘突出症是在腰椎间盘退变的基础上，多种因素综合作用的结果。

一、发病因素

椎间盘的退行性变，是发生腰椎间盘突出的基本因素，损伤、积累性劳损是椎间盘退行性变的主要原因，也是腰椎间盘突出的重要因素。反复弯腰、扭转动作，最易引起椎间盘损伤，故腰椎间盘突出与某些职业、工种关系密切。目前已知下述因素与发生腰椎间盘突出有密切的关系。

1.腰部外伤 当腰部遭受明显急性损伤，外力大于肌肉、韧带的保护作用，可能造成椎间盘的突出。如创伤不足以引起骨折脱位，则可能使已经退变的椎间盘突入椎管内，甚至引起游离型腰椎间盘突出，或进入椎体前方引起椎前型髓核突出。当发生严重的脊柱骨折，椎体压缩超过 1/3 ～ 1/2 或以上时，则有可能引起纤维环的破裂，使椎间盘髓核突入椎管内，但出现的概率甚少。

2.腰部过度负荷、劳损 腰部过度负荷、劳损是促使腰椎间盘突出产生的原因之一，可加速椎间盘退变。当人体长期处于异常姿势下（如经常弯腰提取重物），椎间盘反复承受生理性应力或超生理性应力的作用，使椎间盘内压力增加，容易引起椎间盘纤维环破裂，髓核突出。

3.持续震动 持续震动是最常见的诱因之一，如拖拉机、坦克和汽车司机，在坐位承受颠簸时，遭受持续垂直震动的作用，故此类人群腰椎负重大，腰椎间盘内压持续性增高。另外，持续震动可损及微循环，产生椎间盘营养障碍，氧分压和细胞活性明显减低，可加速腰椎间盘退变的进程，促使椎间盘突出。

4. 腹内压增加　临床上约有 1/3 病例，发病前有明显的腹内压增高因素，如剧烈的咳嗽、打喷嚏、屏气、便秘等，上述动作均可使椎管内压力增加，促使髓核突出。

5. 体位、姿势不正　无论睡眠时或日常活动、工作中，体位或姿势不正，可促使腰椎间盘突出，如当腰部处于屈曲位时，突然有一个旋转动作，极易引发髓核突出。

6. 吸烟　香烟中某些化学物质分子使血管内皮收缩，造成血管壁缺血、缺氧。椎间盘代谢日益恶化，弹性、韧性下降，从而促进椎间盘退变，进而造成腰椎间盘突出。

7. 风、寒、湿的影响　腰部竖脊肌若遭受风、寒、湿的侵袭，出现温度的改变。一方面是浅层血管收缩，血流量减少，防止散热过快；另一方面是竖脊肌的肌肉收缩，增加体内产热，这些变化，本是人体的一种自然防御反应，但若反复发生，就导致病理性变化。竖脊肌收缩和血液循环量减少的结果，使肌肉供氧量减少，大量乳酸、肌酸、肌酐等有害代谢产物蓄积，发生竖脊肌水肿、痉挛，出现无菌性炎症，促使椎间盘内压增高，机体抵抗力下降。久之，椎间盘退变加速，进而椎间盘突出。

中医学对此早有认识。《素问·痹论篇》曰："风寒湿三气杂至，合而为痹也。其风气胜者为行痹；寒气胜者为痛痹；湿气胜者为著痹也。""痹在于骨则重；在于脉则血凝而不流；在于筋则屈不伸；在于肉则不仁；在于皮则寒"。

8. 妊娠、哺乳期　由于内分泌激素的影响，韧带松弛、后纵韧带张力减低，腰椎受力增大，易发生腰椎间盘突出。

9. 种族　有色人种发病率低。如非洲黑种人、印第安人、爱斯基摩人，腰椎间盘突出症的发病率明显低于其他种族。

10. 性别　男性多于女性，可能与男性劳动强度大、腰椎受伤机会多、腰椎间盘易发生退变有关。

11. 身高　若身高超过正常平均身高，或有较大的腰椎指数者，易发生腰椎间盘突出。

二、病因

（一）腰椎间盘退变是腰椎间盘突出的病理基础

椎间盘退变是指椎间盘的生物化学和组织结构的改变，是生命个体自然老化过程的一部分。随着年龄的增长，椎间盘的体积、形状、结构及其基质成分逐渐发生变化，椎间盘中的基质成分和细胞的减少，改变了脊柱的力学特性，从而使其运动能力降低。其中最重要的原因是椎间盘中央营养物质的降低、细胞代谢废物的堆积及降解的基质产物的积累，引起 pH 降低，并进而影响椎间盘内细胞的功能甚至导致细胞死亡。因此，椎间盘退变是不可避免的。

1. 椎间盘组织营养供应减少是发生退变的始动因素　椎间盘的营养来源主要有两种：①终板途径，即营养物质通过椎体周围的血管进入椎体的骨髓腔，经过血窦后再通过软骨终板界面扩散渗透到椎间盘，主要营养纤维环的内层及髓核组织；②纤维环途径，即营养物质经过纤维环表面的血管，主要营养纤维环外层。

有研究表明，软骨终板发生硬化、钙化、增厚后，导致椎间盘和软骨终板有氧血液的供应减少，影响代谢产物的排出，使乳酸产物积聚，加速椎间盘内细胞死亡或凋亡，并可形成恶性循环，导致椎间盘基质降解。

2. **椎间盘细胞的过度凋亡是导致椎间盘内细胞减少的直接原因**　椎间盘内活细胞减少及随之而来的细胞外基质的合成减少和成分的变化，是导致椎间盘退变的病理基础，而椎间盘细胞的过度凋亡则是引起活细胞下降的直接原因。随着年龄增长，髓核细胞凋亡不断增加，提示椎间盘细胞退变逐渐加重。

3. **基质酶活性的改变在椎间盘退变中的作用**　椎间盘退变的过程涉及基质结构蛋白的破坏，包括存在于细胞外基质中的胶原和蛋白多糖，椎间盘基质成分的改变是椎间盘力学特征丧失的直接原因。基质降解酶活性的升高，可对相应的底物产生分解、破坏作用，加剧了椎间盘的进一步退变。

椎间盘是一个无血管的组织，其基质成分的降解主要依靠自身各种降解酶的作用。其中最重要的基质降解酶是中性蛋白酶，可分为两大类：基质金属蛋白酶和丝氨酸蛋白酶。

4. **炎症介质及炎症细胞因子在椎间盘退变中的作用**　炎症介质及炎症细胞因子在椎间盘退变的过程中起着重要作用，其含量增加或减少会促进椎间盘细胞外基质降解、促进椎间盘中的炎症反应，最终导致椎间盘退变及相关症状的发生，但这些炎症细胞因子作用机制非常复杂，各种因子间的相互作用机制、持续时间及合成代谢因子和分解代谢因子间的协同关系都需要进一步的阐明。

5. **腰椎间盘的生物力学改变**　椎间盘是人体脊柱中重要的缓冲装置，具有吸收震荡、减缓冲击及均布外力等重要力学功能。据研究报道，临床上腰椎间盘突出不仅是因为椎间盘受到了压力作用，多数是由于椎间盘内应力分布不均匀而导致纤维环破裂，髓核突出。在劳动和运动过程中，不当姿势及用力方式也可能导致腰椎间盘突出。

6. **椎间盘退变与自身免疫反应的关系**　根据免疫学家 Bumet 的克隆选择学说，髓核作为"隔离抗原"存在，一旦突出暴露于免疫系统可能成为不被自身免疫系统识别的"非己"成分，即可导致免疫应答，激发机体自身免疫反应，导致慢性炎症发生，引起临床症状。正常椎间盘组织中 I 型和 II 型胶原、蛋白多糖及软骨终板的细胞外基质等均具有自身抗原性，而且抗原性相近。当外伤或退变导致椎间盘抗原成分与免疫系统相接触后，即可激发自身免疫反应，具体表现为血液和脑脊液中免疫球蛋白的增高。虽然免疫机制在椎间盘退变中有一定作用，但其确切机制及与临床相关性仍需进一步证实。

7. **椎间盘细胞生物力学的改变**　椎间盘细胞的生长、发育、成熟、增殖、分化及其调控机制，都和细胞的力学特性有关。当机械压力在细胞基质中发生改变后，与临床是否产生疼痛并不一致。通过对未成熟的髓核细胞和板层间的纤维环细胞生物力学的研究，说明外力或累积应力可直接损伤椎间盘组织导致椎间盘突出，还可通过影响椎间盘细胞和基质的生物学行为而导致椎间盘退变和突出的发生。

（二）外伤是腰椎间盘突出的重要原因

有不少学者从生物力学和组织学的角度，对外伤与椎间盘突出的关系进行了研究，认为异常的应力可直接损伤椎间盘结构。对椎间盘的应力分析表明，纤维环的切向应力由内向外逐渐增大，而压应力以髓核最大，向外逐渐减小并转为拉应力。正常情况下纤维环后侧、后外侧有十分明显的应力集中，该处纤维环较其他区域相对较薄、曲率较大可能是造成应力增高的原因。椎间盘后侧、后外侧也是纤维环胶原含量分布最少的区域。由于后纵韧带的保护，退变椎间盘易向纤维环后外侧突出。

椎间盘退变后纤维环应力状态改变，其应力水平明显降低，说明椎间盘承载能力下降，载荷传递方式改变。更重要的是，力学因素可通过影响椎间盘组织的生物学特性，导致椎间盘生物力学性能改变及其细胞代谢紊乱。因此，外力或累积应力可导致椎间盘退变和突出的发生。

三、病理

在突出物的表面可有血管侵入、包绕而产生炎症反应，最终导致突出组织发生纤维化和钙化。纤维化及钙化可延及纤维环甚至椎间盘内部，可使突出物缩小。椎间盘突出后，由于髓核脱水失去弹性，使椎间隙变窄，周围韧带松弛，常伴有椎体边缘骨质增生以增加脊柱的稳定性。

椎间盘突出物小的直径仅 5 ～ 6mm，如黄豆样隆起，大的直径可达 1cm 以上；但突出物的大小往往同临床症状间的关系并非一致，临床症状的产生还与椎管的大小及形状有关。在三叶形椎管，侧隐窝较狭窄时，较小的突出即可引起明显的临床症状。有学者将椎间盘突出物的大小按其与椎管局部前后径的比例将其分为 3 度：轻度，突出物突起不超过局部椎管前后径的 1/3；中度，突出物约占局部椎管前后径的 1/2；重度，突出物超过局部椎管前后径的 1/2。

椎间盘可以向各个方向突出，通过纤维环、软骨终板，甚至椎体本身。但由于前纵韧带非常坚强，椎间盘前方和两侧的纤维环均较厚，而后纵韧带的两侧是解剖的薄弱环节，故椎间盘不易向前方和两侧突出，而易向后外侧突出，垂直向椎体内突出则形成 Schmorl 结节。后外侧突出容易压迫或刺激神经根而引起坐骨神经痛，向后偏中央突出的突出物往往较大，容易压迫马尾神经而产生马尾综合征。在临床上，以椎间盘向后外侧及后方突出最为多见。另外，髓核物质还可沿软骨终板和椎体之间的血管通道突出，造成腰椎侧位 X 线片出现椎体边缘的游离骨块，这种椎间盘突出称为椎间盘经骨突出。

任何一个椎间盘都可发生突出，但由于最下两个腰椎间盘承受的应力最大，劳损重、退变重，而该处后纵韧带对纤维环的保护薄弱，故临床上最下两个椎间盘突出比例占腰椎间盘突出症的 90% 以上。通过流行病学研究，国外以 $L_5 \sim S_1$ 椎间盘突出最多，而国内以 $L_4 \sim L_5$ 椎间盘突出的发病率最高。

根据椎间盘突出的连续的病理变化过程，大致可以归纳为 3 个主要的病理阶段：①髓核的进行性退变，水分减少，坏死块形成，纤维环后侧退变与断裂；②髓核从纤维环中突出；③经过修复，纤维环被椎间盘内纤维结缔组织取代。有学者将腰椎间盘突出的病理过程分为3期，但这些病理过程是连续的。

1. **椎间盘突出前期** 髓核因退变或损伤而破裂，纤维环也可因反复损伤而变软或产生裂隙，纤维环的坚固性降低。在外伤或压力增加时，即使外力不大，也可使髓核发生移位；当纤维环有裂隙时，髓核可经裂隙而突出。此期患者常存在腰部不适或疼痛，但无下肢的反射性疼痛。

2. **椎间盘突出期** 当腰部遭受外伤、急剧的旋转或正常的活动时，椎间盘内压力增加，从而使髓核从纤维环的破裂或薄弱处突出。突出物刺激或压迫神经根可引起下肢的放射痛，如压迫马尾神经则可发生大小便功能障碍。此期突出物的病理形态可以分为4种类型。①隆起型：纤维环部分破裂，但表层完整。退变的髓核经薄弱处突出，突出物呈弧形隆起，表面光滑。②突出型：纤维环完全破裂，退变和破碎的髓核从纤维环的裂口处突出，到达后纵韧带前方，后纵韧带完整，未穿破。③脱出型：纤维环完全破裂，退变和破碎的髓核从纤维环的裂口处脱出，穿过后纵韧带抵达硬膜外间隙。④游离型：纤维环完全破裂，退变和破碎的髓核从纤维环的裂口处脱出，穿过后纵韧带，不与纤维环或后纵韧带粘连，游离于椎管内。游离的髓核碎块可远离受累的椎间隙，常位于上一个或下一个椎间隙平面。

3. **椎间盘突出后期** 椎间盘一旦突出，即开始一系列的突出后变化。

(1) 受累的椎间隙变窄：纤维环松弛，椎间隙变窄，腰椎的稳定性降低，椎体上下面骨质硬化，边缘骨质增生，形成骨赘。

(2) 突出物纤维化或钙化：在突出物的表面有毛细血管侵入、包绕，发生炎症反应，最终导致突出物纤维化或钙化。钙化可局限于突出物的周边，也可全部钙化呈骨样结节。

(3) 神经受损：突出物刺激或压迫神经根，早期发生充血、水肿、变粗等急性创伤性炎症反应；如长期受压，则可引起神经根粘连、变性和萎缩，其支配区域的感觉、运动和反射障碍；如压迫马尾神经，常引起大小便及性功能异常。

(4) 椎间关节的改变：腰椎间盘突出后，椎间隙变窄，使椎间关节所受的应力发生改变。一方面椎间纤维环松弛，腰椎的稳定性下降，椎体间有较大的滑动度，致使关节突间的压力和摩擦力增加；另一方面因椎体下沉，相邻两关节突间的重叠加大，致使椎间孔狭小或神经根管狭窄，压迫神经根出现与椎间盘突出相类似的临床症状和体征。当椎间小关节软骨面严重受损或退变时，小关节可以产生骨质增生。

(5) 黄韧带的病理变化：椎间盘突出后，黄韧带的主要变化是发生松弛、肥厚、钙化甚至骨化。增厚的黄韧带可向椎管突入，压迫硬膜而产生腰椎管狭窄，产生类似椎间盘突出的症状。

(6) 退行性腰椎管狭窄：椎间盘突出后所产生的椎间隙变窄，纤维环松弛，黄韧带肥厚，小关节增生、内聚等都可以减少椎管的容积，从而产生继发的腰椎管狭窄。

(7) 椎旁骨赘的形成：腰椎间盘突出后，常在椎体的前方及侧方出现骨赘。骨赘的产生是椎体增强稳定性和对抗压力的反应。椎间盘突出后，纤维环松弛，腰椎的稳定性下降，椎间盘抗压力及稳定性均减弱，因而有骨赘产生。

四、腰椎间盘突出症神经根性疼痛的原因

（一）突出的腰椎间盘压迫神经根的部位及方式

腰神经根从硬膜发出后，斜向外向下，绕椎弓根下出各自的椎间孔。如 S_1 神经根发出点位于 L_5 椎弓根下缘与 L_5/S_1 椎间盘上缘之间，其外侧有 L_5 神经根走行，S_1 神经根发出后斜向外下，越过 L_5/S_1 椎间盘及 S_1 椎体后上缘入 S_1 椎间孔；L_5 神经根发自 L_4/L_5 椎间盘及其上下缘水平，斜向外下方从 L_5 椎间孔发出；L_4 及以上的神经根皆发自相应的上一节段的椎间盘之下、椎弓根内侧，并沿椎弓根的内下方出相应的椎间孔。突出的椎间盘可压迫或刺激神经根的起始段，或硬膜发出处，或马尾神经，而且突出的椎间盘常常影响下一个椎间孔的神经根，甚至更下一个椎间孔的马尾神经。如 L_4/L_5 椎间盘突出时，常侵及 L_5 神经根的发出处，致使 L_5 神经根受累，临床上出现小腿前外侧及足背区感觉减弱，踇背伸肌力及趾背伸肌力减弱；L_5/S_1 椎间盘突出时，常侵及 S_1 神经根的起始段，致使 S_1 神经根受累，临床上出现足背外侧及小腿后侧感觉减退，足跖屈肌力减弱，跟腱反射减弱或消失；如突出的椎间盘累及更多的骶神经，则会产生鞍区麻木、直肠或膀胱括约肌的功能障碍（图 5-1）。

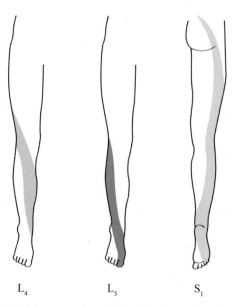

L_4　　L_5　　S_1

图 5-1　L_4 ~ S_1 神经根受累感觉异常区域

（二）神经根性疼痛的机制

腰椎间盘突出症所引起的神经根性疼痛的机制目前尚不清楚，主要有 3 种学说。

1. **机械性压迫学说**　在机械性压迫因素中，根据受压神经根变形特征的不同，又将其分成"压迫性机制（接触区域的局部压迫）"和"牵张性机制（接触区域的神经根牵张性压迫）"，这两种机制可以分别存在，也可以同时并存。神经根在机械压迫下变形，或张力增高所造成的神经纤维、相邻组织及神经内血管等均受压而产生机械性变形，因而导致了神经根组织的损伤、缺血、代谢异常等，最终引发神经根功能的改变，主要表现为两种形式：①神经的功能降低，可出现感觉障碍、肌力减退及反射减弱等；②神经根组织过敏，即神经根组织容易被进一步的机械性刺激所激动，从而神经根可产生异位的脉冲，这可能与疼痛的产生有关。

2. **化学性神经根炎学说**　研究表明，脊神经根缺少像周围神经所具有的由明显的神经鞘膜所构成的神经束膜和神经外膜，由于神经根没有神经束膜这一化学屏障作用，因此极易产生化学性神经炎。当神经根受压后，可出现血液循环障碍，静脉回流受阻，表现为神

经根的充血、水肿，呈现出无菌性炎症的改变，而炎症提高了疼痛的敏感性。

3. 椎间盘自体免疫学说　椎间盘是人体内最大的无血管的封闭结构组织，髓核组织被纤维环包裹，与血液循环隔绝而与周围毫无接触，因而具备自身抗原的基础。当椎间盘损伤或病损后，髓核突破纤维环或后纵韧带的包围，在其修复过程中有新生血管长入髓核组织，髓核组织便成为抗原，机体在这种持续的抗原刺激下，就产生抗原抗体免疫反应，进而导致根性炎症。

五、腰椎间盘突出的自然吸收

腰椎间盘突出的自然吸收是指腰椎间盘突出症患者未经手术切除突出的髓核组织或其他干预措施而发生的突出髓核组织的自然缩小或消失。

临床上许多因腰椎间盘突出而导致神经根性痛的患者，即使不进行手术或化学溶解髓核等治疗，疼痛症状也会逐渐自行缓解。这除了与神经根炎症和水肿的减轻有关外，还可能与突出的椎间盘髓核物质的自然吸收有关。

腰椎间盘突出后髓核物质能否缩小或自然吸收，与以下几个因素有关。①腰椎间盘突出症的病理类型：往往多见于游离型和后纵韧带后型等病理类型。②髓核组织的大小及其成分：一般认为，突出的髓核组织越大或在椎管内游离得越远，越容易发生吸收或缩小。突出物中髓核成分越多、纤维环成分越少，越容易自然吸收；反之，则不容易自然吸收。突出的椎间盘髓核组织高度变性，也容易自然吸收或显著缩小。③腰椎管的形状：有研究认为，腰椎管的截面积越大，髓核自然吸收的概率就越大，而且椭圆形椎管的吸收最好，三角形椎管次之，三叶形椎管的吸收最差。④腰椎间盘突出的病情：对于急性发病且临床症状、体征较重的病例，经非手术治疗后临床效果好，自然吸收的可能性增大，尤其是急性发作的游离型腰椎间盘突出，因突入硬膜囊外的髓核成分多，髓核组织更易通过排异反应而吸收或缩小。

关于椎间盘突出后髓核物质自然吸收的时间，一般认为，腰椎间盘突出症初期是突出的髓核物质自然吸收的活跃期，且吸收程度与临床症状及其体征的改善呈相关性，随着髓核组织的自然吸收或缩小，临床症状可缓解或消失。自行吸收或缩小的过程为 2 ~ 12 个月，其中以 4 ~ 7 个月居多。

对椎间盘自然吸收的研究将对腰椎间盘突出症的非手术疗法产生积极的影响，对手术治疗也提出了更严格的适应证与更高的技术要求。有学者提出，对急性腰椎间盘突出症，应先进行 2 ~ 3 个月系统的非手术治疗。但是，何为"系统的"或"正规的"非手术治疗值得探讨。

必须注意的是，并不是所有的游离型、后纵韧带后脱出型椎间盘突出都会出现自然吸收或缩小的现象，而且其确切的机制及病理过程、与临床症状表现的确切关系等尚待进一步研究。因此，对于因马尾神经受压导致的大小便功能异常或足部肌力减弱者，以及疼痛症状长期不缓解者，应及时手术治疗，不可延误手术时机。

第二节　诊　断

对于腰椎间盘突出症的临床诊断，应坚持症状、体征和影像学表现相一致的原则。必须详细询问病史，规范查体，正确查看影像学资料，全面考虑，综合分析。

一、症状

1. **腰背痛**　腰背痛是腰椎间盘突出症的早期症状，也是最常见的症状。疼痛主要在下腰部和腰骶部，有的可影响到臀部。疼痛的性质多为钝痛、酸痛或隐痛，活动时疼痛加重；绝大多数患者具有椎管内疼痛的特点，即咳嗽、打喷嚏或用力大便等腹压增加时疼痛明显加重。久坐、久立时椎间盘内压增加，亦可使症状加剧。患者站立时着力于健侧，卧床休息后疼痛减轻。严重者卧床不起，常伴有下肢放射痛。

2. **坐骨神经痛**　表现为由下腰部向臀部、大腿至小腿，直到外踝、足跟、足背或足底的放射性下肢疼痛，常伴麻木感。突出物来自不同的节段，则放射部位亦不同。L_4/L_5 椎间盘突出症：累及 L_5 神经根，放射至小腿前外侧和足背内侧。L_5/S_1 椎间盘突出症：累及 S_1 神经根，放射至小腿后外侧和足外侧或足底。若 L_4/L_5 和 L_5/S_1 椎间盘突出累及窦椎神经中的交感神经纤维，也会出现下腹部、大腿前内侧和会阴部牵涉痛，但少见。高位椎间盘突出症以 L_3/L_4 常见，表现为股神经痛症状。

3. **间歇性跛行**　腰椎间盘突出症引起的间歇性跛行属于神经源性间歇性跛行，发生率低于腰椎管狭窄症，往往两者并存。腰椎间盘突出症出现间歇性跛行的患者，多为急性发作、病情较重者。临床表现为：随站立或行走时间延长或步行距离的增加，患者腰背部和腿部疼痛加重，伴有下肢麻木、疼痛，举步无力，但停步、弯腰休息或取下蹲位或坐位后，症状可减轻或消失；然后仍能继续行走，但上述症状即可再次出现，如此反复，步行距离越短，说明病情越重。与腰椎管狭窄症相比，其腰椎侧弯、活动受限和神经根症状及体征更加明显。

4. **马尾综合征**　主要是马尾神经受到突出椎间盘压迫或牵张应力的损伤，出现直肠、膀胱功能障碍，马鞍区及下肢感觉、运动功能减退或丧失，又被称为"腰椎间盘突出症危象"。当腰椎间盘突出症合并椎管狭窄时，更易发生本征。因为有腰椎管狭窄的患者椎管容积小，马尾神经退避余地有限，使突出的髓核对马尾神经的冲击力、压迫力或牵张力损伤明显增强，故可促使或加重马尾神经损伤的发生。

马尾神经损伤的程度，取决于压迫或牵张性应力的大小、作用力的速度和时间。根据发病的缓急可将其分为 3 型：①急性发作型，见于损伤力大、速度快、时间长者，故损伤重、预后差，有的将影响患者终身。②慢性发作型，由轻度损伤逐渐加重，缓慢发展；多伴有腰椎管狭窄，在早期常为马尾神经不全性损伤，若及时减压，效果尚好。如不及时处理，病情逐渐加重，即使再行减压术，则疗效不佳。③亚急性发作型，介于上述两者之间。

二、体征

1. **步态与姿势**　病情轻者步态与姿势无明显异常；较重者步态拘紧，步行缓慢；重者，正常负重行走困难，多两手扶腰，躯干前倾、侧屈、臀部翘起方可步行；有的则需扶拐才能迈步行走，严重者，依赖他人搀扶方可歪臀艰难行走，卧床时采用弯腰侧卧、屈髋、屈膝位，即"三屈卧位"。最严重者，睡姿采用胸膝卧位，甚至采用各种特殊体位，以松解坐骨神经的紧张度，减轻疼痛。

2. **脊柱形态和活动度**

（1）腰背部肌肉痉挛，脊柱活动度受限。脊柱正常的活动度为：前倾 90°，后伸 30°，左、右侧屈各 20°～30°，左、右旋转各 30°，老年人的活动度略小些。某些特殊职业者，如特种兵、杂技或舞蹈演员及体操运动员等，可超出以上活动范围。腰椎间盘突出症患者，由于腰背部肌肉痉挛，出现功能性侧弯。腰椎各方向活动受限，其中以后伸活动受限最明显。因为后伸时，椎间隙后方变窄，迫使突出的髓核向侧后方或后方挤压；再者，增生肥厚的黄韧带形成皱褶，突向椎管，又加重了对神经根的压迫，故脊柱后伸可诱发疼痛或使疼痛加重。脊柱前屈时，椎间隙后方增宽，降低了突出髓核对侧后方的压力；但脊柱前屈使后纵韧带紧张，因而，坐骨神经张力增加，亦能发生疼痛，所以脊柱前屈亦受限。脊柱左右侧弯亦受限，其规律是：腰椎凸向右侧者，脊柱的左侧弯不受限，但向右侧弯必定受限；反之，亦然。若同时出现脊柱后伸受限和侧弯受限，是腰椎间盘突出症的典型体征之一。

（2）腰椎生理前凸变浅、消失，甚至出现后凸。腰椎间盘突出症患者为减轻突出的髓核对坐骨神经的压力或牵张应力，使疼痛减轻或缓解，所以，椎间隙后方结构，特别是后纵韧带张力增加，使腰椎前凸变浅；病情重者，椎管内后方的黄韧带也相应紧张，尽量使腰椎管容积扩大，故腰椎生理前凸变平。另外，骨盆向后方旋转，也能使腰椎前凸变平。腰椎曲度变平后，坐骨神经相对松弛，疼痛自然减轻。腰椎后凸畸形，常发生于有剧烈腰腿痛患者，较少见。

（3）脊柱侧弯 90% 以上的腰椎间盘突出症患者都有不同程度的功能性脊柱侧弯，其原因是竖脊肌（骶棘肌）痉挛，使脊柱侧弯、限制其活动，减低神经根张力，从而疼痛减轻。脊柱侧弯的方向取决于突出的髓核和神经根的相邻关系。若突出的髓核位于神经根的内侧（根腋型），脊柱就凸向健侧，弯向患侧，使神经根松弛以减轻神经根承受的压力或牵张应力。此外，因背根神经节受到强烈的刺激，产生患侧竖脊肌痉挛，也是脊柱凸向患侧的另一个原因。若突出的髓核位于神经根外侧（根肩型），则脊柱就凸向患侧，弯向健侧，使神经根避开突出的髓核，以减轻对神经根的压应力或牵张应力。若突出的髓核位于神经根的前方（根前型），腰部活动时，神经根即可能在髓核的内前方，也可能位于其外前方或前方，脊柱就可能一会儿凸向健侧；一会儿又凸向患侧，出现交替性变化。在临床实践中发现典型的脊柱侧弯变化，在 L_4/L_5 椎间盘突出症比较明显，而 L_5/S_1 椎间盘突出症，侧凸变化多轻微，原因是髂腰韧带将第 5 腰椎横突与髂嵴、髂骨翼、骶骨固定在一起，使第 5 腰椎侧弯的范围大大减小。

（4）腰椎前凸畸形：多发生于中央型腰椎间盘突出症，腰椎前凸畸形，使突出的髓核前移，降低了对马尾神经的压应力。此外，腰骶角增大，也使腰椎前凸增加，腰骶角增加的弧形就是前凸增加的度数。此类患者术后可能残留腰痛，特别是合并腰椎滑脱者，疼痛更难消失，常需再行腰椎融合术。上述变化都是代偿性、适应性改变，腰椎间盘突出症痊愈或疼痛缓解后，这些变化随之消失，形态和功能也逐渐恢复正常。

3. 压痛与放射性疼痛　在腰椎间盘突出症病变节段的椎旁有压痛点；按压压痛点，除引起局部疼痛外，急重者疼痛还可沿坐骨神经支配区向下肢放射。称为放射性压痛。

椎板间隙压痛点：位于病侧后正中线偏外 2～3cm，故椎板间隙压痛点也称为棘突旁压痛点。此压痛点在神经根与突出髓核的体表部位，手指按压即可产生疼痛；绝大多数 L_4/L_5 或 L_5/S_1 椎间盘突出症患者在椎板间隙都有明显压痛。

棘突间压痛点：压痛在病变节段的棘突间隙，多见于游离型或中央型腰椎间盘突出症，产生压痛的棘突间隙即病变之所在。

棘突上压痛点：用力按压病变节段的棘突时，椎体承受压应力，所以椎体上下两个椎间隙有压痛，提示病变所在，但定位的敏感性不如前两者。

腰椎间盘突出症的压痛为深压痛；而浅压痛常见于腰部各种软组织病变。深、浅压痛区别的方法：主要是手指按压时用力大小的差别；必要时用 0.5% 利多卡因 10～15ml 注入软组织，疼痛、压痛消失为浅压痛；若疼痛、压痛仍存在则为深压痛。

压痛点即表明病变部位，在本病急性期尤为明显。若俯卧位检查压痛点压痛不明显时，可嘱患者采用站立位，在伸腰、挺腹姿势下检查，易于查明压痛点或引起放射性压痛。若突出的髓核位于关节突关节下方等部位，手指难以直接压到，就查不出准确的压痛点，可能出现假阴性，若按压用力过大，就是正常组织也会出现疼痛，发生假阳性。因此，检查压痛点需要一定技巧。

4. 患肢肌肉萎缩与肌力减弱

（1）患肢肌肉萎缩：腰椎间盘突出症发生肌肉萎缩的原因有两种：①腰骶神经损伤，此为主要原因。因失神经病变，它所支配的肌肉，如胫前肌、鿬长伸肌、趾长伸肌、腓肠肌、腓骨长短肌等均可发生不同程度的肌肉萎缩、肌力减弱。临床上常首先检查、对比两侧下肢伸鿬肌和伸趾肌肌力。在 L_5/S_1 椎间盘突出症，患侧屈鿬肌和屈趾肌肌力常有明显减弱，跟腱反射减弱或消失；L_4/L_5 椎间盘突出症中，患侧伸鿬肌和伸趾肌肌力常有明显减弱，严重者，出现足下垂。由于股四头肌有多根神经支配，故常无肌肉萎缩或仅有轻度萎缩；若股四头肌发生明显萎缩，则表明除 L_4 神经根损伤外，尚有其他神经根受累，如 L_3、L_2 甚至 L_1 神经根。②失用性萎缩，因患肢疼痛不敢行走，1～2 个月后可出现失用性萎缩，为次要原因。

（2）肌力减弱：腰椎间盘突出症可分别出现神经根的损伤，可发生相应神经支配肌肉的肌力减退。

5. 感觉功能　感觉功能检查，对本病的定位诊断十分重要。因突出的髓核刺激、压迫或牵张应力的强度、范围和时间不同，可分为感觉过敏、麻木、迟钝、减弱或消失。在病变早期，皮节分布感觉区常出现感觉过敏，但为时短暂，随着压迫加重、时间延长就发生麻木、迟钝、减弱甚至消失，故临床上很少查见感觉过敏。腰椎间盘突出症所引起的麻木可分为主观麻木和客观麻木。主观麻木患者会主诉患肢麻木疼痛重，甚或有烧灼感，针刺检查患肢小腿和足背皮肤痛觉时，其痛觉与健肢完全一致，无减弱或消失。其原因是：皮肤的痛觉由几根神经重叠分布，单一神经损害并不一定能表现出痛觉减弱区。而客观麻木时患者主诉患肢有麻木，常伴有肢体发凉，疼痛不重，检查患肢小腿及足背皮肤感觉时，有浅感觉减弱甚至明显减弱。

感觉功能检查需结合症状、体征和影像学检查，认真加以鉴别。检查时刺激强度要一致，与健侧对比，避免诱导。L_5/S_1 椎间盘突出症，感觉异常的部位在小腿外侧下 1/3、外踝、足跟外侧、足背外侧和足底外侧，包括第 3 趾、第 4 趾、第 5 趾，其中具有特征性的是第 5 趾感觉减弱或消失。L_4/L_5 椎间盘突出症，感觉异常的部位在小腿外侧中上 2/3、内踝、足背内侧和踇趾、第 2 趾。L_3/L_4 椎间盘突出症，感觉异常的部位在大腿前内侧、小腿内侧。L_2/L_3 椎间盘突出症，感觉异常的部位在大腿前方下 1/3 斜形带状区、膝前。L_1/L_2 椎间盘突出症，感觉异常的部位在大腿外侧、前侧和后侧 1/2 的斜形带状区，也有患者感到大腿内侧痛。马尾综合征，麻木感觉减弱区较广泛，特点是鞍区感觉减弱或消失（图 5-2）。

6. 反射功能障碍　腰椎间盘突出症引起的反射功能障碍可分为：反射亢进（多发生于本病的早期）和反射减弱或消失，以反射减弱最常见。反射功能检查的结果相当可靠，与感觉神经检查结果一样，能反映受累神经根的病理改变，若神经根受压，牵张损害过重、时间较长者，可发生不可逆性变化，这时，压迫虽已解除（如突出髓核摘除减压术后），但丧失的反射功能常是部分恢复，完全恢复

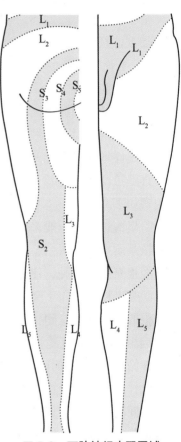

图 5-2　下肢神经支配区域

者常不及 50%。L_5/S_1 椎间盘突出症，跟腱反射减弱或消失。L_4/L_5 椎间盘突出症，胫后肌腱反射减弱或消失难引出。L_3/L_4 椎间盘突出症，膝腱反射减弱。因股神经尚有 L_2、L_3 神经根参与，故完全消失者罕见。

7. 物理检查

(1) 直腿抬高试验：检查时患者仰卧，双上肢置躯干两侧，两下肢伸直。检查者一只手将患者足跟抬起，另一只手保持膝关节伸直，缓慢抬高下肢，若在 90°范围内发生下肢放射痛为阳性。直腿抬高试验诊断腰椎间盘突出症的阳性率在 75%～97%；一般在抬高 15°～65°即已产生疼痛，出现疼痛时直腿抬高的角度小于 30°者为强阳性，抬高

31°～60°者为阳性，抬高 61°～90°者为弱阳性。本试验是检查坐骨神经椎管内病变的主要方法，但椎管外因素，如阔筋膜张肌、腘绳肌等肌肉发生病理性紧张或挛缩、腰骶部和骶髂关节病变等，也可出现直腿抬高试验阳性。因此，临床上应注意两者的鉴别，最常用的鉴别方法就是直腿抬高加强试验。另外，约 10% 的腰椎间盘突出症患者，直腿抬高试验呈阴性，其原因是：①突出的髓核较小，椎管的容积较大，压迫较轻。②突出物的体积小，偏外侧，距神经根稍远，可出现阴性。③个别患者是因为神经根长时间受压，引起神经麻痹所致，现已少见。④神经根"逃逸"现象。

坐骨神经由 $L_{4～5}$、$S_{1～3}$ 神经组成，在椎管内、硬膜内及椎间孔神经根袖部都有一定的活动度，直腿抬高＜30°时处于静止状态，仅坐骨神经束部向远端移动，若直腿抬高＞30°时，坐骨神经开始紧张，逐渐抬高 75°时，则牵拉神经根移动 2～8mm。因此，正常人在仰卧位下肢完全伸直，被动抬高 70°～120°（通常为 90°）时，腘窝仅有不适感而无疼痛，在腰椎间盘突出症患者中，突出的髓核压迫或牵张损伤神经根，使其处于固定或半固定状态，此时将下肢直腿抬高，神经根因活动度差而受牵拉，加之神经根已有炎症改变，敏感性增强，因此产生疼痛。

直腿抬高试验是诊断腰椎间盘突出症的重要体征，其阳性率可达 76%～97%。其影响因素如下。

①病情急缓：一般来讲，病情急者，直腿抬高试验的阳性率高。其原因为：急性期突出髓核基质中的糖蛋白、β - 蛋白形成自动免疫抗原，释放后对机体刺激，产生免疫反应，致神经根充血、水肿，使受压迫或牵张应力损伤的神经根敏感性增高，疼痛明显。

②突出物的方向：突出物突出的方向，决定其压力的方向，髓核向后外侧突出者，对神经根的刺激重、直腿抬高的角度低、疼痛重；中央型突出者，神经根受压力或牵张应力的影响相对较低，直腿抬高的角度高，疼痛相对较轻，但易引起马尾神经损害，后果严重。

③侧隐窝狭窄：侧隐窝狭窄限制了神经根的活动范围，若神经根因受压而紧张，此时，已充血、水肿的神经根再承受应力的作用，故而直腿抬高度数低，疼痛重。

④间歇性跛行：腰椎间盘突出症出现间歇性跛行者占 30%～35%。步行距离与直腿抬高试验呈正相关，即步距越短，直腿抬高的度数越低。

(2)直腿抬高加强试验：直腿抬高试验阳性时，将伸直抬高的患肢缓慢下落（通常为 5°）至疼痛消失时，保持此直腿抬高角度不变，将足快速背伸，若再次出现下肢放射痛为阳性。

本试验可区别引起直腿抬高试验阳性的原因，究竟是椎管内因素还是椎管外因素。因为在直腿抬高过程中，不仅使坐骨神经紧张，甚至有一定程度的移位（2～8mm），而且也使椎管外因素受到影响，如臀大肌、阔筋膜张肌、髂胫束、腘绳肌拉长、紧张，有时还会拉动髂关节，因此，这些改变都可能使直腿抬高试验出现阳性，尤其是直腿抬高＜30°时出现的阳性，更应注意鉴别。在加强试验中，足背伸只是增加了坐骨神经和腓肠肌的张力，对上述椎管外诸因素〔腓肠肌除外〕毫无影响，故椎管内病变可出现加强试验阳性，而椎管外因素〔除外腓肠肌〕所引起的下肢疼痛，直腿抬高加强试验一定是阴性。

（3）健侧直腿抬高试验：健侧直腿抬高试验又称 Fajerstain 征。腰椎间盘突出较大，压迫较重时，抬高健侧下肢发生患侧坐骨神经痛者为阳性。不引起坐骨神经痛者为阴性。阴性提示髓核突出较小或不是腰椎间盘突出症。

检查时患者仰卧，四肢自然放平，健侧下肢直腿抬高，若发生患侧下肢根性痛，为健侧直腿抬高试验阳性。健侧下肢直腿抬高时，健侧坐骨神经紧张，神经根袖牵拉硬膜囊向健侧和远侧移动，此时患侧坐骨神经也相应地向正中线（即健侧）和远侧移动，若患侧坐骨神经已承受压迫或牵张应力的作用，发生了炎症改变，可产生疼痛。

从理论上讲，突出的髓核若位于神经根的外侧（根肩型）时，此征应为阴性。但是，只要神经根受到突出的髓核、特别是较大髓核的压迫或牵张应力的损伤，神经根敏感性已经增高，同样会发生阳性，当然也有阴性者。此征对鉴别突出物的大小和神经根受压的程度有重要价值。本征阳性常见于：①突出髓核位于神经根的内侧。②中央型腰椎间盘突出症。③大型或巨大型腰椎间盘突出症。④腰椎间盘突出症合并腰椎管狭窄者。⑤腰椎间盘突出症合并有神经根粘连者。

（4）股神经牵拉试验：股神经牵拉试验又名跟臀试验（Ely 征）。检查时，患者俯卧，双下肢伸直，检查者一只手按压骨盆，另一只手将患侧下肢抬起，使膝关节屈曲，髋关节过伸，若产生腹股沟或大腿前方、前内方放射痛，为阳性。

股神经主要由 $L_{2\sim4}$ 神经根组成，由腹股沟下行至大腿的前内方；肌支至股四头肌、缝匠肌等；皮支分布于大腿前方、前内方。患者俯卧位，屈膝、髋关节过伸，股神经紧张，若股神经承受压力或牵张应力损害，并已有神经根炎和其局部无菌性炎症时，就会产生大腿前方、前内侧放射痛。此试验在 $L_1\sim L_2$、$L_2\sim L_3$、$L_3\sim L_4$ 椎间盘突出时阳性。

（5）凯尔尼格征：又称屈髋伸膝试验。检查时，患者仰卧，四肢自然放平，检查者将患者髋关节、膝关节均屈曲 90°，在维持屈髋状态下，将膝关节缓慢伸直，若出现下肢放射痛或肌肉痉挛为阳性。

神经根遭受突出的椎间盘的压迫或牵张，尤其是合并神经根粘连者，由屈髋、屈膝位改为屈髋、伸膝位时，神经根的张力增加，刺激了敏感性已增高的神经根，从而产生坐骨神经痛。

（6）仰卧挺腹试验：检查时，患者仰卧，双上肢置躯干两侧。嘱患者以肩部和两足跟为着力点（支点），用力提起腹部，使腰背部、臀部离开床面，若出现下肢放射痛为阳性。若疼痛不明显时，可嘱患者挺腹时深吸气，用力咳嗽或检查者用手挤压腹部，出现疼痛者均为阳性。若肌源性疾病引起的腰痛，仰卧挺腹试验为阴性。

仰卧挺腹，腹内压力增加，引起椎管内压力升高及椎管内静脉充盈，致脑脊液压力增高，压迫或刺激病变的神经根，故产生疼痛。

（7）屈颈试验［又称雷尼（Lindner）征］：检查时，患者仰卧，四肢自然放平，主动或被动前屈颈部，使下颌触及胸骨上，若出现下肢放射性疼痛为阳性。

颈部屈曲时，脊髓在椎管内向上移动 1.0～2.0cm，同时牵拉神经根、硬脊膜上移，若腰骶神经被突出的髓核卡压或与周围组织形成粘连，就会使向上方移动的硬脊膜和脊髓受牵拉而刺激神经根产生疼痛，有无菌性炎症者疼痛更加明显。

（8）脊柱后伸挤压试验：检查时患者站立位，检查者将一只手拇指压在压痛点，即通常位于 L_4/L_5 或 L_5/S_1 椎旁一横指处，另一只手通过患者患侧腋下托住前胸上部，使患者脊柱被动地背伸，若出现腰背痛和下肢放射痛，即为阳性。此时患者屈髋、屈膝，弯腰下蹲时则症状立即缓解。

此试验为动力性椎管容积减少的体征，患者腰部后仰时，椎管容积变小，加上黄韧带肥厚、松弛或成皱褶，突入椎管，椎管容积更小，压迫或牵张神经根，产生症状或使症状加重。屈髋下蹲位，使椎管容积相对变大，对神经根的挤压减轻或消失，故症状缓解。

三、辅助检查

（一）腰椎间盘突出症的 X 线检查

影像学检查对腰椎间盘突出症的诊断具有重要意义，其中 X 线片检查由于简便普及、价格低廉，患者易于接受，因此成为临床常用的检查方法。腰椎 X 线片除能提供腰椎间盘突出症的信息外，还可排除非腰椎间盘病变的腰椎疾病，如腰椎化脓性炎症、结核、原发肿瘤和转移瘤等。临床医师应写明摄片的要求。放射科医师参照临床医师的意见做出 X 线的诊断。如临床医师怀疑为腰椎失稳，则需摄取腰椎过屈、过伸位 X 线片检查。

1. 腰椎正位 X 线片　腰椎间盘突出时，正位片腰椎可呈侧弯改变。侧弯多见于 L_4/L_5 椎间盘突出，而 L_5/S_1 椎间盘突出，则很少或没有侧弯。侧弯可凸向患侧，也可凸向健侧。这取决于突出的髓核与神经根的关系。髓核位于神经根内侧，则腰椎侧弯凸向健侧，当髓核位于神经根外侧，则腰椎侧弯凸向患侧。椎间隙也显示左右不等宽。但是这种左、右间隙的改变或上下椎间隙不等宽的改变，并无诊断椎间盘突出症的意义，实际上反映了腰椎保护性姿态。腰椎棘突偏斜也不能作为诊断腰椎间盘突出症的依据。

2. 腰椎侧位 X 线片　腰椎侧位 X 线片对诊断腰椎间盘突出症的价值较大。

（1）腰椎前凸：正常腰椎前凸是由无病损的、完整的椎间盘维持。从侧位 X 线片上可见，腰椎间盘呈前宽后窄的楔形，由此保持腰椎的生理前凸弧度。正常的腰椎间隙宽度，除 $L_5 \sim S_1$ 间隙以外，均是下一间隙较上一间隙宽。即 L_4/L_5 椎间隙较 L_3/L_4 椎间隙为宽；L_3/L_4 椎间隙较 L_2/L_3 椎间隙为宽，依次类推。在腰椎间盘突出时，可出现下一间隙较上一间隙窄的现象。并有腰椎生理前凸减小或消失，严重者出现反常后凸，这是由于身体为了减轻神经根受压所致的疼痛，而造成的继发性畸形。

（2）椎间隙：表现前窄后宽，这常是腰椎间盘纤维环不完全破裂，髓核突出。当椎间隙减小或明显狭窄，则是纤维环破裂、髓核突出。腰椎间隙改变，椎间隙变小或明显狭窄，也可为正常的生理退变表现，无腰椎间盘突出症的临床征象。

（3）椎间盘内的真空征：常在 L_5/S_1 椎间隙内，出现透亮的气体裂隙，并伴有明显的椎间隙狭窄，其原因不详。有学者认为，在脊柱和退变的椎间盘负荷下，引起椎间盘出现裂隙状破裂，当脊柱在牵引或其他情况下椎间隙突然减压，在椎间盘裂隙状破口内成为低压，改变了溶解在组织液中气态的氧、二氧化碳和氮的浓度，使气体溢出，故在 X 线片上椎间隙部位出现线状透亮区域。气体出现的部位表示椎间盘内裂隙形成的部位及范围。随纤维环由内向外破裂，椎间盘内气体可由中心部位延至周围部位，若继续发展可一直延及软骨终板，表现在椎体前缘有短而呈线形透光气体聚集现象。但较髓核内气体聚集少。这种椎间盘内的透亮区域，当腰椎过伸位时，增加了椎间隙宽度则更为明显，出现真空现象时并无髓核突入椎体内的征象。如果椎间隙不对称的狭窄，则气体集中在狭窄的一侧，这种真空现象有时也可出现在多个椎间隙。由于并不压迫神经根，因此不出现典型的坐骨神经痛症状。

（4）椎间盘钙化：在侧位 X 线片上有时可见椎间盘钙化现象。髓核钙化可出现腰部活动僵硬的症状。纤维环钙化必定减小椎管容积，有可能出现神经根受压的征象。但椎间盘钙化有别于钙化型腰椎间盘突出症。

3. 腰椎斜位 X 线片　腰椎间盘突出时，斜位 X 线片可排除引起类似症状的腰椎弓根处病变，如腰椎椎弓峡部不连、椎弓根部肿瘤等，同时也可明确左、右根部情况。

（二）计算机体层成像（CT）扫描

CT 能直接观察椎间盘突出的部位、方向、程度和椎管结构的改变，现在已经成为非常普及的常用检查方法，其诊断的正确率受到设备性能、技术水平、扫描平面、阅片经验的影响。

1. CT 诊断要点

（1）直接征象：①椎间盘后缘向椎管内局限性突出，密度与相应椎间盘一致，形态不一，边缘规则或不规则。②突出的椎间盘可有大小、形态不一的钙化，多与椎间盘相连，上、下层面无连续性。③髓核游离碎片多位于硬膜外，密度高于硬膜囊。

（2）间接征象：①硬膜外脂肪间隙变窄、移位或消失。②硬膜囊前缘或侧方及神经根受压移位。

总之，CT 有助于显示蛛网膜下隙、脊髓及神经根受压征象。

2. 不同类型腰椎间盘突出的 CT 表现

（1）后正中型：位于硬脊膜囊的前方正中，使硬脊膜囊、脊髓或马尾神经腹侧受压变形、移位。

（2）后外侧型：偏于一侧，除压迫硬脊膜囊、脊髓或马尾神经外，还常使一侧神经根受压、移位，侧隐窝狭窄。

（3）外侧型：可突至侧隐窝、椎间孔内，也可在椎间孔外，主要压迫神经根或神经节及外方的脊神经。局部脂肪压迫吸收，使得神经根与突出的髓核之间缺乏对比，多不能分辨，称为神经根湮没，为神经根受压的表现。

（4）韧带下型：突出的椎间盘通常局限于椎间盘水平，轮廓完整，常呈弧形。

（5）游离型：椎间盘突出可穿破后纵韧带，髓核与椎间盘本体分离。CT 表现为不规则形椎间盘突出物，大小不一，与椎间盘外缘可形成锐角，髓核可游离于硬膜外间隙内，密度较相邻神经根鞘或硬膜囊高，少数可以发生钙化。增强 CT 扫描髓核无强化，是与硬膜外肿瘤性病变的重要鉴别点。

（6）硬膜囊内型：CT 显示为硬膜囊内肿物，边缘呈不规则分叶状。为少见类型。

（三）磁共振成像（MRI）检查

MRI 检查的最大优势是能够做三维立体扫描，能直接观察脊髓、蛛网膜下隙、椎体和椎间盘等脊柱的正常解剖结构，对于椎间盘病变可直接观察其变性信号的改变程度，椎间盘突出的部位、方向、形状、大小及突出髓核与突出节段之间的关系。

由于 MRI 检查时间较长，常规行矢状面和横断面扫描，有时也辅以冠状面扫描。①矢状面可以显示脊髓和椎间盘全貌及其前后移位，观察病变的上下范围和椎间盘后突出情况，还可以观察脊柱的生理弯曲和蛛网膜下隙的形态。②横断面可显示脊髓的横径，鉴别脊髓内、外病变及脊髓向前后、左右移位的程度，并能观察椎管的情况，对判断椎间盘后突出的确切位置非常有利。③冠状面主要用于观察脊髓的左右移位情况，了解病变在椎管内、外侵犯的范围，有利于髓内、髓外病变的鉴别诊断。

1. 异常表现

（1）椎间盘变性：椎间盘变性时其水分缺失，信号强度有不同程度的降低，特别是 T1 加权像上髓核的高信号消失，呈不均匀信号或低信号改变。变性的椎间盘邻近椎体的信号亦有改变，可出现下列 3 种情况。

① 椎体终板破坏，富含血管的纤维组织侵入邻近骨质内，使 T1、T2 弛豫时间延长，导致 T1 加权像上呈低信号，T2 加权像上呈高信号。

② 椎体终板内缺乏骨髓组织的硬化骨结构，在 T1 加权像和 T2 加权像上均呈高信号。

③ 椎体终板下部分骨组织为黄骨髓或脂肪组织代替，其 T1 弛豫时间缩短，在 T1 加权像上呈高信号，在 T2 加权像上信号与邻近骨质相等或轻度增高。

（2）椎间盘膨出：椎间盘膨出是指椎间盘组织向周边广泛膨隆，并超过了相应椎体的边缘。椎间盘膨出的 MRI 表现为：于矢状位见变性的椎间盘向后膨出，后方的条状低信号呈现出凸面向后的弧形改变，这一现象 T1 加权像比 T2 加权像明显。横轴位表现为边缘光滑的对称性膨出，硬膜囊前缘和两侧椎间孔脂肪见光滑、对称的轻度压迹，椎间盘无局部突出。椎间盘膨出与轻度椎间盘突出很难区别，主要表现为：膨出是椎体后缘光滑的弧形影像，对神经根及脊髓无压迫或压迫不明显，相应的椎间盘有不同程度地变薄。

（3）椎间盘突出：严格意义上的椎间盘突出，是指髓核穿过纤维环向椎管内突出，但外纤维环和后纵韧带保持完整。椎间盘脱出是指髓核突破纤维环和后纵韧带进入硬膜外间隙。由于椎间盘突出和椎间盘脱出在影像学上难于区分，临床上常合二为一称为椎间盘突出。另一种情况是髓核游离，是指脱出的髓核与母盘完全分离，离开椎间盘层面进入上、下椎管（图 5-3，图 5-4）。

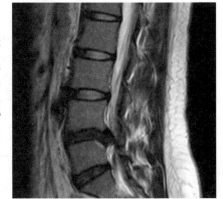

图 5-3　L_4/L_5 椎间盘突出

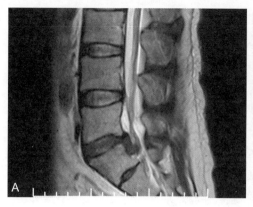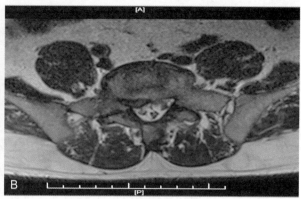

图 5-4　L_5/S_1 椎间盘脱出（A. 矢状位；B. 横切面）

根据椎间盘突出的部位将椎间盘突出分为以下几型。

①中央型突出：髓核穿过纤维环后部中央向椎管突出。

②侧旁型突出：髓核向椎间孔内突出，压迫相应神经根，故又称椎间孔突出。

③侧后型突出：髓核向侧后方，即侧隐窝方向突出，该部位纤维环薄弱且缺乏后纵韧带加强，是椎间盘突出最常见的部位。

④椎体内突出：髓核经椎体软骨终板向椎体内疝出，形成 Schmol 结节。

2. 椎间盘突出的 MRI 主要征象

（1）直接征象

①髓核突出：椎间盘的后缘突出于椎体后方，在低信号纤维环之外，突出的髓核为扁平形、圆形、卵圆形或不规则形。在 T1 加权像脱出髓核的信号比脑脊液高，比硬膜外脂肪信号低，界线分明。在 T2 加权像上脱出髓核可表现为：或高或低的信号，信号强度比脑脊液低，比脊髓高，与硬膜囊外脂肪相比略低或略高。信号强度依髓核变性程度而异。髓核突出与未突出部分之间多有一"窄颈"相连。

②髓核游离：纤维环断裂，椎管内可见游离的髓核碎片，与髓核本体无联系。游离部分可位于椎间盘水平，也可移位于椎体后方（椎间盘上或下方）。

③ Schmol 结节：是一特殊类型的椎间盘突出，表现为椎体上或下缘半圆形或方形压迹，其内容与同水平髓核等信号，周边多绕一薄层低信号带。

（2）间接征象

①硬膜囊、脊髓或神经根受压，表现为局限性弧形受压，与突出的髓核相对应，局部硬膜外脂肪受压、变窄或消失。

②受压节段脊髓内显示：等或长 T1、长 T2 异常信号，为脊髓内水肿或缺血改变。

③硬膜外静脉丛受压、纡曲，血流变慢，表现为：突出层面椎间盘后缘与硬膜囊之间出现短条或弧状高信号。

④相邻骨结构及骨髓改变，一般认为在椎间盘疾病的检查与定位方面 MRI 等于或优于 CT，但在显示骨质病变方面 CT 优于 MRI。

第三节　鉴别诊断

一、急性腰扭伤

急性腰扭伤是骨伤科的常见病，多发生在腰骶部、骶髂部和两侧骶棘肌。腰骶关节是脊柱运动的枢纽，骶髂关节是躯干与下肢的桥梁，身体自身的压力和外来的冲击力多集中在这些部位，故受伤机会较多。急性腰扭伤在中医学中属"闪腰""岔气""腰痛""伤筋"的范畴，多因猝然受暴力损伤，或因搬运重物，负重过大，用力过度或腰部姿势不当等所致。其特点是腰痛并活动受限、不能翻身、弯腰或挺腰困难、常保持一定强迫姿势、改变体位时腰痛加重，一般无下肢疼痛或麻木。检查时应注意腰部僵硬感和肌痉挛，应重点检查棘突旁、棘突上、棘突间、腰骶关节等处有无压痛，偏歪的棘突有无压痛。

二、腰椎管狭窄症

腰椎管狭窄症是指各种原因引起椎管各径线缩短，压迫硬膜囊、脊髓或神经根，从而导致相应神经功能障碍的一类疾病。它是导致腰痛及腰腿痛等常见腰椎病的病因之一。多为 60 岁以上老人，发病隐渐，表现为腰痛及间歇性跛行。67% ～ 78% 的患者都有腰痛，且常伴有广泛下肢痛，疼痛常涉及骶部。劳累后加重，卧床休息后减轻，经常反复发作，步行后疼痛加重。另一特征性症状就是间歇性跛行，约占 72.8%，即直立或行走 50 ～ 200m 距离后，下肢出现逐渐加重的沉重、乏力、胀麻、疼痛，以致被迫改变姿势或停止行走，稍弯腰或蹲坐休息数分钟后好转。同时患者还可有腰部后伸受限和疼痛。检查时往往发现患者主诉的严重症状与客观体征不符，一般自觉症状较重，而阳性体征较少。CT 检查示腰椎管前后径明显狭窄；后纵韧带钙化；椎间盘突出，可见于多个椎间隙，并压迫脊髓。

三、腰椎滑脱症

腰椎滑脱症是指一个椎体与其相邻的下一个椎体，相对向前滑移。腰椎滑脱症具有的标志性的过程是渐进性下腰痛和复发性神经根受压。临床表现主要为腰骶部疼痛伴下肢放射痛，间歇性跛行，滑脱严重时马尾神经受累，可出现马鞍区感觉麻木及大小便功能障碍等症状。患者有腰椎前凸、臀部后凸、躯干前倾和变短、腹部下垂、下腰部凹陷。并有跛行或行走左右摇摆，腰部活动受限。后伸受限并有腰痛是此病的特征之一。应常规拍摄站立位的前后位、左右斜位、侧位及动力性 X 线片。

四、腰椎结核

成人腰椎结核主要是经血行引起的继发性感染性疾病。患者常有较长期的腰部钝痛，休息后症状好转，但无完全缓解的间歇期而呈现持续疼痛。下肢痛通常较腰痛症状晚，因腰椎病发病部位不同而异，表现为一侧或两侧下肢痛。但较其他原因引起的腰痛症有很大区别。患者有结核病接触史，或有肺结核、胸膜结核、消化道结核病史。患者有全身不适，倦怠乏力，食欲减退，体重减轻，午后低热或轻度不规则低热，夜间盗汗，心烦失眠，咽干口燥，形体消瘦等症状，病程缓慢，呈进行性加重。检查可见腰部保护性强直，活动受限，活动时疼痛加重。腰椎可出现后凸畸形。髂窝部或腰三角处能扪及寒性脓肿。有区域感觉运动障碍、腱反射改变、肌萎缩。X线片上表现以骨质破坏和椎间隙狭窄为主。骨质破坏集中在椎体的上缘或下缘，很快侵犯至椎间盘，表现为椎体终板的破坏和进行性椎间隙狭窄，并累及邻近两个椎体。X线片骨质破坏表现为溶骨性和虫蚀状或鼠咬状改变，周围伴有骨质增生硬化，骨质破坏灶及其内沙砾状高密度的死骨或肉芽肿钙化。CT检查可以清晰地显示病灶部位，有无空洞和死骨形成。对腰大肌脓肿有独特的价值。MRI具有早期诊断的价值，在炎性浸润阶段即可显示异常信号。红细胞、血红蛋白偏低，白细胞正常或稍高。红细胞沉降率增快。结核菌素试验、活动结核抗体试验阳性。

五、腰椎肿瘤

腰椎或腰骶椎的原发或继发性肿瘤及椎管肿瘤可出现腰痛和下肢痛，此种疼痛不因活动和体位改变而变化，疼痛呈持续性逐渐加重，并可出现括约肌功能障碍，而消瘦是重要的临床表现之一。X线检查无退行性改变，椎骨可有破坏，MRI检查可见椎体信号改变或椎管内有占位性病变。全身骨扫描是检查骨肿瘤特别是骨转移癌和多发骨肿瘤的敏感方法之一。

第四节 疗效评估

一、腰痛疾病疗效评定（JOA）

见表5-1。

表5-1 **腰痛疾病疗效评定（JOA）**

指　　标	分数（29分满分）
1.自觉症状（9分）	
（1）腰痛	
① 完全无腰痛	3
② 有时轻微腰痛	2
③ 经常腰痛或者有时很严重	1
④ 经常有非常剧烈的腰痛	0

指　　标	分数（29 分满分）
（2）下肢痛及麻木	
① 只是下肢痛，没有麻木感	3
② 有时有轻微的下肢痛，有麻木感	2
③ 经常下肢痛，有麻木感，或有时有较重的下肢痛、麻木	1
④ 经常有剧烈的下肢痛、麻木	0
（3）步行能力	
① 完全正常的步行	3
② 行走 500m 以上会出现疼痛、麻木、乏力	2
③ 行走 500m 以下会出现疼痛、麻木、乏力、不能走	1
④ 行走 100m 以下会出现疼痛、麻木、乏力、不能走	0

2. 体征（6 分）

（1）SLR（包含椎旁肌紧张）

①正常	2
② 30°～70°	1
③＜30°	0

（2）感觉

①正常	2
②有轻度的感觉障碍（指患者自身意识不到的程度）	1
③有明显的感觉障碍（指感觉完全消失或接近于此，且患者自身也能清楚地意识到）	0

（3）肌力

①正常	2
②轻度肌力减弱（4 级）	1
③明显肌力减弱（3 级以下）	0

3. 日常生活动作（14 分）

	非常困难	轻度困难	正常
（1）睡觉翻身	0	1	2
（2）起立动作	0	1	2
（3）洗脸动作	0	1	2
（4）欠身姿势和持续站立	0	1	2
（5）长时间坐（1h）	0	1	2
（6）举重物并保持	0	1	2
（7）步行	0	1	2

续表

指　标			分数（29 分满分）
	非常困难	轻度困难	正常
4. 膀胱功能（6 分）			
（1）正常			0
（2）轻度排尿困难（尿频、排尿延迟、残尿感）			− 3
（3）重度排尿困难（尿失禁、尿闭）			− 6
（由于尿路疾病而产生的排尿障碍除外）			

引自：井上骏一ぱガ.腰痛治疗成绩判定基準.日整会誌，1986，60：391-394.

二、腰椎间盘突出症评分系统

见表 5-2。

表 5-2　腰椎间盘突出症评分系统

检查的项目	最高分值	设定分值
1. 神经体征	25	
（1）与融合平面相同的肌肉无力		
伴有阳性 EMG 表现		25
伴有阴性 EMG 表现		10
（2）肌萎缩（＞2mm）		10
（3）反射缺如或不对称		
病人 ≤ 50 岁		20
病人 ＞ 50 岁		10
（4）无临床体征；EMG 阳性		15
2. 坐骨神经张力体征	25	
（1）直腿抬高交叉试验阳性		20
（2）骨盆倾斜		15
背部运动时椎旁肌收缩节律障碍		15
同侧直腿抬高试验阳性		5
3. 个人因素（MMPI 得分）	25	
（1）正常（包括功能降低）		25
（2）不正常（精神冲动或分裂）		10
（3）引发癔症或疑病症评分，或两者都有		10
（4）转变性反应或癔症（超过两个标准差）		0
4. 腰椎脊髓造影或 CT 表现	25	
（1）阳性且与临床表现有关		25
（2）马尾神经根不对称		10
（3）阳性但与临床表现无关		0
（4）正常		0
总计		100

引自：Bridwell KH，Dewald RL.The textbook of spinal surgery.2nd ed. Philadelphia：Lippincost Raven，1997.

第五节　中医治疗

中医学将腰椎间盘突出症归属于"腰痛""腰腿痛""痹症""腰脚痛"范畴。中医古籍中虽无腰椎间盘突出症的病名，但对其病症已有较为详细的描述，如《素问·刺腰痛篇》载"衡络之脉使人腰痛，不可以俯仰，仰则恐仆，得之举重伤腰"。"肉里之脉令人腰痛，不可以咳，咳则筋缩急"。《医学心悟，腰痛》载："腰痛拘急，牵引腿足。"以上列举症状为腰痛合并下肢痛，咳嗽时加重，这与西医所说腰椎间盘突出症的临床症状相似。对于其病因病机，在《诸病源候论·腰腿疼痛候》中作了分析，曰："肾气不足，受风邪之所为也，劳伤则肾虚，虚则受于风冷，风冷与正气交争，故腰脚痛。"《医学心悟·腰痛》曰："腰痛，有风、有寒、有湿、有热、有瘀血、有气滞、有痰饮，皆标也，肾虚其本也。"中医学认为，腰椎间盘突出症多由肾虚，风、寒、湿邪侵袭肌表，流注经络，或因跌打损伤，瘀血内停，经络闭阻，气血运行不畅所致。

一、中药治疗

中医治疗腰椎间盘突出症有一定优势。遵循中医"整体观念，辨证论治""急则治其标，缓则治其本"的原则，采用中药内服外用治疗，在缓解症状、改善患者的生活质量方面，取得了良好的效果。

(一)作用机制

中医学认为，本病的病因、病机为肾虚腰萎，风、寒、湿邪乘虚侵袭。结于筋脉，腰络瘀阻，瘀则不通，不通则痛。《景岳全书·腰痛》曰："跌倒伤而腰痛者，此伤在筋骨，而血脉瘀滞。"故应用活血化瘀、补益肝肾、益气活血、祛风除湿、温肾化阳、强筋壮骨等药治之，虽不能改变突出物和神经根的位置、相邻关系，但现代药理研究认为，中药治疗的机制为扩张血管，减少血小板和红细胞的凝聚，降低血液黏滞度，改善血管通透性和微循环，减轻或消除神经根充血、水肿，促使神经根周围炎症介质和致痛物质的清除，消除无菌性炎症，促进神经根结构及其功能的恢复。

(二)辨证论治

中医治病要求辨证论治，要根据腰椎间盘突出症患者证候特征辨证用药，有是证用是方，而临证用药不同，医家各有特色。《景岳全书》中有记载"腰为肾之府，肾与膀胱为表里，故在经则属太阳，在脏则属肾气，而又为冲、任、督、带之要会。所以凡病腰痛者，多由真阴之不足，最宜以培补肾气为主；其有实邪而为腰痛者，亦不过十中之二三耳"。

1.腰椎间盘突出症的辨证分型　主要分为4型。

(1)气滞血瘀型：治以活血化瘀，行气镇痛，方用补肾活血汤、身痛逐瘀汤加减。

(2)风寒湿型：治以祛风散寒化湿，方用独活寄生汤加减。

(3)肾虚型：治以填精补髓，强壮筋骨，肾阳虚用右归饮加减，肾阴虚用六味地黄丸加减，酌情加地龙、红花等活血化瘀之品。

（4）肝肾亏损型：治以补益肝肾，通调任督，方用独活寄生汤加减。

2. **腰椎间盘突出症的常用方剂**

（1）独活寄生汤（唐·孙思邈《千金方》）

组方：独活 6g，桑寄生 18g，秦艽 12g，防风 6g，川芎 6g，牛膝 6g，杜仲 12g，当归 12g，茯苓 12g，党参 12g，熟地黄 15g，白芍 10g，细辛 3g，甘草 3g，肉桂 2g（煽冲）。水煎服，每日 1 剂。

功效：滋补肝肾，祛风散寒。

主治：腰冷如冰，喜得热手熨，脉沉迟或紧者。

（2）补肾活血汤（赵竹泉《伤科大成》）

组方：熟地黄 10g，杜仲 3g，枸杞子 3g，菟丝子 10g，当归尾 3g，没药 3g，山茱萸 3g，红花 2g，独活 3g，肉苁蓉 3g。水煎服，每日 1 剂。

功效：活血舒筋。

主治：腰腿疼痛，痛处固定，脉沉迟或紧者。

临症加减：若下肢放射痛明显者，加地龙 12g，威灵仙 15g。疼痛甚者，加乳香 5g，细辛 5g。

（3）身痛逐瘀汤（清·王清任《医林改错》）

《医林改错》中说道："治痹症何难。古方颇多，如古方治之不效，用身痛逐瘀汤。"

组方：秦艽 3g，川芎 6g，桃仁 9g，红花 9g，甘草 6g，羌活 3g，没药 6g，当归 9g，五灵脂 6g，香附 3g，牛膝 9g，地龙 6g。水煎服，每日 1 剂。

功效：活血祛瘀，祛风除湿，通痹镇痛。

主治：瘀血挟风湿，经络痹阻，腰腿痛，或周身疼痛，经久不愈，脉弦滑，舌有瘀斑。

临症加减：若微热，加苍术、黄柏，若虚弱，加黄芪 30 ~ 60g。

（4）右归饮（明·张景岳《景岳全书》）

组方：熟地黄 6 ~ 9g 或加至 30 ~ 60g，山药 6g（炒），山茱萸 3g，枸杞子 6g，甘草 3 ~ 6g（炙），杜仲 6g（姜制），肉桂 3 ~ 6g，制附子 3 ~ 9g。用水煎服，每日 1 剂。

功效：温补肾阳。

主治：肾阳不足，阳衰阴胜，腰膝酸痛，神疲乏力，畏寒肢冷，咳喘，泄泻，脉弱。

（5）六味地黄丸（宋·钱乙《小儿药证直诀》）

组方：熟地黄 12g，山茱萸 6g，山药 6g，牡丹皮 6g，泽泻 6g，茯苓 6g。用水煎服，每日 1 剂。

功效：滋阴补肾。

主治：肾阴不足，腰膝酸痛，神疲乏力，手足心热，盗汗，舌质红，苔薄白，脉弱。

3. **腰椎间盘突出症的中药外治**　中药的外治法主要包括中药熏洗、膏药外用、敷贴、足浴、耳穴压豆等传统疗法。随着科技的发展，声、光、电、磁等新材料、新技术、新方法、新设备逐渐被引入中医药外治领域，并取得较好疗效，增加了中药的应用范围。

二、针刺治疗

在《黄帝内经·痹症》中记载："以针治之奈何？岐伯曰：五藏有俞，六腑有合，循脉之分，各有所发，各随其过，则病廖也。"针刺包括毫针、电针、水针等。

1. 针刺治疗注意事项

（1）妊娠3个月以内者，小腹及腰骶部穴位禁针；妊娠3个月以上者，上腹部及某些针感强烈的穴位如合谷、三阴交等也应禁针。有习惯性流产史者慎用针刺。月经期间如不是为了调经，也不宜用针。

（2）皮肤之感染、溃疡、瘢痕部位，不宜针刺。

（3）进针时有触电感、疼痛明显或针尖触及坚硬组织时，应退针而不宜继续进针。

（4）过度劳累、饥饿、精神紧张的患者，不宜立即针刺，需待其恢复后再行治疗。

（5）体质虚弱的患者，刺激不宜过强，并尽量采用卧位。

（6）避开血管针刺，以防出血。有自发性出血倾向或因损伤后出血不止的患者，禁用针刺。

（7）眼区、项部、胸背部、胁肋部等部位穴位，应掌握好针刺的角度、方向和深度。

2. 针刺治疗的配伍、取穴及实施

（1）气血虚弱型：腰腿隐痛或酸痛乏力，遇劳加重，神疲乏，舌质淡，脉沉细。

治则：健脾益气，养血调经。

取穴：关元、气海、肾俞、命门、脾俞、血海、足三里。

治法：毫针刺法，以补为主，隔日1次，每次留针20～30min。电针每日1次，每次15～20min，10次为1个疗程。

（2）肝肾不足型：腰腿痛缠绵难愈，肢体喜热怕冷，或麻木无力，舌淡苔薄白，脉沉细。

治则：补益肝肾，温经通络。

取穴：腰阳关、命门、腰俞、肾俞、太溪。

治法：毫针刺法，以补为主，隔日1次，每次留针20～30min。电针每日1次，每次15～20min，10次为1个疗程。

（3）气滞血瘀型：腰部外伤史，腰腿疼痛，腰部刺痛或如刀割，下肢放电感，腰部活动受限，舌质淡或有瘀点，脉弦紧或涩。

治则：活血化瘀，行气镇痛。

取穴：人中、腰俞、大肠、环跳、委中、阳陵泉、悬钟、昆仑。

治法：毫针刺法，以泻为主或平补平泻。

委中穴可用刺络放血法。不留针，隔日1次，不超过7d。电针每日1次，每次15～20min，10次为1个疗程。

（4）寒湿阻络型：多因受凉发病，腰痛较重，冷痛麻木，关节屈伸不利，遇寒加重，得暖则轻，舌质淡苔薄白，脉沉迟。

治则：祛寒除湿，通络镇痛。

取穴：腰阳关、命名、肾俞、腰俞、次髎、秩边、阳陵泉、昆仑。

治法：毫针刺法，平补平泻。隔日 1 次，每次留针 20 ～ 30min。电针每日 1 次，每次 15 ～ 20min，10 次为 1 个疗程。

目前电针治疗方法多样，各相关参数（取穴的部位、数目，针刺的方向、手法，电针的连接、频率、强度、时间等）选择各异。笔者所在科室多年来使用电针华佗夹脊穴疗法治疗了大量腰椎间盘突出症患者，收到满意疗效，并在此基础上进行了相关研究。华佗夹脊穴位于督脉与膀胱经之间，两经经气外延重叠之处。针刺华佗夹脊穴可同时调达两经之气，使全身阳气得以振奋，阴血得以流通，气血通畅脏腑协调。现代解剖发现：华佗夹脊穴深部为病变节段脊神经外出口，交感神经干交通支与脊神经的连接点。电针可直接作用于病变神经根，改善神经根周围的微循环，消除炎性介质，抑制伤害信息的传递，消除神经根炎症、水肿，缓解肌痉挛，改善患者症状和日常生活能力。

方法：选取病变节段的患侧华佗夹脊处，用 3.5 寸毫针 2 枚直刺约 3 寸，两针于水平位相距约 0.7cm，要求两针均能放射至患侧下肢，患者感到放射感后拔出针灸 2mm，予平补平泻手法。得气后接电极予疏密波，频率为 2/100Hz，电流强度 8mA。输出大小以患者感觉合适为度，时间每次 45min。治疗隔日 1 次，10 次为 1 个疗程。

三、灸法治疗

灸法是指利用某些燃烧材料，熏灼或温熨体表一定部位，通过调整经络脏腑功能，达到防治疾病的一种方法。《医学入门》："凡病药之不及，针之不到，必须灸之。"灸法以其温煦、激发、渗透为特点，对腰椎间盘突出症的治疗有一定作用。

1. 灸法的作用　温经散寒、舒筋活血、消炎镇痛。

2. 灸法的种类

（1）艾灸：直接或间接的方式借艾绒燃烧的温热效应作用于治疗穴位，通过经络的传导达到治疗目的的方法。按其施灸方式的不同，可分为艾炷灸、艾卷灸、温针灸、温器灸 4 类。其中艾炷灸分为直接灸（明灸）和间接灸（隔物灸）。艾灸对于腰椎间盘突出症寒湿型效果较好。

（2）其他灸法：包括天灸、熏法、熨法。天灸又称药物灸、发泡灸。常用的有蒜泥灸、细辛灸、天南星灸、斑蝥灸等数十种。利用天灸发泡作用，持续刺激穴位，对腰椎间盘突出症有较好的疗效，熏法，是将药物水煎沸后，利用药蒸气喷患处或穴位。熏法多用中药方剂熏法，可达到活血、散寒、镇痛作用。根据分型辨证选择中药。熨法，是以温热物体直接或间接作用于穴位或患处治疗疾病的方法。常用熨法如葱熨、椒姜熨、大豆熨法及中药组方熨法。熨法对瘀血型、风寒型腰椎间盘突出症效果较好。

3. 施灸的注意事项

（1）施灸时，室内温度应适宜。

（2）若需要瘢痕灸时，灸前应征得患者同意。

（3）施灸穴位不宜过多，操作要井然有序。

（4）防止艾点燃患者衣物，防止火灾。

（5）过度劳累、饥饿、精神紧张。虚弱、衰竭、高热、抽搐、意识不清、精神失常的患者，不宜施灸。过度失血、出汗者禁灸。妇女经期禁灸。

（6）发泡灸及瘢痕灸前，应进行局部消毒，保持疮面干净，防止感染。

4. 腰椎间盘突出症的灸法治疗

（1）寒湿痹阻型

取穴：肾俞、腰阳关、大肠俞、关元俞、气海俞、环跳、秩边、阴陵泉、委中、阳陵泉、足三里、承山、阿是穴。

治法。①温和灸：每次选穴 3～5 个，每穴灸 10～20min；每日 1 次，10 次为 1 个疗程。两个疗程之间间隔 1 周。②温针灸：每日 1 次，10 次为 1 个疗程。1 个疗程结束后休息 2～3d，再行第 2 个疗程。③隔姜灸：每日或隔日 1 次，每穴灸 10 壮，10 次为 1 个疗程。④隔蒜灸：每 15d 施治 1 次。⑤艾叶熏灸：每日 1 次，10 次为 1 个疗程。⑥药熨法：每次 30min，每日 1 次，10 次为 1 个疗程。

（2）瘀血阻络型

取穴：阿是穴、气海、大肠俞、关元、膈俞、秩边、环跳、委中、承山、三阴交、后溪、腰痛穴。

治法。①温和灸：每次选穴 3～5 个，每穴灸 10min，每日 1 次，10 次为 1 个疗程。两个疗程之间间隔 1 周。②温器灸：每日 1 次，10 次为 1 个疗程。③隔姜灸：每日或隔日 1 次，每穴灸 1 壮，10 次为 1 个疗程。

（3）肾精不足型

取穴：关元、气海、命门、腰阳关、肾俞、腰俞、大肠俞、气海俞、关元俞、八髎、秩边、阳陵泉、足三里、阿是穴。

治法。①温和灸：每次选穴 3～5 个，每穴灸 10min，每日 1 次，10 次为 1 个疗程。②温器灸：每日 1 次，10 次为 1 个疗程。③隔姜灸：每日或隔日 1 次，每穴灸 10 壮，10 次为 1 个疗程。

四、推拿疗法

推拿疗法通常是指医者运用自己的双手作用于患者的体表，在受伤的部位、不适的所在、特定的腧穴、疼痛的部位，具体运用推、拿、按、摩、揉、捏、点、拍等手法，达到疏通经络、推行气血、扶伤镇痛、祛邪扶正、调和阴阳的疗效。《医宗金鉴·正骨心法要旨》曰："法之所施，使患者不知其苦，方称为手法也。"

1. 推拿常用基本手法

（1）按法：用手指或手掌面着力于体表某一部位或穴位上，逐渐用力下压，称为按法。

（2）点法：用屈曲的指间关节突起部分为力点，按压于某一治疗点上，称为点法。它由按法演化而成，可属于按法的范畴。具有力点集中、刺激性强等特点。

（3）压法：用拇指面、掌面或肘部尺骨鹰嘴突为力点，按压体表治疗部位，称为压法。在临床上有指压法、掌压法、肘压法之分，具有压力大、刺激强的特点。

（4）摩法：用示指、中指、环指末节罗纹面或以手掌面附着在体表的一定部位上，做环形而有节律的抚摩，称为摩法。其中以指面摩动的称指摩法，用掌面摩动的称掌摩法。古代还常辅以药膏，以加强手法治疗效果，称为"膏摩"。

（5）揉法：用大鱼际、掌根或手指罗纹面吸附于一定的治疗部位，做轻柔缓和的环旋运动，并带动该部位的皮下组织，称之为揉法。以大鱼际为力点的揉法，称鱼际揉法；以掌根为力点的揉法，称掌根揉法；以手指罗纹面为力点的揉法，称指揉法。

（6）振法：术者于背部足太阳膀胱经和督脉，自上而下施行拨法，直至下肢承山穴以下，反复 3 次。

揉、压、振法可以舒筋活络，调和气血，缓解肌肉痉挛，达到镇痛目的。给以下手法做好准备。

（7）搓法：用两手掌面夹住肢体的一定部位，相对称用力做方向相反的来回快速搓揉或做顺时针回环搓揉，即双掌对揉的动作，称为搓法。

（8）推法：用拇指、手掌或其他部位着力于人体某一穴位或某一部位上，做单方向的直线或弧形移动，称为推法。

（9）擦法：用手掌紧贴皮肤，稍用力下压并做上下向或左右向直线往返摩擦，使之产生一定的热量，称为擦法。擦法以皮肤有温热感即止。是推拿常用手法之一。有掌擦、鱼际擦和侧擦之分。

（10）弹拨法：用拇指深按于治疗部位，做如弹拨琴弦样的往返拨动，称为弹拨法。本法有广泛的适应性，若能掌握得好，可用于肢体一切的痛症。

（11）抖法：术者立于患者足侧，以双手握住患者双踝，在用力牵引的基础上，进行上下抖动，将患者的身体抖起来，连续 3 次。

（12）合掌侧击法：以双掌相合，五指自然微分，用小鱼际桡侧和小指桡侧为着力点去击打治疗部位，称合掌侧击法，常作为放松肌肉或结束手法。

手法要领：合掌后以前臂旋转力为动力，带动小鱼际尺侧和小指尺侧去击打治疗部位。由于五指自然微分，在做击打法时，因指与指间的碰撞，还会发出有节奏的响声。

（13）拍法：五指自然并拢，掌指关节微屈，使掌心空虚，然后以虚掌做节律性地拍击治疗部位，称为拍法。

（14）摇法：用布单兜住患者的背部及腋部，一助手拉住布单，一助手手握住患者双踝，二人持续用力做对抗牵引，尽量使患者腰椎椎间隙增宽。术者双手掌置于患者腰部，推摇患者的身躯，使之左右摇动，连续数次。

（15）俯卧扳腿法：术者一手按住患者腰部，另一手托住患者对侧膝关节，使该下肢尽量后伸，双手同时交错用力，可听到弹响声，左、右各做一次。

（16）斜扳法：患者侧卧位，患侧在上，髋、膝关节屈曲，健侧髋、膝关节伸直，术者立于患者背侧，一手推臀，一手扳肩部，双手相对用力，使上身旋后，骨盆旋前，令患者腰部放松，活动至最大范围时，用力做一下稳定的斜扳动作。

（17）屈膝屈髋法：患者仰卧，使患者双膝、髋关节屈曲到一定程度，逐渐加大屈髋程度，使大腿接近腹壁，用力下压双膝，使腰部屈曲。

2. 手法禁忌证

（1）中央型腰椎间盘突出症患者。

（2）骨质增生明显或突出物有钙化者。

（3）病程长，多次手法治疗效果不佳或反复发作者。

3. 推拿注意事项

（1）推拿前要修整指甲，用热水洗手，同时，将指环等有碍操作的物品预先摘掉。

（2）医师的态度要和蔼，严肃细心，要耐心地向患者解释病情，争取患者合作。

（3）患者与医师的位置要安排合适，特别是患者坐、卧等姿势，要舒适而又便于操作。

（4）手法要轻重合适，并随时观察患者的表情，使患者有舒服感。

（5）推拿时间，每次以 20 ~ 30min 为宜，推拿次数以 12 次为 1 个疗程。

（6）患者在大怒、大喜、大恐、大悲等情绪激动的情况下，不要立即进行推拿。

（7）饱食之后，不要急于推拿，一般应在饭后 2h 为宜。

（8）推拿时有些患者容易入睡，应取毛巾盖好，以免着凉。注意室温，挡风之处不宜推拿。

第六节　非手术治疗

80% ~ 90% 的腰椎间盘突出症患者，可用非手术疗法治愈或长期缓解，而不需要进行手术。腰椎间盘突出症首先是突出的髓核对硬膜囊和神经根的压迫或牵张应力，同时髓核释放化学介质，然后继发一系列改变：自身免疫反应、化学刺激、神经体液变化和无菌性炎症等。突出髓核只有压迫或牵张有炎症的神经根时，才会引起神经根痛，出现临床症状和体征。非手术疗法就是针对上述发病机制，有针对性地提出治疗措施。

一、非手术治疗的适应证

1. 初次发病，病程短者。

2. 病程长，反复发作，虽有剧烈疼痛，但神经根损害不严重，平卧后疼痛能减轻者。

3. CT 或 MRI 扫描，突出的椎间盘在额状位不超过椎管前后径的 50%，其形态是丘状，基底成钝角，矢状位呈铆钉状，沿椎体后缘上下轻度伸展，且无钙化者。

4. 腰椎间盘突出症术后另一椎间盘又突出，有症状、体征，但能排除明显腰椎管狭窄者。

5. 年龄大，不能忍受手术，或全身疾病或局部皮肤疾病不能施行手术者。

6. 患者不同意手术，而病情允许行非手术治疗者。

二、方法

（一）绝对卧床休息、佩戴腰围

绝对卧硬板床休息、佩戴腰围是腰椎间盘突出症的基础治疗，是积极有效的治疗手段。大多数腰椎间盘突出症的病人，只要认真卧硬板床，疼痛就能减轻甚至消失。

1. 绝对卧硬板床　急性期，症状重者应绝对卧硬板床（8～10cm 软垫）休息，"绝对"一词，意指吃饭、洗漱、大小便均不应下床，更不能坐起。因腰椎间盘负荷以坐位最大，平卧时最低，平卧位比坐位腰椎间盘负荷降低 77%。故卧床休息有利于相对地恢复椎间盘高度，扩大椎管和侧隐窝的容积，从而减轻对神经根的压迫，改善局部血液循环，促进无菌性炎症消退，避免或减轻对神经根的压迫及损伤。当然，如卧床时间过长，缺乏必要的肌肉锻炼，将造成肌肉萎缩，也会影响治疗效果。为了减轻或缓解痛苦，在硬板床上可采取健侧卧位，如双髋、双膝屈曲位；健肢伸直，患肢屈曲位；亦可应用仰卧位或俯卧位等。

2. 佩戴腰围　症状缓解后，患者可以下地活动，但应佩戴腰围，不能弯腰、转身，坐位时要应用靠背椅。定期佩戴腰围的主要作用是通过制动达到保护腰椎，利于修复的目的。

（1）制动作用：佩戴腰围限制了腰椎各个方向的活动，尤其是前屈、旋转活动；消除或减小了肌肉收缩力和韧带张力对椎间盘的挤压力，使椎间盘负荷降低 30%；腰围将腰椎与腹腔内脏器捆绑在一起，限制了腰椎活动量与活动范围，降低了腰椎及其肌肉筋膜的负荷，使局部组织得到相对休息，减轻或缓解腰背肌肉痉挛，改善血液循环，从而使神经根与其周围组织及椎间关节的无菌性炎症减轻或消失。

（2）保护作用：佩戴腰围可增强腰背肌、腹肌力量，使身体重心后移，减小腰椎前凸，增强腰椎外源性稳定，减少或避免腰肌劳损，利于修复和防止腰椎间盘突出症的复发，巩固治疗效果。

（3）腰围的规范应用：站立或行走时使用，平卧时取下，症状消失后立即停止使用，避免产生依赖感。若长期使用，可导致腰背部肌肉力量、关节活动度下降，产生失用性肌萎缩和小关节僵硬。选配腰围时，要和体型一致，上方至肋弓，下至髂嵴，保持腰椎良好生理曲度。

（二）腰椎牵引

腰椎牵引是治疗腰腿痛的重要手段，应用的牵引重量为体重的 40%～60% 时，效果良好。突出髓核与神经根毗邻关系可影响牵引效果，突出物位于神经根外侧，即根肩型者疗效好，突出物位于内侧，即根腋型者疗效较差。若操作不当，则可能发生不良反应。就快速牵引与慢性牵引相比，快速牵引的不良反应发生率高，慢性牵引的大重量牵引不良反应的发生率高。不良反应有：腰背酸胀不适、腹痛、腹胀（较少见）等。

1. 腰椎牵引治疗的机制

（1）神经根弹性延长、位移和（或）髓核变形，建立了协调、和谐的"根 - 盘"关系，实现了"突出的髓核"无症化。腰椎间盘退变是腰椎间盘突出的基本因素，椎间盘的弹性和抗负荷能力降低，椎间盘被压缩，纤维环和后纵韧带松弛，弹性减低，张力下降。髓核突出后，在纤维环裂口嵌顿或已离开破裂口，在受力的情况下，易倾向于向突出方向移动；随之与纤维环、硬脊膜、神经根、后纵韧带和椎体后缘相继产生粘连。病程不同，牵引治疗的次数和疗效不尽相同，病程越长，牵引治疗的效果越差。

(2) 腰椎椎管代偿空间、腰椎间隙增宽及免疫学和分子生物学的变化。腰椎椎管代偿空间即椎管储备容量是指椎管壁与硬膜囊之间的空间，在生理状态下，腰椎硬膜囊由上到下逐渐变小。硬膜外软组织逐渐增多，因而硬膜外间隙依次递增，如 L_5/S_1 节段硬膜外间隙约是 L_4/L_5 节段的 2 倍。由于椎管代偿空间的存在，为神经根位移提供了空间，在持续重力牵引下椎间隙增宽。通常认为，相当于 50% 体重或稍多的牵引力量，就可使腰椎间隙增加约 1.5mm，而 L_4/L_5 间隙可增加 2.0mm，能使变窄的椎间隙恢复到近似正常的宽度，但除去牵引并站立后，椎间隙很快又恢复到原来水平。在椎间隙增宽的同时，牵引力可使粘连组织、痉挛的韧带和关节囊逐渐牵开，椎管、侧隐窝容积增大，黄韧带伸展，椎间盘和黄韧带之间的空间及神经根、硬脊膜的相对空间增大。免疫学和分子生物学的研究进展，使人们认识到除机械压迫因素外，炎症因素是引起腰腿痛的重要原因，髓核突出时，其基质内糖蛋白、β - 蛋白释出，对周围组织有强烈刺激，形成相应的抗体，引起自身免疫反应，产生化学性神经根炎。

(3) 循环障碍将是腰腿痛的一个重要因素，尤其是腰椎间盘突出症合并腰椎管狭窄者，循环障碍将成为腰腿痛的另一个重要因素，其规律是：静脉系统首先承受突出髓核的压迫或牵张，回流受阻，导致局部循环不畅，最后小动脉血供障碍，引起神经根缺血。相比较而言，对神经根结构和功能的影响，缺血、水肿等间接因素比压迫和牵张的直接因素更加严重，持续时间更长，损害范围更广。故此时应用腰椎牵引是十分必要的，因为牵引力不仅解除了对神经根的压迫，而且牵引力作用还促进了自身免疫和炎症介质的吸收，改善了局部血液循环，消除了缺氧状态，故腰腿痛缓解，甚至消失。

(4) 减压后椎间盘的含水量增加、营养改善。由于椎间盘无血管直接供给营养物质，靠纤维软骨板（70%）和纤维环（30%）的扩散渗透获得，椎间盘内压力降低可以促进渗透扩散作用，促进液体和营养物质交换，使椎间盘的含水量增加、营养改善，加速损伤的纤维环的修复。

(5) 恢复腰椎正常序列。牵引时将患者腰部放置于生理体位，随着牵引时间增加，小关节紊乱、脊椎侧弯等腰椎序列不良现象逐步恢复正常；在牵拉下，腰部处于一个平衡而又相对稳定的状态，便于减轻和消除局部充血、渗出、水肿等炎症反应。

(6) 缓解肌肉痉挛，伸展腰背部肌肉。牵引能使肌肉痉挛减轻或消失。有研究结果发现，腰椎牵引（> 25% 体重）可使腰背部肌肉伸展、制动，并能使肌肉松弛，腰痛缓解。

2. 牵引方法　根据牵引速度分慢速牵引和快速牵引。慢速牵引的重量一般不超过患者体重的 110%，每次牵引时间为 20 ～ 40min。在牵引过程中可根据病情的变化、患者的感觉增加或减少牵引重量，调控牵引力角度。慢速牵引并发症和不良反应少见，是目前临床上常见的牵引方法。快速牵引的牵引重量大，速度快，在牵引的同时加用中医整脊疗法。

（1）手法牵引：患者俯卧位，于腰椎病变棘突两侧的皮肤消毒后，取 0.5% 的利多卡因 40～50ml，注射于两侧竖脊肌直达椎板。然后，在患者的下胸部和髂股部各垫一软垫，腹部悬空，两端由助手牵引，以缓解腰背肌痉挛，增大椎间隙，术者有节奏地抖动并按压病变的椎节，每次 10～20min。适用于突出的髓核较小的腰椎间盘突出症、小关节滑膜嵌顿等。

（2）骨盆牵引：此法简便易行，安全无痛苦，适用于家庭牵引。患者卧硬板床，屈髋屈膝 40°～45° 将骨盆牵引带固定在骨盆上，下胸部固定。安置牵引架，将牵引绳与骨盆牵引带连接，牵引绳再跨越两侧滑轮，每侧牵引重量为体重的 1/6，每日 1 次，每次 0.5～1h。也可将床尾垫高，以自身体重做反牵引。

（3）多功能牵引床：多功能牵引床用于慢速牵引治疗，具有纵向牵引、上成角牵引、下成角牵引和左右旋转牵引的功能，可单独应用，也可根据病情进行组合。多数配有床面温热理疗、中药离子透入等功能。有的还增加左右平摆，类似金鱼摆尾的功能，以提高牵引效果。

（4）多功能牵引床 + 微波理疗组合床：牵引疗法和高频透热疗法同时应用，可增强牵引的治疗效果。因微波辐射能穿透皮肤和脂肪层，到达人体深层组织时可转变为热能，具有缓解腰背肌痉挛、改善局部血液循环的功能，有助于促进无菌性炎症消退，据称治疗效果更好。

（三）药物治疗

1. 非甾体消炎药　非甾体消炎药（NSAID）可抑制环氧化酶（COX）的活性，阻断花生四烯酸和缓激肽等致痛物质的代谢，防止血管性前列腺素（PGF_2）的合成，从而抑制炎症所释放的化学介质，消除肿胀，缓解疼痛。产生的胃肠道等不良反应是抑制COX-1 的结果。作为消炎镇痛药，临床用途很广；如骨关节退变引起的疼痛、骨关节炎、风湿性关节炎与类风湿关节炎及其他原因引起的疼痛。根据对关节软骨的影响，可将非甾体消炎药分为以下 3 类。①对关节软骨合成具有抑制作用的药物：阿司匹林、保泰松、萘普生等。②对软骨合成具有促进作用的药物：双氯芬酸、舒林酸、塞来昔布等。③对关节软骨合成无影响或无明显影响的药物：萘丁美酮（无影响）、吡罗昔康和替诺昔康（无明显影响）。

常用药物有：阿司匹林（乙酰水杨酸、醋柳酸）、阿司匹林赖氨酸盐、阿西美辛、双氯芬酸（双氯灭痛、扶他林、凯扶兰）、布洛芬、尼美舒利、塞来昔布（西乐葆）等。

注意事项：非甾体消炎药不可联合应用。其治疗效果不因联合用药而增加，相反，其不良反应因叠加用药而增大。本类药物在发挥其良好的抗炎、镇痛作用的同时，也产生一些不良反应。按常规用药，不同的非甾体消炎药的不良反应差别很大，但仍以胃肠道不良反应为主，多数是上腹部不适、消化不良、腹痛、呕吐、便秘等。长期或大剂量口服者，可导致消化道溃疡、不易察觉的胃出血，甚至穿孔。少数患者有肝损害，停药后可恢复；长期服药者可出现黄疸、肝细胞坏死。个别病例有药物性肾损害，表现为血尿、蛋白尿、间质性肾炎、急性肾衰竭等。偶见皮疹等药物性变态反应。如出现以上不良反应，应及时停药或减小剂量，进行相应处理。有心脏病危险因素（如高血压、高脂血症、糖尿病与吸烟者）和外周动脉疾病患者，使用 COX-2 抑制药时要谨慎。建议使用最低有效剂量，疗程尽可能缩短。除胃肠道和心血管安全性外，也应关注肾和高血压的安全性。

2. 糖皮质激素

氢化可的松：①抗炎作用；②免疫抑制作用；③抗毒素作用；④抗休克作用；⑤神经根周围注射糖皮质激素，可使神经根炎和其周围无菌性炎症消退；⑥其他，如刺激造血功能等。

地塞米松：有非特异性抗炎、抗毒作用。其抗炎、抗过敏作用比泼尼松更明显。

醋酸泼尼松：具有快速起效和维持长效的双重作用。

不良反应：长期服用可引起溃疡病、血栓性静脉炎；大量服用，易引起糖尿病。醋酸可的松不良反应较大，治疗剂量时，多见水钠潴留。

3. 20% 甘露醇

(1) 药理作用：甘露醇是组织脱水药，为单糖，在体内不被代谢，经肾小球滤过后，在肾小管内很少被吸收，从而起渗透利尿作用。其具有以下作用：①组织脱水作用。通过提高血浆胶体渗透压，使组织内水分进入血管内，降低组织内压。②利尿作用。本药能增加血容量，促进前列腺素 I_2 的分泌，从而扩张肾血管，增加肾血流量。另外，由于甘露醇在肾小管内很少被吸收，故可提高肾小管内液渗透浓度，减少肾小管对水、钠和其他溶质的重吸收。

本药静脉注射后迅速进入细胞外液而不进入细胞内。静脉注射后 15min 内出现降低颅内压作用，达峰时间为 30 ~ 60min，维持 3 ~ 8h。静脉注射后 30 ~ 60min 出现利尿作用，维持 3h。

(2) 甘露醇的不良反应：①心血管系统：静脉滴注过快，可致心力衰竭等。②中枢神经系统：静脉滴注过快，可致头晕、头痛。③泌尿生殖系统：静脉滴注过快，可致尿潴留、脱水等。④消化系统：可见口干；静脉滴速过快，可致恶心、呕吐。⑤血液系统：常见电解质紊乱。⑥眼：静脉滴速过快，可致视物模糊。⑦过敏反应：表现为皮疹、呼吸困难、过敏性休克等，应立即停药。⑧可引起局部疼痛、组织坏死等。

(3) 甘露醇经静脉注入后，可有效增加血浆渗透压，降低颅脑和神经组织内的压力，减轻组织缺氧，降低血液黏滞度，改善神经根鞘内脑脊液回流及静脉回流受阻的恶性循环，用于腰椎间盘突出症的治疗，可减轻神经根水肿，消除其无菌性炎症。

4. β - 七叶皂苷钠　β - 七叶皂苷钠是由七叶树植物天师栗的种子提取的皂苷钠盐，可促使机体产生前列腺素、肾上腺皮质激素，具有消炎、消肿、抗渗出、改善微循环等作用，β - 七叶皂苷钠能消除氧自由基，减轻神经的损害，具有很好的神经保护作用，对腰椎间盘突出症的患者，可明显减轻或消除神经根充血、水肿等炎性反应。β - 七叶皂苷钠还能促进机体分泌 ACTH，ACTH 具有糖皮质激素良好的抗炎作用。β - 七叶皂苷钠对 ACTH 分泌作用的影响，可调节机体的免疫反应，抑制由免疫反应产生的炎症介质，有效地改善由炎症介质引起的疼痛。β - 七叶皂苷钠促进 ACTH、可的松、前列腺素 P_{2a} 分泌的作用主要是内源性的，使生物效应维持时间较长，静脉注射 16h 后，仍有抗渗出、消肿的作用，适用于创伤或手术后引起的肿胀及静脉回流障碍性疾病，而比甘露醇的单纯组织脱水作用有更好的适应证和疗效。

不良反应偶有出现，个别患者给药后出现过敏性皮疹，食欲缺乏，注射部位肿痛、硬结，在动物致畸、致突变实验中均未见异常现象。

5. 复方中药注射液　复方中药注射液一方面直接清除过多的自由基；另一方面使自由基代谢恢复正常，有效地阻止自由基对椎间盘的损害。同时通过改善微循环及血液流变学状态，从而降低椎间盘内压力，直接改善临床症状，并且阻断了腰椎间盘突出症的病理过程，打破了缺血再灌注损伤及自由基损害 - 微循环障碍 - 自由基损害这一恶性循环。

6. 甲钴胺　甲钴胺又名弥可保，即甲基化的维生素 B_{12}，是一种内源性的辅酶 B_{12}，参与一碳单位循环，在由同型半胱氨酸合成蛋氨酸的转甲基反应过程中起重要作用。体外研究表明，甲钴胺可促进培养的大鼠组织中卵磷脂的合成和神经元髓鞘形成。脑脊液中甲基维生素 B_{12} 与神经系统紧密相关。高浓度可转运入神经元及细胞器，促进核酸、蛋白质及磷脂的合成，从而促进髓鞘形成，诱导轴突再生及突触传递的恢复。此外，甲钴胺还可直接作用于神经轴索膜，阻断疼痛刺激的传导，发挥镇痛作用。

不良反应包括：胃肠道反应，偶有食欲缺乏、恶心、呕吐、腹泻；少见的不良反应有过敏。

（四）经皮阻滞疗法

1. 硬膜外隙阻滞疗法　将局部麻醉药液注入硬脊膜外隙，使相应节段脊神经根阻滞，其支配区域感觉、运动功能暂时消失，称为硬脊膜外隙阻滞，也称为硬膜外麻醉。在硬脊膜外留置导管可连续给药，称连续硬膜外麻醉。

对于部分以神经根无菌性炎症和水肿所导致的临床症状，可以通过在椎管内注射药物以缓解或消除，这种消除神经根压迫症状的治疗方法，称为硬膜外阻滞疗法。它是治疗椎间盘突出症的一种重要方法，和硬膜外麻醉不同，硬膜外阻滞疗法是以镇痛、扩张局部血管、消除局部无菌性炎症和水肿为目的，用的是低浓度的局部麻醉药、少量的糖皮质激素和维生素类药物；而硬膜外麻醉是以镇痛和肌肉松弛、完成手术为目的，使用的是较高浓度和较大剂量的局部麻醉药物。

（1）适应证：腰椎间盘突出症、变形性脊椎病、椎管狭窄症、腰痛、血栓闭塞性脉管炎、闭塞性动脉硬化、冻伤、灼热痛、断肢痛、小腿溃疡、痛经、前列腺肥大。

（2）禁忌证：强直性脊柱炎、脊柱畸形、凝血功能障碍、血友病、穿刺部位感染等。

（3）穿刺前准备

①精神方面的准备：向患者解释穿刺的方法和必要性，说明有可能出现的不适和并发症，征得患者及其亲属的理解和同意，并签订有创操作知情同意书。

②操作地点的准备：操作环境要求安静、洁净，在手术床或检查床上操作，如手术室、疼痛治疗室等。

③物品的准备：急救用具及药物、麻醉机、气管插管用具等。

（4）分类

①单次法：选用细针穿刺，一般选择7号穿刺针或20G的硬膜外穿刺针在相应的椎间隙进行硬膜外穿刺，穿刺成功后一次将药物注入硬膜外隙。

②连续法：即选择16G或18G的硬膜外穿刺针在相应的椎间隙进行穿刺。穿刺成功后置入硬膜外导管，将硬膜外导管连接输液器或输注泵，连续的将药物注入硬膜外隙。如果连接的是硬膜外镇痛泵，那么就称之为连续硬膜外自控镇痛术。

（5）椎管内阻滞常用药物

①局部麻醉药：应用的主要目的是缓解局部疼痛、扩张局部血管、阻断疼痛信号的传入、缓解肌肉痉挛，从而打断疼痛的恶性循环。所以说局部麻醉药的作用不是单纯的"麻醉"作用。常用的局部麻醉药有以下几种。

普鲁卡因：作用时间持续0.5～1h，由于有引起过敏反应的可能性，用前需要做皮肤过敏试验，现在有逐步减少应用的趋势。

利多卡因：持续时间1～2h，由于几乎没有引起过敏反应的可能性，故应用较多。

丁哌卡因：作用时间持续5～7h，神经毒性和心血管毒性较大，故现在不常选用。

氯普鲁卡因：起效快，作用时间同普鲁卡因。

②肾上腺皮质激素：应用的主要目的是消除局部无菌性炎症，减轻局部组织和神经根水肿，减少组织粘连，也有一定的镇痛作用。常用的有以下几种。

曲安奈德(去炎松-A、确炎舒松-A)：注入体内数小时生效，经1～2d达局部最大效应，吸收慢，局部持续作用时间可维持1～2周，每次用量为20mg，间隔7d，用药5～6次为1个疗程，2个疗程间隔宜在1个月以上，局部组织有轻度刺激，为常用药。

地塞米松：属于速效、短效皮质激素。用于急性扭伤、肿胀出现前早期应用，局部很快吸收，因而在局部作用时间短，对组织无刺激性。

倍他米松（二丙酸倍他松）：每毫升含二丙酸倍他米松5mg、倍他米松磷酸二钠2mg，本品起效快，局部持续作用时间为1个月，局部组织刺激轻，比氢化可的松消炎作用大15倍。每次用1ml，有镇痛作用，硬膜外或痛点注射可不加局部麻醉药，1次即愈。

③维生素类：也是慢性疼痛阻滞治疗的常用药。

维生素B_1：缺乏时出现神经痛和肌肉痛。局部应用可能有减轻神经痛和肌肉痛的作用。其缺点是：组织刺激性强，少数患者有发生过敏性休克的可能。

维生素B_6：催化谷氨酸生成7-氨基丁酸，为中枢性抑制氨基酸，用于硬膜外注入，可治疗腰腿痛。

维生素 B$_{12}$：可维持中枢和外周髓鞘神经纤维功能的正常，作用于神经轴索膜，阻断疼痛刺激的传导，发挥镇痛作用。常规用于硬膜外注入，具有镇痛作用和抗神经炎作用，每次用量为 0.1mg。

（6）配方与使用方法：一般不主张单独应用局部麻醉药，多数为局部麻醉药加 B 族维生素和皮质激素制剂。配方可因年龄、病情程度、病程长短、心血管状态、是否有其他内科合并症等因素来调整。混合液可进行局部注射、神经阻滞和硬膜外隙注射。

（7）操作方法

①体位：患者侧卧，一般主张患侧在下方，低头、弓腰、屈膝，目的是尽量将椎间隙展开，以利于穿刺的进行。

②穿刺点的选择：一般选择椎间盘突出所在的间隙，如果此间隙较窄或局部皮肤不利于穿刺时，亦可选择其上或其下的间隙。比如间隙椎间盘突出症的患者，先选择突出间隙，或选择 L$_3$/L$_4$ 间隙。

③穿刺方法

单次法：和硬膜外麻醉穿刺方法不同，选用细针穿刺，一般选择 7 号穿刺针或 20G 的硬膜外穿刺针，常规戴无菌手套、消毒、铺巾和局部麻醉，左手示指和拇指在相应的椎间隙固定皮肤，右手持穿刺针垂直从间隙正中进行穿刺，进针 2 ~ 3cm 特别是出现韧感后，在针尾接盛有生理盐水的 5ml 玻璃注射器，注射器内留有小气泡，此时试探阻力大，气泡压缩变形，然后边试阻力边进针，待有突破感（阻力消失感或落空感）时，注入生理盐水无阻力，气泡不变形，轻轻回抽无血液及脑脊液表明穿刺成功。由于穿刺针较细，有时误入蛛网膜下隙不容易被发现，所以，先注入所需注入药物的 1/3 ~ 1/2，观察 5min，若患者无下肢麻木、会阴部发热或血压下降等异常情况时，将剩余药物一次注入硬膜外隙。

连续法：和硬膜外麻醉穿刺方法基本相同。穿刺术有直入法与侧入法两种。患者准备与硬膜外阻滞麻醉相同。选择好穿刺间隙后，直入法是在穿刺间隙中点进行，穿过皮肤、棘上韧带和棘间韧带而达黄韧带。侧入法是在离棘突中线约 1cm 处进针，针体与背部皮肤垂直，向前直抵椎板，稍退针，使针体与正中线倾斜成 30° 左右。腰部穿刺时，针尖向前探索即可抵黄韧带。而胸部穿刺时，针尖应顺着椎板背面逐渐向头端倾斜，以寻找棘突间隙。无论直入法或侧入法，针尖抵黄韧带时，均有一种坚实感，阻力增加，突破黄韧带后便有落空感，表明针尖已达硬膜外隙。

④判断穿刺针进入硬膜外隙的方法：a. 穿过黄韧带时阻力突然消失，回抽无脑脊液。b. 负压试验：用一带水柱的细玻璃管，接上穿刺针，穿过黄韧带进入硬膜外隙，玻璃管内的液体被硬膜外隙负压吸入。亦可用悬滴法试验。c. 阻力试验：用 5ml 注射器，内装少量生理盐水或局部麻醉药，并保留一小气泡，接上穿刺针。轻轻推动注射器活塞，如有阻力，则气泡压缩变形，说明针尖未在硬膜外隙，如无任何阻力，气泡不被压缩，说明针尖在硬膜外隙。同样于注射器内装数毫升空气，如针尖不在硬膜外隙时，则注气时有明显的阻力；若针尖在硬膜外隙，则注气时无阻力，注入气体后，立即取下注射器，有时能看到

气泡由穿刺针尾涌出现象。确定针尖已在硬膜外隙，然后在针孔内插入硬膜外导管，拔针后导管应留置 2 ～ 3cm 于硬膜外隙内。然后从硬膜外导管将所用药物持续滴入或分次注入。

（8）麻醉意外与并发症及处理

①全脊髓麻醉：是椎管内阻滞治疗最危险的并发症。系麻醉镇痛药误入蛛网膜下隙所引起，可即刻出现呼吸抑制、血压骤降、意识丧失，不及时处理可导致心搏骤停。

处理：立即气管插管，人工呼吸，支持循环，若出现心搏骤停，应行心肺复苏术。

②局部麻醉药毒性反应：由于椎管内阻滞治疗时，所用局部麻醉药物剂量较小，所以此种并发症出现的概率极小。可出现程度不同的局部麻醉药症状，患者可诉耳鸣、头晕、心悸、胸闷等，严重者可有中枢神经系统和心血管毒性反应等。

处理：停止注药，给氧和对症处理。

③低血压、心率减慢：多因神经根阻滞后腹腔、盆腔和下肢的容量血管扩张，回心血量减少所致。

处理：以扩容、加快输液为主，必要时应用麻黄碱及阿托品纠正。

④脊髓、神经根损伤：多因穿刺困难引起。神经根损伤可致相应分布区域麻木、痛觉异常、运动障碍。

处理：一般给予对症处理，需经数日或数月恢复。脊髓横贯性损伤可致截瘫，预后不良。

⑤硬膜外血肿：多因穿刺损伤所致，尤其是凝血功能障碍者，重者可出现截瘫。

处理：对反复穿刺或有出血者术后应加强随访。若术后背痛，阻滞平面再次出现伴下肢活动障碍，应尽早做 CT 检查，一旦确诊，尽快手术减压。

⑥硬膜外隙感染：可因穿刺过程和药物配制过程中，无菌操作不严格使细菌进入椎管内，或因所用穿刺物品污染所致。患者多伴有高热、白细胞计数升高及背部剧痛、进行性加重的脊髓压迫症状，CT 检查可帮助诊断。

处理：宜加强抗生素的应用及手术引流、减压。

⑦椎管内粘连：反复的穿刺损伤和椎管内皮质激素的反复使用，均引起椎管内粘连。可进一步加重神经根的压迫症状。

2. 骶管阻滞疗法　硬膜外隙是一环绕脊髓和蛛网膜下隙的扁圆形狭长间隙，上方在枕骨大孔处闭合，与颅腔不通，下端止于骶裂孔，腔内有疏松的结缔组织和脂肪组织，以及丰富的静脉丛。骶管是从第 5 腰椎以下到末端的腔隙，实际上是硬膜外隙的一部分。第 5 骶椎没有棘突，且左、右椎板未在中线合拢，其间的裂孔即为骶裂孔，两旁各有一豆大的骶角，用手指由尾骨尖沿背正中线向上约 3cm 摸到的凹陷即是骶裂孔。

由于骶管的穿刺较容易，并发症相对较少，而且药物注入后也能渗透到腰部的脊神经根处，所以，骶管阻滞疗法也常常被用于椎间盘突出症的治疗中。

（1）适应证与禁忌证

①适应证：腰椎间盘突出症、腰痛、血栓闭塞性脉管炎、下肢闭塞性动脉硬化、冻伤、灼热痛、断肢痛、小腿溃疡、痛经、前列腺肥大。

②禁忌证：强直性脊柱炎、脊柱畸形、凝血功能障碍、血友病、穿刺部位感染等。

（2）骶管阻滞常用药物：同椎管内阻滞。

（3）穿刺方法：也分为单次法和连续法。穿刺采用俯卧位或侧卧位。在骶裂孔中心，常规消毒、铺巾，选用 20 ～ 22 号针穿刺，也可选用球后注射针。在和两侧骶角呈等边三角形的骶骨尾部，术者先用左手触摸，可触及一"U"形或"V"形的弹性凹陷，对局部皮肤进行局部麻醉。首先垂直于皮肤进针，到达皮下后将针尾改为和皮肤呈 45°，继续进针穿过骶尾韧带，有一明显落空感，表示进入骶管腔内，回抽无血液和脑脊液，即可注药。如果需要连续用药，可将穿刺针留在骶管腔内，将所滴入的药物缓慢持续滴入后再将针拔出。

（4）并发症：最常见的并发症是血压下降和呼吸抑制，最严重但少见的并发症是全脊髓麻醉、神经损伤（截瘫）和骶管内感染。

郑重提示：硬膜外隙阻滞疗法和骶管阻滞疗法具有暂时液压升高和药物的消炎、镇痛作用，疗效好。但由于不是病因治疗，可能出现某种并发症。故仅可用于本症疼痛严重者，且不可反复应用。

3. 局部阻滞　由于腰椎间盘突出致使神经根受压，导致其所支配区域的肌肉痉挛。所以，在腰背部肌筋膜处、第 3 腰椎横突、髂腰三角、梨状肌等部位都会出现肌肉痉挛和神经受压的症状。这就是腰椎间盘突出症为什么常和腰背部肌筋膜综合征、第 3 腰椎横突综合征、髂腰三角综合征、梨状肌综合征等疾病误诊的原因。

在行局部阻滞时应做到：①"点面结合"。腰椎间盘突出症多为骨关节表面肌肉或韧带附着处痛，药物不是仅阻滞一点，而是疼痛的面，不应用一点注射大量药物扩散阻滞法，而应用针寻找疼痛的范围，给予全面阻滞。②"点线结合"。肌肉丰富部位的疼痛，阻滞时注意由浅入深，在穿刺线注药，才会阻滞彻底。③手感与针感相结合。通常局部阻滞部位触诊都有明显的压痛点，针刺到病损部有明显的酸胀感，注药后，疼痛明显减轻或消失，两者缺一都会影响治疗效果。

4. 腰椎小关节阻滞

（1）椎间关节阻滞术：椎间关节的病变，在腰痛的发病机制和治疗中，也占重要位置。其实质是在椎间关节的退行性病变过程中，除上关节突的前移、增生、肥厚所致的椎管侧面神经根压迫症状之外的表现，特别是：①臀部和大腿疼痛共存的腰痛；②有椎旁的压痛和自发痛；③伸展或旋转时引起腰痛。对这类患者进行椎间关节神经阻滞，不仅对诊断有利，而且对治疗也很有效。

操作方法：在棘突下缘水平，旁正中约 2cm 处为突刺点。用连接 5 ～ 10ml 注射器的 7 号长针，对皮肤垂直进针，约进 4 cm 深度时到达下关节突，拔针至皮下，改变方向稍向外上方刺入时，在同样深度上遇有软骨样阻力，注入 5ml 局部麻醉药。在病变关节炎为主时，混合使用类固醇药物。如果在椎间关节注入高渗盐水，再行 Leseque 试验则疼痛加重；如果注入局部麻醉药，则疼痛缓解，这对诊断很有帮助。

（2）腰椎旁神经根注射术：在 X 线引导下，腰椎旁垂直穿刺，将造影剂注射到椎间孔附近，造影剂可在硬膜外隙扩散并显影。药液作用于神经根，还可经椎间孔直接进入硬膜外隙。

穿刺点定位：确认椎间盘突出的同一棘突间隙，如 L_4/L_5 椎间盘突出时，先找到 L_4/L_5 棘突间隙，画出标记，然后找出上一个棘突间隙，在两棘突间隙连线的上、中 1/3 交界处，向患侧（即腰及下肢疼痛侧）旁开 3～5mm，即为穿刺点，旁开的距离有个体差异。

进针方法：患者取侧卧位，患侧在上。在穿刺点略向内斜 10°～15° 进针，进针约 4cm 时触及关节突，退针至皮下，将针向外斜 10°～15° 垂直进针 5～6cm，针尖可触及椎体后缘，将针后退，针尖斜面转向内侧（正对椎间孔），回吸无血液、空气或脑脊液流出，注入造影剂观察针尖所处位置，然后可注入试验量局部麻醉药，如无药液注入蛛网膜下隙征象，则可继续注入药物行神经阻滞治疗。

① 椎旁斜入法穿刺法：在棘突旁开 3～5cm 处进针，穿刺针向内斜，虽然同样可阻滞神经根。但刺伤神经根、动脉、静脉的机会明显增加。

② 侧隐窝穿刺法：经椎板外切迹或小关节内缘行侧隐窝穿刺，可使药物集中在病变部位，而常规进行后正中硬膜外隙穿刺，药物远离病变部位或仅有少量药物到达病变部位，故侧隐窝注射的治疗效果好。

穿刺点定位：选择穿刺点时，先确认有椎间盘突出的同一棘突间隙，如 L_4/L_5 椎间盘突出时先找到 L_4/L_5 棘突间隙，画出标记，向患侧（即腰及下肢疼痛侧）旁开 3～5mm，即为穿刺点。旁开的距离可有个体差异。

进针方法：患者取侧卧位，患侧在上；亦可取俯卧位。在穿刺点略向外斜 10°～15° 进针，边进针边注射少量局部麻醉药，进针约 4cm 时，即可进入黄韧带，此时，注药阻力加大或无法注入药物，边加压边进针，保持注射器内的压力，继续进针，当刺破黄韧带时注药阻力突然减小时，患者多有腰部酸胀感并向臀部和（或）下肢传导。一旦阻力消失，针尖便进入硬膜外隙，边回抽边缓慢进针，直达椎体后缘或椎间盘（进针 5～6cm）。若进针过程中患者有下肢放射痛，说明针尖触到神经根，退针至黄韧带或椎板外切迹，稍向下内调整进针方向，可经神经根腋部到达侧隐窝。若进针过程中回抽出脑脊液，说明穿破了神经根袖，应放弃此次治疗。如针尖触及关节突或椎弓，退针至皮下，调整进针角度，一般 2～3 次试穿都能成功。

（五）关节松动术

关节松动术是一套系统且全面的骨关节疾病手法治疗技术。根据关节活动的不同类型，分为生理性活动和附属性活动。

1. 作用机制

（1）使关节和椎间盘的解剖结构及生理功能正常化。

（2）使软组织易于进行最大限度的功能活动。

（3）治疗时产生的机械性刺激传入脊髓，通过"闸门控制"理论而起到镇痛作用。

（4）引起内啡肽释放，使痛阈提高，从而镇痛。

（5）安慰作用。

2. 基本手法

（1）摆动：固定关节近端，使关节远端做往返运动，如关节的屈、伸、收、展、旋转，属生理运动。适用于关节活动达到正常范围 60% 者，否则应先采用附属运动手法。

（2）滚动：屈曲关节，使两个关节面发生的位移为滚动，有的伴关节的滑动和旋转。

（3）滑动：平面或曲面关节发生的关节面侧方移动为滑动。

（4）旋转：移动骨围绕静止骨关节面做圆周运动即为旋转。旋转常与滚动、滑动同时发生。

（5）分离和牵引分离：前者指外力作用使关节面垂直移位，后者指使关节面水平移位。

3. 手法分级

Ⅰ级：于关节活动范围的起始位进行小幅度的节律性被动活动。

Ⅱ级：在关节生理活动范围内的前中部，大幅度、有节律性地来回松动关节，但不接触关节活动的起始端和终末端。

Ⅲ级：达到关节活动全范围末端或受限处的大幅度节律性活动，来回松动关节，每次均接触到关节活动的终末端，并能感觉到关节周围软组织的紧张。

Ⅳ级：治疗者在关节活动的终末端，小范围、节律性地来回松动关节，每次均接触到关节活动的终末端，并能感觉到关节周围软组织的紧张。

4. 关节松动术在腰腿痛中的应用　腰椎松动术主要是进行前屈、后伸、侧弯和旋转等生理运动，有垂直按压腰椎棘突、侧推腰椎棘突、垂直按压腰椎横突等方法。

（1）垂直按压腰椎棘突：作用是增加腰椎屈、伸活动范围。患者取去枕俯卧位，腹部垫一软垫。治疗者站在患侧，双手重叠，掌根部放在腰椎上，豌豆骨放在拟松动的棘突上，上肢伸直，借上身前倾的力量将腰椎棘突垂直向腹侧按压。

（2）侧推腰椎棘突：作用是增加腰椎旋转活动范围。患者取去枕俯卧位，头转向一侧。治疗者站在患侧，双手拇指指尖相对或拇指相互重叠，指腹接触棘突，上肢伸直，借上身前倾的力量将腰椎棘突向对侧推动。

（3）垂直按压腰椎横突：作用是增加腰椎侧弯及旋转活动范围。患者去枕俯卧位。治疗者站在患侧，双手拇指指背相接触或拇指重叠，放在拟松动腰椎的一侧横突上，上肢伸直，借上身前倾的力量将腰椎横突向腹侧推动。如果疼痛明显，拇指移向横突尖部；如果僵硬明显，拇指移向横突根部。

（4）旋转摆动：作用是增加腰椎旋转活动范围。患者取健侧卧位，屈髋、屈膝。屈髋角度根据松动的腰椎节段而定，节段越偏上，屈髋角度越小；节段越偏下，屈髋角度越大。治疗者站在患者身后，双手放在患者上方髂嵴上，两上肢同时用力将髂骨向前推动。如果关节比较僵硬，治疗者可以一手放在患者在髂嵴上，一手放在患者上方肩部内侧，双手同时反方向来回用力摆动，这一手法对中段腰椎病变效果比较好。若是下腰段腰椎病变，可以让患者将上方的下肢垂于治疗床沿一侧，借助下肢的重力来增加摆动幅度。

（5）骨盆整体运动

骨盆分离：作用是增加耻骨联合活动范围。患者取仰卧位，下肢伸直，髋外旋。治疗者站在患者身体侧，双手交叉放在对侧髂前上棘处，向外下方用力，使骨盆向外分离。

骨盆挤压：作用是增加骶髂关节活动范围。患者取仰卧位，下肢伸直，髋内旋。治疗者站在患者体侧，双手分别放在两侧髂嵴外侧，屈肘，上身前倾，双手固定，两上肢同时向中线方向用力，向内挤压骨盆。

向头侧滑动：作用是增加骨盆前后活动范围。患者取仰卧位，下肢伸直。治疗者站在患者的患侧，内侧手放在患者的髂前上棘下方，上身前倾，借助上肢力量将患者的骨盆向上并稍向后下推动。

向足侧滑动：作用是增加骨盆前后活动范围。患者取仰卧位，下肢伸直。治疗者站在患者的患侧，内侧手放在患者的髂前上棘上方，上身前倾，借助上肢力量将患者的骨盆向足的方向并稍向前下推动。

（6）骶髂关节运动

前屈摆动：作用是增加腰骶关节的活动范围。患者取俯卧位，腹部垫一软垫，下肢伸直。治疗者站在患者的身体一侧，面向足部，内侧手掌根放在患者的骶骨上端，手指向足，内侧手固定，借助上肢力量将骶骨向前并向下推动。

后伸摆动：作用是增加腰骶关节伸的活动范围。患者取俯卧位，下肢伸直。治疗者站在患者的一侧，面向头部，内侧手掌根放在患者的骶骨下端，手指向头，内侧手固定，借助上肢力量将骶骨向前上推动。

侧方旋转：作用是增加骶髂关节活动范围。患者取俯卧位，下肢伸直。治疗者站在患者的一侧，面向足部，双手交叉放在患者对侧骶髂关节外侧的髂骨上，双手固定，上身前倾，借助上肢力量将髂骨向外下推动。

交叉旋转：作用是增加骶髂关节活动范围。患者取俯卧位，下肢伸直，左侧髋关节内旋，右侧髋关节外旋，继之做相反方向旋转。治疗者站在患者的一侧，上方手放在患者的左侧骶髂关节外侧的髂骨上，下方手放在患者的右侧髂嵴的前侧面，上身前倾，上方手将左侧髂骨向下外按压，下方手将右侧髂嵴向上内提拉，使双侧骶髂关节发生反向旋转。

髂嵴前旋：作用是增加骨盆前倾的活动范围。患者取半俯卧位，健侧的足底着床面，患侧下肢由治疗者托住。治疗者站在患者的身后，右手放在左侧髂后上棘，左手及前臂托住患者的左大腿及小腿，手固定，左上肢将患者取左下肢后伸、内收，借助于上肢的力量将左髂嵴向下外推动。

髂嵴后旋：作用是增加骨盆后倾活动范围。患者取健侧卧位，健侧下肢伸直，患侧下肢屈髋、屈膝 90°，上半身外旋，上肢屈肘，放在上腹部。治疗者面向患者站立，上身前倾，上方手放在患者的髂嵴处，下方手放在坐骨结节处，双手固定，借助于上肢的力量转动髂嵴（上方手向后，下方手向前，同时转动）。

髂嵴内旋：作用是增加骶髂关节活动范围。患者取俯卧位，腹部垫一软枕，健侧下肢伸直，患侧下肢屈膝 90°。治疗者面向患者站立，上方手放在患者的对侧骶髂关节上，下方手握住患者的踝关节外侧，上身稍前倾，上方手固定，借助于上肢的力量将髂骨向下内推动，下方手同时将患者的小腿向外运动，使髋关节内旋。

髂嵴外旋：作用是增加骶髂关节活动范围。患者取俯卧位，腹部垫一软垫，健侧下肢伸直。治疗者上方手插到患者的腹前侧，放在髂前上棘处，下方手放在髂后上棘处；松动手法，上身前倾，下方手将髂后上棘向前并向内推动，上方手将髂前上棘向后并向外拉动，使整个髂嵴发生外旋。

（六）物理疗法

1. 电疗法

（1）低频脉冲电疗法：低频脉冲电疗法是以频率 1000Hz 以下的各种脉冲电流治疗疾病的方法，经皮神经刺激疗法，也称周围神经粗纤维电刺激疗法，是指用频率为 2 ～ 160Hz，脉冲宽度为 0.01 ～ 0.02ms 的低频脉冲电流。根据实施的方式，低频脉冲电疗法又分为单相方法和双相不对称方法，是控制疼痛的一种无损伤性电疗法。

①临床作用依据是闸门控制学说和肽类物质释放理论。

闸门控制学说：闸门控制学说认为在周围神经中有直径粗细不同的纤维，粗纤维传导非痛觉，兴奋阈低，传导速度快，易兴奋，其神经冲动能较快地传入中枢。较高频率、较窄波宽的脉冲电流作用于皮肤，兴奋粗纤维，兴奋传到脊髓后角中的闸门——胶质细胞闸门兴奋后，关闭神经冲动向中枢传入的闸门，因而痛觉冲动不能传入，产生镇痛效应。

内源性吗啡多肽类物质释放：较低频率、较宽波宽的脉冲电刺激兴奋周围神经中的粗纤维，冲动传入脑，脑内释放出内源性物质，达到长时间镇痛作用。

②经皮神经电刺激的治疗方法：临床上低频电疗种类较多，以经皮神经电刺激为例，多数仪器自带特制电极和导电膏，也可使用普通衬垫电极，电极可放在疼痛部位或与其相关的神经区、运动点或针刺穴位。剂量用感觉阈上，以患者有明显震颤、麻木感为度。治疗时间 20 ～ 40min，每日 1 次，10 次为 1 个疗程。

适应证：各种急、慢性疼痛，如颈肩腰腿痛、关节痛、术后切口痛、头痛等。

禁忌证：人工心脏起搏器置入者、对电过敏者、皮肤病患者、孕妇等。

（2）中频电疗法：中频电疗法是用频率为 1000 ～ 100 000Hz 的正弦电流治疗疾病的方法。

①又分为以下四种。

等幅中频电疗法：等幅中频电疗法是应用频率为 1000 ～ 2000Hz 的等幅正弦电流治疗疾病的方法。由于这种电流处于音频段，故又称音频电疗。

调制中频电疗法：调制中频电流含有 1 ～ 150Hz 低频电流与 2000 ～ 8000Hz 中频电流，兼有低频电流与中频电流各自的特点和治疗作用。作用较深，不产生电解作用，人体易于接受，可以镇痛，促进局部组织血液循环和淋巴回流，引起骨骼肌收缩，锻炼肌肉，防止肌肉萎缩，提高平滑肌张力，调节自主神经功能。

干扰电疗法：干扰电疗法是以两路不同频率的正弦中频电流交叉地输入人体，在电力线交叉的部位形成干扰场，产生差频变化为 0 ～ 100Hz 的低频调制中频电流、干扰电场在人体内部产生低频调制中频电流，兼有低频电流和中频电流的作用，作用部位较深，50 ～ 100Hz 差频电流明显促进局部血液循环，促进渗出和水肿的吸收，90 ～ 100Hz 差频电流对运动神经和骨骼肌有刺激作用，可促进平滑肌活动，提高张力。

电脑中频电疗法：是由微电脑控制的低频调制的中频电疗法，可进行静态或动态干扰电疗法、音频电流疗法、正弦调制与脉冲调制中频电流疗法及功能性电刺激等。仪器内存多个设计好的处方，按处方键自动按程序输出处方的波形治疗，有的仪器可以任意修改程序。操作简单且安全，临床较为常用。在治疗过程中产生的内源性镇痛物质可能较多，因而其镇痛作用较一般调制中频电流为好。

②适应证：坐骨神经痛、关节痛。适用于关节痛、血肿机化、关节纤维性强直、肌筋膜炎等。

③禁忌证：恶性肿瘤、急性炎症、出血倾向、局部有金属异物的患者和孕妇及工人心脏起搏器置入者等禁忌使用。

（3）高频电疗法

①短波与超短波疗法：短波为波长 10 ～ 100mm、频率为 3 ～ 30MHz 的高频电磁波。超短波与短波疗法作用相似，超短波的频率高于短波，热效应明显，超短波的作用深度大于短波，可达骨组织，在脂肪层中产热较多。其作用可使电能转变为热能，促进深部组织器官血管扩张和加速血液循环，促使炎症和水肿的消散，降低感觉神经兴奋性而达到镇痛、改善血液循环和利于致痛物质排除的作用；网状内皮系统功能增强，血细胞及抗体增加，免疫功能增强，使病灶迅速局限，降低肌肉、结缔组织张力，缓解痉挛，促进组织生长修复。

短波与超短波的治疗剂量：临床上按患者对温热程度划分为 4 级。

无热量：无温热感觉，适用于急性炎症的早期、显著水肿或血液循环障碍的部位。

微热量：刚能感觉到温热，适用于亚急性和慢性炎症。

温热量：有明显的温热感，适用于慢性炎症和慢性疾病。

高热量：有刚能忍受的强烈热感，用于恶性肿瘤的高热疗法。

②高频热疗法：应用频率为 13.56MHz 的高频振荡电流将空气作为人体和电极之间加热的介质，在人体深部组织中选择性产生一种高频电磁场作用于人体，其能量被组织吸引、转变为热能，使局部组织血管扩张、组织细胞的通透性升高、局部组织温度升高、血液循环加快，加强组织营养，促进代谢产物排泄、吸收，从而加快受损组织的修复。

治疗方法：在腰椎间盘突出症治疗中，常用大功率超短波。橡皮板状电极腰腹对置，对伴有坐骨神经痛的患者采用腰 - 患肢小腿并置，治疗间隙 2 ～ 3cm，治疗剂量急性期常采用无热量或微热量，时间从 5 ～ 6min 开始，可渐增到 10 ～ 12min，每日 1 次。于慢性期，剂量可改为温热量或热量，时间为 15 ~ 20min，每日 1 次，15 ~ 20 次为 1 个疗程。

适应证：临床上主要适用于炎症和外伤引起的疼痛，如腰椎间盘突出症、颈椎病、肩周炎、坐骨神经痛、扭挫伤、软组织感染等。

禁忌证：高热、昏迷、活动性肺结核、妊娠、局部金属异物、活动性出血、心肺功能衰竭、体内置有人工心脏起搏器者等。

2. 光疗法　光疗法是指利用人工光源的辐射能，作用于人体来治疗疾病，主要借助于光的热和化学作用来促进机体功能的恢复。根据光的波长或频率，将各种光线排列称为光谱。包括红外线、可见光线等。医用红外线又分近红外线及远红外线。近红外线疗法近年来临床应用越来越少。远红外疗法应用较多。红外线辐射物体时，主要引起分子或原子运动加速，引起分子转动而能级跃进，从而产生热，使组织温度升高，血管扩张充血，血液及淋巴循环加速，增强局部组织血供，促进渗出物的吸收。由于血液循环加快，新陈代谢旺盛，加强组织营养，从而能加速组织再生及修复，并可加速炎性产物及代谢产物的吸收，促进网状内皮系统吞噬能力增强，提高人体免疫力，对慢性及浅表性炎症有明显的消炎作用；可降低神经末梢的兴奋性，故有镇痛作用。

治疗方法：对腰椎间盘突出症患者，一般直接照射腰部。以痛区为中心，灯距一般为 15 ~ 20cm，以患者舒适的温热感为准，每次照射 20 ~ 30min，一般每日 1 次，7 ~ 20 次为 1 个疗程。复位和牵引前用红外线照射，由于热降低了肌肉的张力，解除了肌肉痉挛，可提高治疗效果。

适应证：如颈肩腰腿痛、关节痛、软组织扭挫伤、肌肉劳损等。

禁忌证：高热、出血倾向、活动性肺结核等。

3. 石蜡疗法　石蜡疗法是利用加温后的石蜡作为导热体，涂敷于患部，达到治疗疾病的一种方法。石蜡在常温下为固体，当加热到溶化后，待温度低于 50℃ 时，即能密贴于体表各部位，使局部温度升高 8 ~ 18℃，适合关节部位的治疗，冷却过程中体积缩小，产生压缩性的机械作用。

治疗作用：石蜡的热容量大，导热系数低，保持时间长，蜡疗区局部皮肤毛细血管扩张，充血明显，故蜡疗具有较强而持久的透热作用，可促进血液循环，加速水肿消退，减轻疼痛，缓解肌肉痉挛，降低肌张力，提高新陈代谢，消除炎症。由于石蜡具有良好的可塑性及黏稠性，能与皮肤紧密接触产生机械压迫作用，可防止组织内淋巴液和血液渗出，促进渗出物的吸收。由于取材方便，价格便宜，可重复使用，安全、简便，更适合于基层医疗单位使用。

治疗方法：①蜡饼法。将溶蜡倒入盘中，厚度 2 ~ 3cm，待冷却后取出置腰部，上置塑料布，周围以浴巾包裹，后用棉垫或毛毯局部保温，治疗时间为 30 ~ 40min。②蜡袋法。以塑料袋装入 1/3 溶蜡后排出空气封口，治疗时将蜡袋放入热水中，待石蜡溶化后取出，擦干表面水液之后置于患处。常用于腰部疼痛的治疗。

适应证：腰肌劳损、腰椎间盘突出症、肌筋膜炎、关节炎、软组织扭挫伤（伤后 48h 以后）、术后粘连等。

禁忌证：高热、出血倾向、恶性肿瘤等。

4. 水疗法　水疗法是利用水的不同温度、水动静状态下不同的机械作用和溶于水中的不同化学物质，并以各种形式作用于人体，对疾病进行治疗和康复的一种方法。

（1）治疗作用

①流体静压作用：作用之大小与人体浸入浴水的深度有关。此种压力有助于血液和淋巴液回流，增强心肺功能，轻度的静水压力有降压和镇静的作用。

②浮力作用：基于浮力作用，人在水中活动较为省力，使腰椎间盘突出症患者腰及下肢的活动较为容易，椎间盘内压力减低，有利于功能的恢复。

③水的运力作用：直喷浴、淋浴和漩涡浴，可促进毛细血管扩张，改善血液循环。动力水流刺激皮肤上的神经感受器，可降低神经的兴奋性。

④药浴中化学物质的作用：人工地将某些药物或化学物质溶于水中进行药物浴时，对人体可起到温度和药物的双重作用，根据不同的病情加入不同的药物。

（2）治疗方法及适应证

①全身热水浸浴：热水浴可强烈地使周身毛细血管扩张，降低神经系统的兴奋性。另外，肌张力下降，缓解痉挛，具有镇痛作用。治疗时间为每次 10 ~ 20min。

②漩涡浴：采用哈巴德浴槽，治疗时通过水搅动器使水翻腾流动以增加机械性刺激，还装有升降装置以利于运动障碍的患者出入浴槽。对伴有下肢肌肉萎缩、运功障碍的患者有一定作用，采用温或热水浴，治疗时间为每次 15 ~ 20min。

③运动浴：运动浴又称水中训练，对肢体功能障碍的康复较漩涡浴更加有效。在水中由于自重减轻，有利于患者肢体的功能锻炼，对腰椎间盘突出症伴发的下肢肌肉萎缩，通过水中的抵抗训练，可增强肌肉的强度。根据不同的病情，制订相应的训练程序。

（3）禁忌证：严重高血压、心肺功能障碍、高热、出血倾向、恶性肿瘤等患者禁忌。

5. 运动疗法　人体的腰椎上连胸椎，向下接骶骨。胸椎活动度较小，骶骨为骨盆的一部分，活动度极微，而腰椎活动度较大，是躯干活动的枢纽。相邻的两个椎体及位于其间的椎间盘共同组成一个脊柱的功能单位。椎体及位于其间的椎间纤维环和前、后纵韧带及关节突、关节囊、棘间韧带、后部的肌肉，分别形成前方及后方的结构限制。这些结构的完整性，不仅对于综合运动有益，更可以控制脊柱的运动，特别是后部肌肉对脊柱运动起主导性支撑作用；随着年龄的增长，人体椎间盘逐渐发生退行性改变。主要表现为髓核及纤维环中的水分含量逐渐减少，纤维环弹性下降，椎间隙变窄，其周围韧带松弛，椎体间不稳。此时，若出现应力和载荷的不协调，就会发生急性或慢性损伤，尤其是弯腰旋转性损伤，可致纤维环破裂，髓核突出。根据三柱结构的概念，前柱椎间盘的退变，导致的椎体不稳需后柱的代偿。而长期的代偿必将导致后部肌力减弱、关节囊松弛、韧带劳损；继之丧失后部结构对脊柱的有力支持，造成脊柱不稳，出现腰腿痛症状。运动疗法是应用各种形式的主动、被动或助力运动进行具体操作，以治疗疾病和（或）使其康复的方法；是非手术治疗的重要组成部分，特别适用于缓解期。通过严格正规的运动治疗，使患者掌握平时工作、生活中的正确姿势、体位及动作；减少腰部的受压及损伤；防止腰椎间盘突出症的发生。同时，通过正规的腰部屈、伸肌群的训练及腰部活动，可增强肌力，增加腰椎间盘的稳定性，提高腰部的协调性及灵活性；纠正侧弯等病理性畸形及由此引起的胸椎变形，胸椎与腰椎的不对称和头至骨盆的代偿，从而防止腰椎间盘突出症的复发。

（1）急性期运动疗法：首先要卧床休息。平卧位休息可减少站立位时腰以上身体重量对椎间盘的压力，有利于降低椎间盘内压。一般根据病情的轻重，卧床休息时间为 1～2 周。这段时间要求除吃饭及如厕外，均卧于硬板床上，第 3 天起开始头、颈部、上肢及部分躯干部位的肌力练习（等长收缩练习、等张收缩练习等），1 周后可适当增加平卧位屈膝、腹肌及腰肌练习，以不引起明显疼痛为度。

（2）缓解期运动疗法

①仰卧位训练

屈肘屈踝训练：仰卧，两手握拳、屈肘，前臂经前上举，同时双踝关节背伸后还原。重复 2～5 次。

腿交替屈曲训练：仰卧。左膝关节屈曲上抬，尽量贴近腹部后还原。左、右腿交替重复 2～5 次。

举臂挺胸训练：仰卧。首先吸气时两臂上举，同时身体尽量挺起后伸，然后呼气时还原。重复 2～5 次。

腿交替上抬训练：仰卧，左腿伸直抬起，尽量接近 90°后还原。左右腿交替重复 2～5 次。

腿交替屈伸训练：仰卧，首先右腿伸直抬起，左腿屈膝抬起，然后左腿向下蹬直，同时右腿屈膝抬起后还原。两腿交替屈伸各重复 2～5 次。

挺腰屈腿训练：屈膝分腿仰卧，两手握拳，两臂屈曲，置于身体两侧。尽量向上挺起胸腹后还原。重复 2～5 次。

抱腿呼吸训练：仰卧，首先吸气时两臂经前上举；然后呼气时上体抬起，两臂屈曲抱左膝，成半坐状，最后还原；再吸气两臂经前上举；然后呼气时上体抬起，两臂屈曲抱右膝；最后还原。重复 2～5 次。

仰头挺胸训练：仰卧，两手握拳，两臂弯曲，置于身体两侧。下肢固定不动，尽量挺胸，头向后仰后、还原。重复 2～5 次。

直腿踏步训练：仰卧，两足勾起、踝背伸。首先两膝伸直，应用髋关节扭动力量使左足下蹬，右足上提，做形似踏步的运动；然后还原。双腿交替各重复 5～10 次。

侧卧摆腿训练：右侧卧，左手扶床，右腿微屈，左腿伸直。首先左腿侧举向前摆，同时低头、含胸；然后左腿后摆，同时抬头，挺胸后还原。双侧交替各重复 5～10 次。

屈膝收腹训练：仰卧位，双下肢自然伸直。首先双膝、髋屈曲并收腹；然后双手轻抱双膝使其尽量靠胸，以不出现明显疼痛为度。重复 3～5 次。开始练习时注意速度应缓慢。熟练及疼痛减轻后，重复次数可增至 6～10 次。

仰卧起坐训练：仰卧位，双下肢自然伸直。首先上体用力逐渐坐起，先成平坐位；然后双上肢伸直，躯干前弯，双手尽量向前触及足趾。重复 3 ～ 5 次。

屈膝抬躯干训练：仰卧位，两上肢伸直放体侧。首先双膝屈曲 90°；然后双肩、足、臂同时用力上抬躯干持续 3 ～ 5s 还原，重复 3 ～ 5 次。注意随着伸肌力量的增强，躯干上抬高度应逐渐增加，维持时间可达 6 ～ 10s，重复次数可达 30 次。

收腹屈膝微抬训练：仰卧位，两上肢伸直放体侧。首先双膝微屈，双足平放在床上做腹式呼吸，同时臀部和腹部微微上抬。重复 8 ～ 10 次。注意腹式呼吸应缓慢，微抬时不要用大力。

下部躯干伸肌训练：仰卧位，上肢顺放体侧，下肢伸直。首先以头及足跟用力，使小腹向上抬起后还原。重复 3 ～ 5 次。

上部躯干伸肌训练：仰卧位，下肢伸直，双上肢屈臂托侧腰。首先以头及足跟为支撑，向上抬起上身后还原。重复 3 ～ 5 次。

提髋训练：仰卧位，两腿伸直，两手置于身旁。首先双下肢保持伸直（但不离床），向左肩方向上提左髋，同时向右足方向下压右髋；然后还原，左、右侧交替重复 5 ～ 10 次。此训练可增加骨盆及脊柱活动度，有助于矫正脊柱侧弯畸形。

蹬腿训练：姿势向上。首先患侧下肢屈髋、膝、踝关节背屈，足跟离床；然后患肢用力蹬直，并逐渐增加上蹬高度。重复 10 次。此训练可牵拉坐骨神经，松解神经根的粘连，减轻神经刺激症状。

②俯卧位训练

撑体后屈训练：俯卧，两臂弯曲，两手稍大于肩宽扶在床上。上体后伸尽量抬起，两臂相应伸直（主要靠上体上抬力量完成动作）后还原。重复 2 ～ 5 次。

船形力训练：俯卧。两腿伸直后抬起，同时上体尽量抬起，两臂后举后还原。重复 2 ～ 5 次。

直腿交替后抬训练：俯卧位，首先头部放在屈臂上，然后双下肢伸直交替向后抬高。重复 3 ～ 5 次。

腰屈肌训练：俯卧位，首先屈膝屈肘支撑呈跪位，然后腹部收缩向上弓起后再落下重复 3 ～ 5 次。

背伸训练：俯卧位，两腿并拢伸直，两手在背后互握，肘关节屈曲。首先两臂向上伸直，肩胛内收，腰背部用力同时抬起头胸部；然后放松还原。重复 10 ～ 15 次。随着体力的增加，双手可改放头后或同时抬起下肢，使躯干成反弓形。此能训练腰背部肌力。

③蹲、跪训练

蹲起训练：屈膝半蹲，首先双上肢伸直插入两膝间；然后挺腰呈站立位，双上肢放在体前。反复 3 ～ 5 次。

贴胸俯卧撑训练：臀部后坐，跪撑于床上，两手撑于肩前方。首先屈臂，同时上体贴床前移，接着两臂推直成上体后伸的俯撑；然后臀部后移还原。重复 5 ～ 10 次。

④站位训练

伸腰训练：立正，首先两肘向肩侧屈曲，两足尖用力，足跟提起；然后两臂同时上举，全身向上伸展，两手尽量向上伸；最后两肘再次向肩侧屈曲后还原。重复 5 ～ 10 次。从而使身体伸展。

转腰训练：站立、两足分开与肩同宽，两手叉腰，拇指朝前。首先上体固定始终保持正前方向，两手助力使骨盆从左经前、右、后绕环 1 周（绕环幅度尽可能大）；然后再按相反方向做一遍。重复 5 ～ 10 次。

体转训练：立正，首先左足向左侧跨一步与肩同宽，右臂屈肘，虎口顶住左肩，掌心向后；然后，左手背贴右腰，同时身体保持正直，两足不动，向左转动后还原；最后方向相反再向右转动。重复 5 ～ 10 次（幅度应逐渐增大）。目的是活动腰部关节和肌肉。

腹背训练：立正，首先两臂于胸前交叉、上举，掌心相对；然后两臂经体侧向下至侧平举时，掌心向上，接着两腿伸直，上体前屈使手指触足背，再屈膝下蹲，两手扶膝，指尖相对，最后两腿伸直，上体和两臂还原。重复 5 ～ 10 次。目的是加强腰背部及腿后部肌力的锻炼。

压腿训练：两手叉腰，拇指朝后站立，首先保持上体正直，左腿前弓步，右腿伸直，足尖向前着地向下压腿 4 次；然后向后转体 180°成右腿前弓步，再向下压腿 4 次（压腿时上体向下压的力应逐渐增大）。目的是加强腿部肌肉功能锻炼，特别是大腿前部肌肉的伸展活动。

伸展抱膝训练：立正，首先左足向前跨一步，两臂前上举，重心移至左足，右足尖着地，抬头挺胸；然后右腿屈膝向上提起，上体保持正直，两手（掌心向下）经体侧下抱右膝尽可能上拉膝至胸(左腿伸直最后两臂经体侧放下还原)。重复 5 ～ 10 次。以伸展臀部、腿部肌肉，活动髋关节和膝关节。

弓步推掌训练：立正，首先左足向左跨一大步，同时两手握拳于腰部，掌心向上；然后上体向左转 90°成左弓步，同时右拳变成立掌向前推出，掌心向外；最后按原路还原。换成对侧方向相反做以上动作。重复 5 ～ 10 次。目的是伸展大腿内侧肌群。注意两足尖始终朝前，弓步时后腿伸直。

臂下振训练：两足分开与肩同宽站立，首先左臂侧上举，同时上体向右侧屈（上体不能前倾后仰，两臂伸直），右手沿右腿外侧向下振动 3 次；然后左手经体侧还原。换成对侧方向相反做以上动作。重复 5 ～ 10 次。以伸展身体两侧肌群。

踮足训练：双足并拢站立，两臂自然下垂。首先双肘向前屈曲，手掌朝后，再两手逐渐上举同时向内旋转使手掌朝前，半握拳，拳眼相对；然后两手缓慢放下，同时足跟逐渐提起离地，双手在背后伸直；最后，手、足同时较快地落下还原。重复 5 ～ 10 次。此训练可增强小腿后部肌群及背伸肌肉力量。

体侧训练：站立，双足分开同肩宽，双手自然伸直置于体前，掌心向上，指尖相对。首先双手上提至脐下，左手掌心向上在身前向上推，同时右手翻掌（掌心向下）沿身旁向后下压，保持腕关节背屈；然后膝关节保持伸直；身体向右侧弯腰，最后按原路返回，左手放下，两手置身旁。重复 5 ～ 10 次。以增加脊柱活动范围，矫正脊柱侧弯畸形。注意，上述动作适于腰椎右侧弯者，如系左侧弯畸形，则动作方向相反。

⑤其他运动治疗方法

a. 水中运动：患者在水中进行运动训练，以治疗运动功能障碍的疗法称为水中运动。人在水中，可利用水的浮力和流体抵抗特性去治疗疾病。游泳是水中运动最佳方式，游泳时身体负荷浮力可使身体负荷减轻，腰椎间盘内压最低，运动过程中，后纵韧带的弹性可使神经根与椎间盘突出物间的粘连松解；水的压力，具有缓解肌肉紧张、加速血液循环和淋巴回流的作用，有利于水肿的消退和致痛物质的消散。

b. 减重运动训练：减重运动训练是把牵引和主动运动有机地结合起来的一种治疗方法。

作用机制：使紧张的屈髋肌和腰背肌得到牵张，改善脊柱的侧弯和后凸畸形，恢复腰椎生理曲度及脊柱支持力线，纠正肌肉痉挛造成的脊柱平稳失调所致的小关节紊乱和错位，扩大了神经根管的容积，使受压部位的神经根状况得到改善；缓解腰部肌肉，特别是竖脊肌（骶棘肌）的紧张状态，相应地增宽了椎间隙，降低椎间盘内压，减轻突出物对神经根的机械压迫，有利于损伤的修复。

减重运动的方法：根据患者情况用减重装置减去身体部分重量，以使患者在活动平板上呈直立体位，并且可以迈步；每次训练时间为 15 ~ 20min，每日 1 次，7 次为 1 个疗程。

（3）运动注意事项

①选择合适的运动方法。需根据病情发展阶段和患者一般情况而决定。如在治疗开始时应多做背伸运动，少做弯腰动作；体力较差、疼痛较重的患者可先卧位练习，好转后逐渐开始站立位练习，并增加项目。

②运动量要适中。活动幅度应由小到大，重复次数由少到多，并逐渐增加运动项目。

③肌力训练要持久。加强肌力的动作应慢速持久进行，避免憋气。

④腰活动范围应逐渐增大。改善腰功能的动作范围应逐渐加大，运动中允许轻度疼痛，但不应有剧烈的疼痛。

⑤劳逸结合。每个运动之间稍加休息，同时可做些呼吸运动。避免过分弯腰及负重等体力劳动。

⑥持之以恒。每天坚持锻炼 1 ~ 2 次，才能提高疗效。

（4）禁忌证：腰椎结核、肿瘤压迫或各种内脏疾病等引起的腰腿痛不宜进行运动疗法。

第七节　手术治疗

一、病人的选择

目前没有确切的证据支持腰椎间盘突出症的病人应该选择非手术治疗还是该选择手术治疗。笔者认为腰椎间盘突出症如果没有急诊手术指征首先应该非手术治疗，只有症状持续，MRI 检查明确有神经压迫者可以考虑手术治疗。手术选择的时间窗口应该在确诊后 6

周至 9 个月之间。考虑手术治疗前应该先行非手术治疗，观察时间不应该少于 6 ~ 8 周，不建议太早手术，但也不宜等待太久，一般不应超过 9 个月。在此期间，应该充分告知病人手术治疗的利弊、短期和长期疗效，然后应该根据病人的情况决定非手术治疗或手术治疗。通常的建议是：①单纯的下腰痛、无下肢神经压迫症状者不选择手术；②下肢痛少于 6 周不建议手术治疗，但不宜等待超过 9 个月；③神经压迫部位与体征不符者不建议手术；④只采用在课本中介绍使用的新技术和材料。

手术适应证：①诊断明确，经正规非手术治疗无效（不少于 6 周），并影响工作和生活者。②以马尾神经受累症状为主，病情严重，有急诊手术指征者。③症状虽不严重，但非手术治疗久治无效或反复发作，影响正常生活且难以步行者。

二、手术方法

腰椎间盘突出症是指单纯由于椎间盘突出或主要由于椎间盘突出所造成的神经压迫而产生的相关症状（合并退变性腰椎管狭窄、腰椎不稳等均不在本章节中讨论）。手术治疗主要包括传统的手术方式和微创手术两大类，传统手术方式主要有：椎板间开窗髓核摘除术、半椎板切除腰椎间盘摘除术、全椎板切除腰椎间盘摘除术、腰椎间盘切除联合外侧植骨融合术。微创手术主要有：后路显微或内镜下腰椎间盘切除术、经皮腰椎间孔镜技术等。无论采用何种手术方式，手术的主要目的都是解除椎间盘突出对神经的压迫。理想的手术方式应该具有以下特征：①直接解除神经压迫；②创伤小；③并发症少；④操作简单；⑤不影响脊柱的稳定性。

近年来随着显微镜和其他可视放大设备应用，微创技术的应用在脊柱外科领域飞速发展，显微椎间盘切除术和内镜下椎间盘切除术等微创手术已经成为椎间盘突出症的主要手术方式，临床上已很少采用全椎板切除等传统手术方式治疗腰椎间盘突出症。

（一）传统手术方式介绍

1. 椎板间开窗髓核摘除术　该术式的优点是切口小、损伤轻，适用于诊断明确的腰椎间盘突出症，此外亦可作为椎管或根管探查的方法之一。一般多选择局部浸润麻醉，有条件的可选择气管插管全身麻醉。患者取俯卧位，胸腹部悬空，减少下腔静脉回流压力。后正中切口，切开皮肤 3 ~ 4cm，骨膜下剥离，显露病侧椎板，确定施术椎板间隙。用 Kerrison 咬骨钳咬除部分内侧小关节和部分下椎板，切除窗口内的黄韧带。可显露出神经根部，先用神经拉钩或神经剥离器轻轻将硬膜囊推向对侧，检查神经根受压情况。操作时注意勿伤及脊神经根周围的动、静脉血管支。若有出血可用明胶海绵压迫止血或双极电凝直视下止血，明确显露于视野处脱出的髓核，可用髓核钳直接取出；对突出者，则需要用尖刀切开后纵韧带，再将薄型髓核钳小心伸入韧带下方摘除髓核。为避免误伤周围组织，切忌急躁，一般可分数次摘除干净。原则上只将变性突出的部分摘除，不必将髓核全部清除干净。探查神经根管，若有狭窄，需要将神经根管扩大，否则易导致术后效果不佳。

此手术方法操作简单，效果确切，设备要求不高。目前仍是我国大部分医院治疗腰椎间盘突出症的主要手术方法。

2. 全椎板切除腰椎间盘摘除术 临床上最常用的传统术式，适用于：①诊断明确的各型腰椎间突出症合并腰椎管狭窄症，需同时后路减压者可一次完成；②巨大的中央型椎间盘突出症者，或出现马尾综合征者。

手术方法：①俯卧位，腹部悬空，后正中切口。②骨膜下剥离，向两侧牵开肌肉，显露椎板、椎板间隙。③切除棘突、全椎板、黄韧带及部分关节突（不超过 1/3），显露硬脊膜。④探查椎管、椎间盘突出和神经受压情况，以触及突出物处为中心，将硬膜囊用神经剥离子牵向一侧，在直视下观察该突出物是否为髓核（或其他病变）。一般情况下易显露的髓核可在直视下用髓核钳夹出。对髓核突出者，应先采用神经剥离子及脑棉条将其周围保护（防止脊神经根滑入），用尖刀十字切开后纵韧带，再插入薄型髓核钳，由浅及深（达椎间隙中部）将突出、变性的髓核摘除。对髓核脱入根管者，如无粘连者容易摘除，伴有粘连而松解又感困难者，可将根管后壁凿开或咬除，在直视下切除，一般多无困难。合并椎管狭窄者，应扩大椎板切除范围，对小关节变形者，可行部分切除。

此术式创伤大，切除了椎板、棘突、棘突间韧带等后部结构，对腰椎稳定性有一定的影响，单纯的腰椎间盘突出症很少需要切除全椎板。仅适用于腰椎间盘突出合并有腰椎管狭窄或巨大的中央型椎间盘突出者。

3. 半侧椎板切除腰椎间盘摘除术 手术入路和显露方法同全椎板切除，仅切除病侧半侧椎板、黄韧带，显露硬脊膜和神经根，向对侧牵开神经根，显露突出椎间盘后，切开后纵韧带和纤维环，将突出、变性髓核摘除。具有切口小、损伤轻及简便易行等优点。

4. 椎间盘切除+椎体间植骨融合术 椎间盘切除+椎体间融合术是治疗腰椎退变性疾病的常规手术，近年来，随着椎体间融合技术的进步，特别是椎弓根螺钉固定后外侧椎体间植骨融合技术的进步及骨形成蛋白的应用，椎弓根螺钉固定椎体间融合手术具有融合率高、创伤小、效果确切等优点，已经成为腰椎病的金标准手术。但椎间盘突出症是否需要融合仍然是一个重要问题，一般认为单纯的腰椎间盘突出症通常不需要椎体间融合，只有椎间盘突出症合并椎节失稳者才有必要融合。也有学者建议 L_5/S_1 以上节段的复发性腰椎间盘突出症采用椎体间融合术，但没有足够的证据支持这一观点。过度肥胖者也建议椎体间融合。

椎体间融合手术可通过腰椎前路、后路、经椎间孔入路、腰大肌入路和小切口侧方入路完成。

5. 前路腰椎椎体间融合术（ALIF） 前路椎体间融合能完整切除椎间盘，有效恢复椎体间隙和椎间孔的高度，有利于恢复腰椎的前凸和维持腰椎节段的稳定。具有保持腰椎后部结构的完整性、避免神经的干扰、椎间盘切除更完整、良好的软骨终板的准备、允许更大的椎体间植入材料的植入等优点。另外，$L_4 \sim S_1$ 节段代表着总的腰椎前凸的 2/3，前路融合能有效恢复腰椎的前凸，维持脊柱的矢状位平衡。但前路椎间融合一般不能单独达到生物力学稳定性，常需附加后路的椎弓根螺钉固定。近年来为了提高前路融合的疗效和安全性，已出现多种手术方式到达椎间隙前方进行前路融合，通常的方法有标准的开腹经后腹膜融合、经后腹膜前路融合、腹腔镜下前路融合、微创前路融合。

前路融合主要的适应证有：①退变性椎间盘疾病，如盘源性的慢性腰痛；②脊柱滑脱；③后路手术失败；④脊柱畸形矫正。

手术方法。①手术前计划：手术前应该根据影像资料决定植入物的大小。②手术入路的选择：可选择腹腔镜入路、经腹腔入路、气囊辅助 - 经后腹膜腔内镜入路及微创入路。③完全切除椎间盘，保持软骨终板的完整有利于椎体间融合器或骨块的植入。④测量椎间高度和深度，适当撑开椎间隙，选取合适大小的椎间融合器，其内填充骨或骨替代材料。必要时进行前路固定。

6. 椎间盘切除 + 后路椎体间融合手术（PLIF）　复发性椎间盘突出者再次手术需要切除较多的骨量，外侧及巨大椎间盘突出者，过度肥胖者，椎间盘手术后医源性不稳者，椎间盘突出伴有腰椎节段不稳者，椎间盘切除 + 后路椎体间融合手术是良好的选择。

后路腰椎融合术即在全椎板切除术的基础上，先摘除突出或脱出的髓核，然后再行椎体间植骨融合术。通常先置入椎弓根螺钉后，切除椎板和部分关节突，摘除突出或脱出的髓核后，将硬膜囊及脊神经根牵向一侧，注意双侧小关节一定要充分去除，否则容易造成神经根过度牵拉。之后先切除椎间两侧的软骨板，再将预制好的髂骨骨块、骨库骨或椎间融合器，垂直厚度为 0.5 ~ 1.0cm，宽度一般为 0.8 ~ 1.2cm，纵向长度为 2 ~ 2.5cm，在撑开状态下插入椎间隙或轻轻叩入。其表面应低于椎管前壁 2 ~ 3cm，并检查骨块是否稳定。有滑移可能者应更换较厚的骨块，或改用其他植骨方式，完成椎间隙植入后，椎弓根螺钉系统加压固定。切勿造成骨块向椎管内滑脱而引起马尾损伤的后果。

进行 PLIF 手术时，应该注意有效恢复腰椎的前凸，其关键点为：①病人的体位；②使用前凸的融合器；③合理选择融合器的大小；④融合器放置合理的位置（椎间隙的前方）；⑤椎体融合器置入后椎弓根间加压。

其优点是能在一个切口内完成减压和 360° 融合，有效恢复椎体间隙的高度、恢复前部结构的负重、控制水平方向和垂直方向的不稳。椎板切除后的骨松质可用于椎体间植骨，缺点是对神经根的牵拉较大，双侧小关节去除较多，术中出血较多。对再次手术者，由于瘢痕粘连有硬脊膜和神经根损伤的风险，而前路融合或经椎间孔融合可能是更合理的选择。

常见的围术期并发症有：硬脊膜撕裂、神经损伤、深部感染、腹部血管损伤、肺栓塞、椎弓根螺钉异常。并发症发生率较低，手术中应细心操作，尽可能避免其发生。远期并发症主要是假关节形成，可能与椎间盘切除不完全、没有良好的终板准备、融合器太小、椎弓根螺钉系统的应力遮挡有关。

7. 经椎间孔腰椎椎体间融合术（TLIF）　经肌间隙入路通过切除一侧小关节突到达椎间盘外侧，摘除椎间盘后施行椎体间融合，其优点是在一个切口能进行 360° 融合，只破坏一侧小关节，对硬脊膜腔影响小，对神经根几乎没有牵拉。其缺点主要与手术入路相关，需要较大的软组织剥离与牵开，肌肉的牵开与剥离会增加出血，手术后疼痛和肌肉的坏死可能会导致节段的静态和动态运动发生改变。为了减少副作用，特别是更好地保护肌肉的解剖，近年来多采用微创经椎间孔椎体间融合。

微创经椎间孔椎体间融合手术的主要适应证有：轻度的峡部裂和腰椎滑脱者（1～2度）；腰椎退变性疾病；腰椎手术失败需要内固定融合翻修手术者。

相对禁忌证有：①不适宜两节段以上的融合手术，微创 TLIF 通常用于单节段的融合，也有报道可用于邻近两节段的融合；②重度脊柱滑脱者；③高骨盆指数者要求明显恢复腰椎前凸，不是 TLIF 手术绝对禁忌证，如果坚持采用 TLIF 手术，建议椎体间融合器尽可能放置在椎间隙的前方，有效恢复腰椎前凸，否则，会导致平背的风险增加；④影像显示解剖异常者，如椎弓根、神经根解剖异常者。

手术方法：①俯卧位于可透视手术床，腹部悬空。②通过小切口经肌肉间隙入路达小关节外侧，插入管道撑开器显露小关节及上下椎体横突，通过管道撑开器置入椎弓根螺钉。③放置和调整管道撑开器，充分显露，建立椎间盘入路的"安全通道"。④完全切除关节突，切除骨组织留作植骨用，显露椎间孔内出口神经根和通过神经根，保护好神经根，并保证有足够的空间切除椎间盘。⑤撑开固定棒达到期望的高度，锁紧固定棒，切除椎间盘，良好的终板准备后测量椎间隙高度，放置相应大小的植骨块和椎体间融合器。融合器应置于椎间隙中、前部，以利于恢复腰椎前凸（图 5-5）。

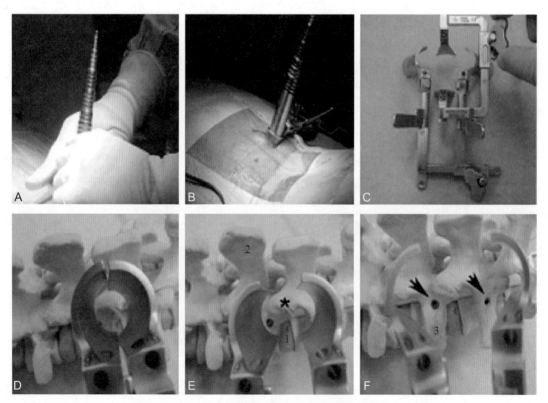

图 5-5　经椎间孔腰椎椎体间融合术

A. 小切口经肌肉间隙放置扩张管道；B. 置入管道撑开器；C. 撑开器；D、E. 撑开显露小关节、上下椎体横突；F. 椎弓根钉置入部位

该手术创伤小、出血少、感染发生率低。但是神经根的显露有一定的学习曲线，建议从微创管道撑开器椎间盘切除训练开始。

8. 经腰大肌入路椎体间融合手术（XLIF） 脊柱融合已经广泛应用于治疗脊柱疾病，如肿瘤、脊柱不稳、脊柱畸形和椎管狭窄等，微创技术的发展有效减少了传统前路或后路融合手术所带来的并发症，有创伤小、手术后疼痛少、住院时间短、恢复快等优点。随着微创技术的发展，经腰大肌入路椎体间融合手术（extreme lateral lumbar interbody fusion，XLIF）已经发展成为传统前路融合的替代手术，经腰大肌椎体间融合手术即经腹膜后脂肪和腰大肌到达腰椎侧方，在内镜的辅助下进行椎体间融合。与传统前路融合手术相比，并发症少，不需要外科医生的帮助，能保存前纵韧带和后张力带的完整性。

经腰大肌入路提供了一个到达脊柱和椎间隙侧面的安全通道，不需要牵开后腹膜和大血管，允许骨科医生植入相对较大的植入材料，有利于椎体间隙高度和脊柱前凸的回复，也有利于椎间孔的间接减压。另外，还可以同时行侧方钢板固定或后路经皮固定获得脊柱的稳定。最早仅建议用于不合并中央椎管狭窄的腰椎退变性疾病，随着技术的成熟和内固定器械的改进，XLIF 已经广泛用于腰椎骨折、肿瘤、畸形等治疗领域（图 5-6）。

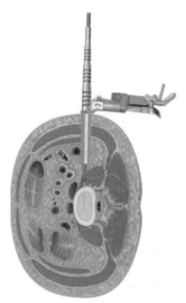

图 5-6　经腰大肌入路

手术方法如下：

（1）手术前计划：手术前细心分析影像资料，了解腰大肌、脊柱弧度、邻近的血管、第 12 肋骨和髂骨嵴的情况，确保通过侧方入路能安全达到目标节段间隙。了解以前有无腹部手术史。脊柱侧弯患者，如果需要治疗多个节段，选择凹侧入路较为有利，如果只需要进行单个节段的治疗，则应选择凸侧入路，这样能缩短到达目标间隙的工作距离，且椎间隙张开更大。一般来讲椎间隙的前半部为手术靶点，轻度的脊柱滑脱者应把下位椎体作为参照。严重的脊柱滑脱者，具有高并发症的风险，应选择其他替代的手术入路。

（2）神经监测设置：建立腰丛和神经根的实时神经监测，确保腰大肌解剖和管道撑开器置入不会造成神经损伤。

（3）体位：病人侧卧于可透视手术床上，腰部高，头部和下肢低，增大肋骨和髂嵴之间的距离，利于手术操作。手术侧大腿轻度屈曲，以放松腰大肌。

（4）透视确定手术节段，并标记手术切口。

（5）切开皮肤，依次切开腹外斜肌、腹内斜肌、腹横肌，钝性分离进入后腹膜间隙，黄色脂肪为进入后腹膜腔的标志。手指钝性分离到达腰大肌的表面（腰椎横突是后部边界的标志），并用手指将前部腹腔内容物挡开，确保管道撑开器入腹时不会导致腹腔的损伤。用 8mA 神经探针探测，插入腰大肌（图 5-7），并以此为中心达椎间隙的前半部，如在插入时确认有神经结构，导针应该重新放置，轻度前移避免穿过神经。透视确认导针的位置正确后，通过导针插入内导管，依次扩张。直至达到椎间隙足够形成工作通道，如果导管置入过程中出现任何肌电图的变化，都表明神经受压，要求重新调整内导管的位置。切开纤维环，完全切除椎间盘，刮除两侧终板软骨，撑开至期望的高度，透视引导下置入椎体间融合器。此时，如果不打算进行后路固定，应该同时行侧方钢板固定。检查有无出血，去除管道撑开器。尽量减少撑开器使用时间，避免长时间压迫造成的神经损伤。缝合腹外斜肌腱膜，关闭切口。

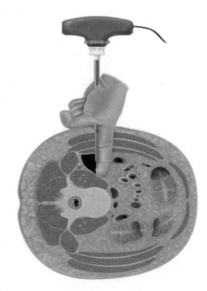

图 5-7　在手指的引导下经腰大肌置入神经探针

　　此入路潜在的并发症主要有髂腰肌肌力减弱、腰丛或神经根损伤，但手术中神经探针的应用，可使神经损伤发生率降低。经腰大肌入路为腰椎前路融合提供一个微创、安全的工作通道。合理的病人选择、严格的手术指征、细心的操作是手术成功的关键。手术前必须熟悉相关解剖，完全了解其局限性和潜在的并发症。

　　9. 微创侧斜方椎体间融合（oblique lumbar interbody fusion，OLIF）　OLIF 是一种通过前斜方入路的前路融合手术，具有创伤小、操作简单、安全、无须使用放大设备等优点。

　　手术方法：病人侧卧于可透视手术床，透视确认椎体间隙水平，以手术节段为中心做 4cm 皮肤切口，如果双间隙手术，可延长皮肤切口至 6cm，皮肤切口类似于 McBurney 切口，切开腹外斜肌、腹内斜肌、腹横肌达到腹膜后间隙，可直接触摸到腰椎和腰大肌，腹膜后间隙钝性分离，将腹腔内容物移向前方，确认腰大肌，此时，必须强调将腰大肌置于后部，将交感神经和输尿管移向前方。在腰大肌鞘内建立安全通道，尽可能减少对腰大肌的牵拉，以减少手术后的疼痛和腰丛的损伤，使用 4 根斯氏针帮助显露椎间盘，在椎间盘的前外侧建立大约 1cm 的工作窗口，切除椎间盘，置入椎体间融合器。除非需要显露椎体，节段血管通常不需要结扎。上位腰椎间盘突出可通过使用移动窗口技术完成手术，不要扩大切口（图 5-8）。

　　OLIF 手术可单独用于前路融合（图 5-9），也可与前路器械固定联合应用。

　　10. 人工椎间盘或人工髓核置换术　医学界对椎间盘病变的认识不断深入，逐步了解了椎间盘病变的病因和病理变化。对于椎间盘退变性疾病所致的腰背痛和腰腿痛等病症提出了各种各样的治疗方法，被视为经典并且最为广泛应用的是椎间盘突出髓核摘除术、椎体间植骨融合术。椎间盘切除的微创手术发展、确实可靠的脊柱融合、应用多点固定的坚强内固定装置的发明使两种方法的手术理念和手术技术得到进一步的发展。椎间盘切除术常常用于解除突出髓核对神经根的直接压迫症状，能够在短时间内较好地缓解神经根压迫症状，但往往不能有效地解决患者腰酸背痛的症状，因此，并不适合于椎间盘源性的腰背痛，而且术后必然出现椎体间高度的丢失，导致椎间孔狭窄、脊柱后方结构加速退变。据统计，

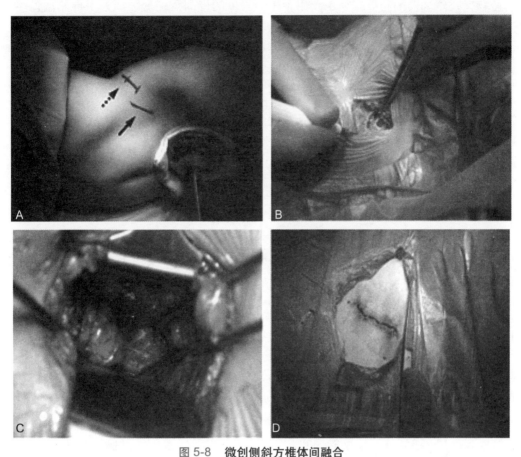

图 5-8　微创侧斜方椎体间融合

A. 实心箭头为皮肤切口，虚箭头为 C 臂下定位的 L_4、L_5 间隙水平；B. 切开腹壁肌肉；C. 斯氏针固定显露椎间隙；D. 缝合的皮肤切口

因坐骨神经痛行椎间盘突出髓核摘除术后，至少有 1/3 的患者在数年之后仍有不同程度的腰背痛。椎体间植骨融合术能够有效地缓解患者的腰背痛症状，但是其并发症也不容忽视。比如，供骨区不良反应、融合部位假关节形成，而且最大的问题是椎间盘的退变。因此，需要寻找一种更加先进、更符合人体脊柱生物力学特征的治疗方法来处理椎间盘病变。

　　人工椎间盘置换作为一种新的治疗方法，其概念的出现和临床初步尝试已有 40 余年的历史，期间出现了不同外形、不同材料和不同设计的人工椎间盘。研究基本方向则是如何保留、恢复和维持脊柱节段的正常生理功能，缓解椎间盘退行性病变及其所导致的疼痛，并延缓相邻节段椎间盘的退变。目前，用于临床的人工椎间盘置换主要分为两种类型，全椎间盘假体和

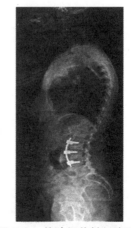

图 5-9　单独经前斜入路固定、融合（手术后 X 线片）

椎间盘髓核假体。人工髓核置换主要用于中、轻度的椎间盘退变，而人工椎间盘置换主要用于更加严重的退变性病变。相对而言，人工髓核置换保留了更多的结构，如纤维环、终板和韧带。研究表明，人工椎间盘置换能够保留、恢复甚至增加脊柱矢状位的运动，维持脊柱节段的运动，并且能延缓将来相邻椎间盘出现退变。

人工椎间盘的研究经历了几十年的发展，一些产品已经进入临床应用。虽然早期取得了较好的临床应用效果，但也存在多种并发症及其高发生率，如人工椎间盘假体下沉、下肢深静脉血栓、假体松脱、双下肢疼痛、术后严重腰痛等。所以，人们对腰椎人工椎间盘置换术能否像四肢关节假体一样作为常规手术开展，或者是否可以在某种程度上替代腰椎融合术仍在不断争论中。虽然如此，人工髓核的设计理念充分体现了先进的仿生学原理，仍然是未来研究的重要方向。在材料学和制作工艺等多方面存在着诸多问题，需要在未来研究中加以解决，而不该轻言放弃。同时，人工椎间盘置换术目前所存在的多种并发症及其高发生率，并不是依赖完美的手术技术都能解决的。因此，人工椎间盘置换应严格把握手术适应证，在充分认识其并发症等多方面问题的基础上慎重采用。

（二）腰椎间盘突出症的微创治疗

腰椎间盘突出症微创治疗的原理基本上可分为两大类：一类是物理性减压，即通过特殊器械摘除髓核组织。此类方法可通过纤维环"开窗"摘除椎间盘中心部位的髓核组织以降低椎间盘内压，促进突出髓核组织回缩，达到间接减压的目的，方法有自动式经皮腰椎间盘旋切术（automated percutaneous lumbar diskectomy，APLD）、手动式经皮腰椎间盘钳夹术（percutaneous manual lumbar discectomy）；也可选择性摘除突出部位的髓核组织，解除神经根压迫，达到直接减压的目的，如经内镜或关节镜腰椎间盘摘除术（percutaneous endoscopic discectomy/arthroscopic microdiscectomy，PED/AMD）。经皮激光椎间盘气化减压术（percutaneous laser disk decomopression，PLDD）主要通过气化髓核内水分、使髓核组织凝固、炭化，减低腰椎间盘内压，促使突出髓核组织回纳，也可归于物理性减压一类。另一类是化学性减压（chemonuclcolysis，CN），包括利用木瓜凝乳蛋白酶（简称木瓜酶）、胶原蛋白水解酶（简称胶原酶）和医用臭氧等行椎间盘内注射治疗腰椎间盘突出症。它们的作用底物各不相同，木瓜酶分解蛋白多糖聚合体的非胶原蛋白连接，使多糖侧链结合水分子的能力下降，引起髓核中水分释放，降低椎间盘内压；胶原酶则特异性地水解髓核中的Ⅱ型胶原蛋白，使髓核退化而达到减压目的；臭氧注入髓核后，其强氧化作用可直接破坏髓核基质中的蛋白多糖和髓核细胞，也可通过破坏蛋白多糖的正常结构，使蛋白多糖功能丧失，合成分泌减少，其后果与木瓜酶类似，此为臭氧治疗椎间盘突出症的主要作用，除此，臭氧尚能刺激抗氧化酶过度表达以中和无菌性炎症反应（椎间盘突出所致）中过量的活性氧（ROS）、促进细胞因子释放以拮抗炎症反应、促进血管扩张以利于炎症消散吸收，炎症的消散吸收又可减轻神经痛。

1. 化学髓核溶解术（chemonuclcolysis，CN）"髓核溶解术"于20世纪60年代初在欧美地区风行一时，最早由Smith于1964年将木瓜凝乳蛋白酶用于腰椎间盘突出症治疗，因其毒副作用较大，可造成椎间盘周围组织的破坏，少数患者术后出现剧烈疼痛而未能广泛应用。此后美国哈佛大学的 Sussman 在 1968 年将胶原酶用于髓核溶解术，因其毒副作用比木瓜凝乳蛋白酶低，从而在欧美地区得以推广，后来因治疗有效率不高而冷却，现在已很少有人使用，文献报道也很少。胶原酶髓核溶解术的穿刺方法主要分为盘内、盘外及盘内外联合法。盘内、外方法的疗效无明显差异。盘外法因操作简单，设备要求少被广泛采纳。目前国内盘外法有：椎板外切迹法、侧隐窝法、椎间孔法、硬膜外穿刺法、硬膜外置管法及骶管置管法，有些方法是在 X 线或 CT 下定位完成，大多数是盲探完成。

　　胶原酶化学溶核术的适应证：凡具备下列条件之一者，可考虑施行胶原酶溶核术：①单侧腰腿痛并有明显的神经根压迫症状；②符合手术指征；③影像学诊断、椎管造影、CT、MRI 等（至少一项检查结果提示为腰椎间盘突出），须经 3 个月的正规非手术治疗无效果。对过敏性体质、马尾综合征、孕妇及 14 岁以下的儿童、椎间盘炎或椎间隙感染、腰椎管狭窄或脊柱滑脱、巨大型椎间盘突出或突出物游离于腰椎管内者、突出物已钙化或骨化者，均不适合胶原酶注射。因为对于突出物游离于腰椎管内者，胶原酶很难达到溶解效果．另外，对已钙化的突出物效果较差，胶原酶只能溶解胶原纤维，对结晶钙盐无溶解作用。对于腰椎管狭窄症胶原酶治疗也不适用。因椎间盘中的胶原纤维一旦被溶解之后椎间盘的高度要下降，导致椎间小关节过度重叠，神经根通过更加变窄，原有的狭窄更进一步加重。由于施行盘内注射是直接进入病变的椎间隙，一旦发生感染极为棘手。胶原酶注射的不良反应最常见为注射后腰痛增剧，甚至比治疗前更为严重，疼痛期为数天至 2 周以上，其原因是由于椎间盘容积所限，胶原酶的注入导致椎间盘内压增高，窦椎神经受到激惹后出现的，也有学者认为可能是酶剂催化降能过程中引起的组织炎性刺激反应。椎间盘是机体中最大的无血供组织，其物质代谢完全依靠软骨板的渗透或经纤维环弥散，代谢速度较慢。所以注射胶原酶之后基本无痛，随着溶解物增加，疼痛逐渐加重，直到达到高峰，随着溶解物逐渐被吸收，椎间盘的内压逐渐降低，疼痛也逐渐减轻直至消失。总之，注射用胶原酶治疗腰椎间盘突出，需要严格选好适应证，掌握正确熟练的操作技术，它是一种有效的治疗方法，但如何防止注射后腰痛加重及防止注射后引起神经损伤，还须进一步研究。

　　2. 椎间盘内电热疗法（intradiscal electrothermy，IDET）　又称椎间盘内电热纤维环成形，经插入椎间盘内的绝热导管引入可屈式热阻丝至纤维环内层的后外侧部、后部，加热收缩纤维环内表面胶原纤维、烧灼肉芽组织、凝固伤害感受性神经纤维。手术适应证为持续性腰痛 6 个月以上、非手术治疗无效、直腿抬高试验阴性、MRI 未显示神经根压迫、椎间盘造影诱发疼痛加重的椎间盘内破裂型椎间盘源性腰痛。Kapural 等比较了 1 ~ 2 个节段与多节段椎间盘内破裂的 IDET 治疗效果，两组疼痛评分及日常生活活动明显改善，但 1 ~ 2 个节段组术后 1 年疗效优于多节段组。Davisd 等随访分析 60 例，发现 IDET 术后 1 年的满意率为 37%，不满意率 50%，不确定占 13%，97% 仍有不同程度的腰痛，14% 加行腰椎融合术。骨坏死是迄今报道的唯一并发症。IDET 禁忌证有椎间盘感染、再手术、脊柱不稳、恶性肿瘤及椎间隙狭窄超过 75%，而肥胖则为相对禁忌证。IDET 治疗目前仍处于初始阶段，需要更多的基础研究和长期临床随访研究以评估其疗效。

3. 后路显微内镜下腰椎间盘切除术（MED）　椎间盘突出物切除是腰椎间盘突出症最主要的手术方式，手术目的是切除突出的椎间盘组织，缓解神经压迫，几十年从未发生变化，随着医疗技术进步，手术方式在不断变化，传统的手术方式逐步被微创、显微手术所替代。1997 年 Foley 和 Smith 首先开展后方经椎板间隙入路显微内镜下腰椎间盘切除术，采用直径 16mm 的工作通道经骶棘肌达椎板间隙，在内镜辅助下行腰椎间盘髓核摘除术。这种手术具内镜与显微手术的优点，比显微椎间盘切除术的组织创伤更少，避免了显微椎间盘切除术因视野狭小所致的遗漏，能直视神经根和椎间盘，处理神经根粘连，也能进行椎管和侧隐窝的骨性减压。术中只需咬除少部分椎板边缘即可完成手术，最大限度保持了腰椎的稳定性，减轻了术后硬膜囊粘连。用双极电凝烧灼椎板间软组织及椎管内静脉保持无血视野可提高手术野清晰度、缩短手术时间。

手术前应认真分析影像检查结果，选择合理的手术入路。椎间盘后外突出可选择椎板间隙入路，而极外侧突出则应选择经椎间孔入路，手术切口位于正中线外 5 ～ 6cm（图 5-10）。

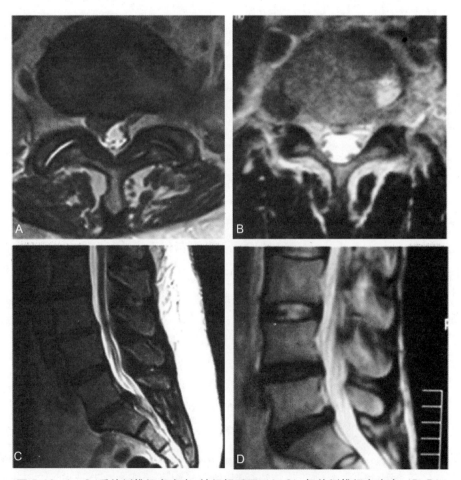

图 5-10　L_5、S_1 后外侧椎间盘突出，神经根受压（A、C）；极外侧椎间盘突出（B、D）

手术方法（图 5-11 ～图 5-15）：

①设备要求：管道撑开器、光照和显微放大设备、相应的手术器械是必需的。市场上有美国 Sofamor-Danek 公司生产，新一代 MED 系统称作 METRX 系统，该设备具三维视野、图像质量好、内镜直径较小，工作管道 16 ～ 18mm，操作空间较大等优点，工作镜的 30°成角功能扩大了手术视野，比传统的显微镜更能提供手术解剖的可视化。

②麻醉与体位：手术可采用全麻、局麻或椎管内麻醉。俯卧位可透视手术床上，腹部垫腰桥，保持腹部悬空，以减少术中出血。显示器放在手术者对侧，C 形臂显示器放在患者足侧。

③C 形臂机下定位并标记，做 1.5cm 后正中旁皮肤切口，透视下置入导针，依次置入扩张管、工作管道，固定工作管道，通过管道撑开器直接显示椎板间隙。

④连接好光照和显示设备，切除残留的软组织，在内镜辅助下切除黄韧带，必要时可切除部分下椎板和部分关节突，显露突出椎间盘和受压的神经根，双极电凝止血保持视野清洁，向内侧牵开神经根，在镜下切除突出的椎间盘。手术后无须特殊处理，大部分病人不需住院治疗。

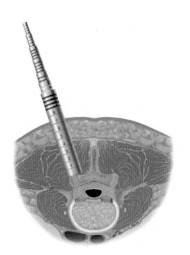

图 5-11　**扩张管、手术入路**

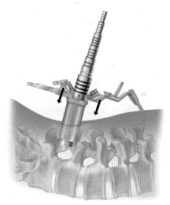

图 5-12　**工作管道撑开器**

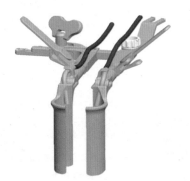

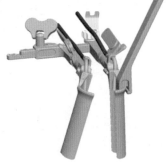

图 5-13　**工作管及撑开示意图**

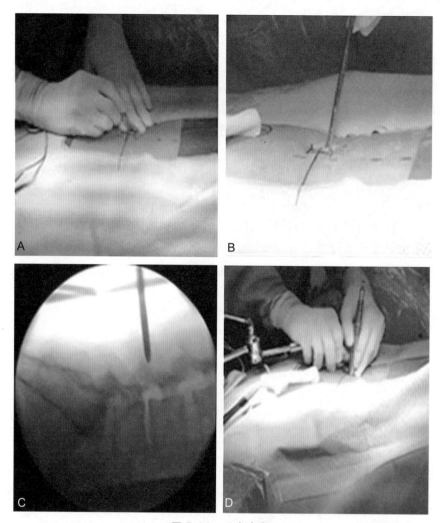

图 5-14 手术步骤

A. 正中旁 1.5cm 皮肤切口；B. 插入导引针；C. 透视下确定位置；D. 插入管道扩张器并固定，建立管道工作通道

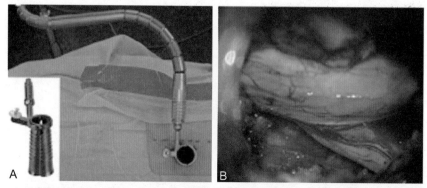

图 5-15 管道撑开器、固定设备（A）；内径下显示的硬脊膜、神经根和突出的椎间盘（B）

MED 手术适应证包括腰椎间盘突出、椎间盘突出碎片骨化、侧隐窝狭窄、极外侧腰椎间盘突出、腰椎间融合。多数效果良好，极少数病人出现急性下肢放射或症状不缓解，需要接受更大创伤的手术治疗。Muramatsu 等比较了 70 例 MED 治疗与 15 例 Love 法（后路开窗法）治疗腰椎间盘突出症的效果，平均失血量（MED 组 12.1ml，Love 法组 59.1ml，$P < 0.05$）、行走恢复时间（MED 组为 1d，Love 法组为 4.9d，$P < 0.005$）有显著性差异，术后镇痛药使用率在 MED 组为 52.0%，Love 法组则为 100%。METRX 系统手术的并发症较少，可有硬膜撕裂、出血、神经损伤、周围软组织损伤和感染，操作熟悉后并发症发生率明显降低。

4. 等离子消融术 经皮等离子消融髓核成形术在 1999 年被 FDA 正式批准可应用在脊柱微创外科，该技术将组织消融与热疗相结合，能有效、便捷地达到椎间盘减压的目的，具有较高的精确性，并具备创伤小的特点。

等离子消融髓核成形术是利用等离子冷融切割的低温汽化技术，去除部分髓核组织，完成椎间盘内髓核组织重塑，并利用加温技术使髓核内的胶原纤维汽化、收缩和固化，使椎间盘总体积缩小，从而使椎间盘内压力降低，减轻椎间盘组织对神经根的刺激，以达到治疗目的。其优点是①融切温度低，热穿透范围 1mm，Houpt 等报道他们测定的椎间盘内射频产生热量所致温度变化情况，当等离子刀头温度为 70℃ 时，1.0 ~ 2.0mm 以外组织温度不会超过 42℃，而 42℃ 为引起神经损害的临界值，对周围组织损伤小；②工作棒可多方向操作，并且同时具备融切、成形、固缩及止血等多种功能。与经皮穿刺切吸术相比，穿刺孔小，穿刺针直径仅为 6mm，穿刺通道基本无渗血，创伤轻微，术后 3d 可下地行走。本手术操作简单，局部麻醉下操作安全，工作温度低，对周围结构热损伤小，并且只对周围病变范围内的髓核组织起作用，椎间盘内无出血及坏死组织，具有疗效佳、恢复快、住院时间短、费用低等优点。

手术适应证主要包括：①轻中度椎间盘突出患者，有腰腿痛病史，非手术治疗 6 周至 9 个月无效或者效果不佳；②根性症状腿痛大于腰痛，直腿抬高试验阳性，影像证实突出物小（D < 6mm），椎间盘源性腰痛；③单纯性腰椎间盘膨出、突出而纤维环尚未破裂，或已破裂但后纵韧带完整者，其椎间盘高度和邻近正常椎间盘高度差 > 50%。

手术禁忌证主要包括：①严重脊髓受压合并截瘫；②椎间盘退变明显，椎间隙在 3mm 以下；③脊柱不稳；④骨性压迫；⑤骨性椎管狭窄；⑥症状进展迅速；⑦出血倾向、严重心脑血管疾病及精神障碍。

5. 经皮激光椎间盘内汽化减压术 激光是一种高能光源，可使髓核组织凝固、炭化，水分蒸发，引起髓核萎缩和纤维组织增生。自 1986 年 Choy 等首先在临床使用 Nd∶YAG 激光行 PLDD 术治疗腰椎间盘突出症以来，许多学者对 PLDD 进行了大量的动物和临床试验观察。各种激光源被尝试作为治疗手段，其中有 CO_2 激光、Ho∶YAG 激光、Nd∶YAG 激光和 KPT 激光等。Gangi 用激光治疗腰椎间盘突出症，发现治疗后椎间盘呈环形收缩，体积减小。激光汽化髓核组织中的水分量很小（约占髓核体积的 5%），但椎间盘内压可下降 40% ~ 50%。PLDD 术中所选用的激光类型应综合考虑激光经光纤系统传送的能力、其组织吸收 / 消融特性及产热量和热传播情况。与水波长相近的激光被组织吸收多，对水的蒸发量大，对周围组织的热损伤小。PLDD 手术简单易行：用 18 ~ 22 号针在局部麻醉和透视监视下经后外侧入路正确插入要治疗的椎间盘内，然后经穿刺针送入激光光导纤维。激光头端超过穿刺针头端 0.5 ~ 1cm 治疗时，激光发射采取脉冲方式，热积累量少，可减少对周围组织的损伤。具体方法是：在发射 0.5 ~ 1.0s 激光后间隔 2.0 ~ 10s，再发射下一次激光，功率 15W 左右，总能量可达 1500 ~ 2000J。近年来，为了提高激光的治疗效果，减少并发症，激光常常联合内镜及其他机械性椎间盘治疗方式。

6. 经皮腰椎间孔镜技术（图 5-16） 后外侧脊柱微创手术的基础来源于 Vails 和 Craig 等在 20 世纪 40 ~ 50 年代利用工作穿刺套管对深部组织进行操作的探索。Smith 等提出后外侧入路经皮化学融核的方法和技术。经过系列的解剖学研究，1983 年 Kambin 经此入路在关节镜下施行椎间盘摘除术，随着光纤内镜和手术器械的发展，技术不断成熟。1997 年 Yeung 研究出新一代同轴脊柱内镜 YESS 系统（yeung endoscopy spine system），同时发明可屈式高频射频电波刀。两者的配合应用，极大地提高了椎间孔镜下椎间盘摘除的精确程度。Joinmax 在继承 Yeung 技术的基础上，扩大操作通道的直径，提高了椎间盘摘除效率，提高了器械的安全性。

（1）优点：椎间孔镜技术是直接神经根减压的技术，目前的各种后外侧椎间孔镜都可以直接应用。优点主要包括：①局部麻醉，患者处于清醒状态，避免了麻醉状态下神经根损害；②在神经根前方摘除突出或脱出的椎间盘组织，避免了后路手术可能造成的神经根医源性损伤；③直接减压，巨大椎间盘突出时克服了后外侧入路间接减压疗效不确定的缺点；④椎间盘中央型突出、脱出，椎间盘水平游离都可成为椎间孔镜手术适应证；⑤极外侧椎间盘突出手术变得容易，目前极外侧椎间盘突出的常规手术方法是切除突出侧的椎小关节，切除突出的椎间盘后需要进行脊柱稳定性重建；⑥克服开放手术脊椎附件切除导致脊柱失稳和滑脱；⑦对病人和医生的辐射量小。与其他 X 线机辅助手术相比，几乎不暴露在 X 射线下。

（2）适应证与禁忌证：此项技术的局限性主要是具有严格的适应证，而且对于治疗退行性脊柱病变，仍在不断地努力和探索中。

椎间孔镜治疗的适应证主要包括：有明确的神经根症状和体征，Oswestry 评分在 50 分以上，严重影响患者的生活和工作；各种较大腰椎间盘突出；极外侧椎间盘突出；突然复发型椎间盘突出；突然发病，神经根症状为主的椎管狭窄，正规非手术治疗无效，患者无法承受开放性手术。

椎间孔镜治疗的禁忌证主要包括：非椎间盘病变所致的腰腿痛，如严重脊柱退变，单纯椎管狭窄，单纯脊柱不稳；椎间盘突出钙化；游离型移位位置较远的椎间盘突出；椎间盘术后硬膜囊、神经根粘连。

设备要求：C 形臂 X 线机器、内镜和管道系统、内镜下操作器械、射频消融设备。

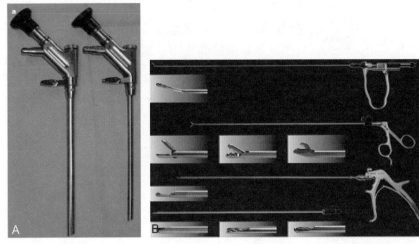

图 5-16　椎间孔内镜（A）及射频消融电极和内镜下器械光照与显示设备（B）

（3）椎间孔镜技术的操作步骤

①体位：患者俯卧于 Wilson 腰架上，腰部稍后凸，使椎间隙后侧充分张开、扩大 Kambin 穿刺三角区的面积。

②定位：在前后位 X 线透视下用克氏针沿腰椎棘突中点标定一条纵线，再沿椎间隙中央标定一条横线，两线交点为正位像椎间盘中心点。在上、下椎弓根之间标定纤维环安全穿刺三角区。在侧位 X 线透视下沿椎间盘的倾斜方向标定出椎间盘的侧位线，该侧位线与经椎间隙的横线之间的交点为穿刺点。L_2/L_3 和 L_3/L_4 的穿刺点位于棘突中线外侧 8 ～ 10cm，L_4/L_5 和 L_5/S_1 的穿刺点位于棘突中线外侧 12 ～ 14cm。根据患者椎间孔的大小和体形调整穿刺点的位置，椎间孔越小、身体越胖，穿刺点越偏外侧。

③穿刺：1% 利多卡因局部麻醉后，在 "C" 形臂 X 线机前后位透视下，用 18 号穿刺针按术前标定的椎间盘方向，与腰部皮肤表面呈 25°～ 30°角穿刺。当穿刺针尖触及骨质或到达椎弓根内缘时，调整 "C" 形臂 X 线机，在侧位 X 线透视引导下调整穿刺方向和角度，逐渐将穿刺针向前推进至 Kambin 安全三角区纤维环内。当穿刺针尖穿破纤维环时，可感到针尖有突破感。标准的 YESS 穿刺点为 "C" 形臂 X 线机正位透视下穿刺针尖位于上、下椎弓根中心点的连线上；侧位透视下穿刺针尖位于上、下椎体后缘连线上。这表明穿刺针尖正好位于 Kambin 安全三角区纤维环上。将穿刺针逐渐刺入椎间盘内。正位透视下穿刺针尖应位于棘突连线上，侧位透视下位于椎间盘中、后 1/3 连线上。

④造影：椎间盘造影以判定椎间盘破损程度、破损类型和渗漏方向，并询问患者的疼痛反应。

⑤安放工作套管：经 18 号穿刺针插入导丝，以导丝为中心切一条长约 8mm 的直切口。将直径 7.2mm、尖端呈钝性锥状、中央和旁侧各开有孔槽的特制锥状导棒沿导丝插入到纤维环上。在 "C" 形臂 X 线机监控下，用骨锤将锥状导棒击入椎间盘内。沿导棒将直径

7.5mm、前端呈斜面的工作套管插入椎间盘内，斜口的 1/2 应面向硬脊膜（图 5-17）。

⑥椎间盘减压：取出锥状导棒，经工作套管置入椎间孔镜。在椎间孔镜监视下经 3.7mm 内镜中央工作通道，使用各种型号和角度的髓核钳和髓核剪切除及取出突出、脱出或游离的椎间盘组织。在双极射频辅助下行椎间盘消融减压和纤维环撕裂口的皱缩与成形术。

（4）椎间孔镜技术的临床评价与展望：Yeung 等对 307 例患者行侧后路经皮椎间孔内镜下腰椎间盘切除手术，术后优良率为 89.3%。满意率为 90.7%。并发症发生率为 3.5%。手术操作比较安全、简单和容易掌握，但也存在适应证相对狭窄，难以摘除脱出和游离的椎间盘组织。椎间孔镜可以替代多数 L_4/L_5 以上间隙的椎间盘后方入路手术，是可以在门诊开展的手术方法，大大提高了椎间盘突出症患者治疗的效率。

随着持续可视和光照、冲洗和减压设备的改进，椎间孔镜技术逐步发展完全的脊柱内镜技术，不同于通过撑开管道在内镜辅助下手术。可采用不同的手术入路到达手术靶点部位，并在镜下完成减压，已经成为腰椎间盘突出初次手术的标准手术。

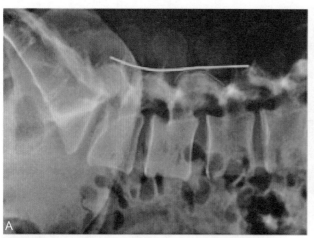
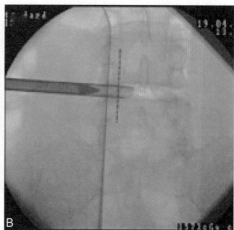
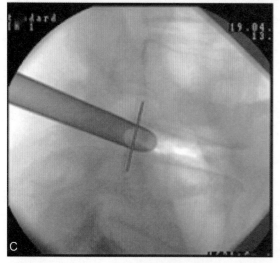

图 5-17　腰椎的侧位像，红线为关节突（A）；工作导管的斜口应面向椎弓根的内缘（B）；工作管的斜口应面向硬脊膜，斜口的 1/2 垂直面向硬脊膜（C）

手术入路通常有两大类：①椎板间隙入路（图 5-18）；②经椎间孔或椎间孔外侧入路（图 5-19，图 5-20）。

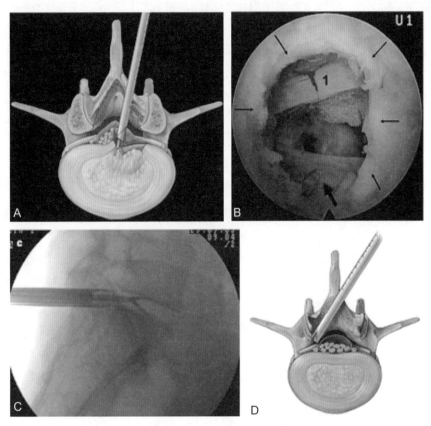

图 5-18 椎板间隙入路的椎间孔镜技术

A. 示意图；B. 减压后图像，小箭头所指为黄韧带，1 为硬脊膜，大箭头 所指为神经根；
C. 手术中 X 线检查图像；D. 经椎板间隙入路对侧关节突切除示意图

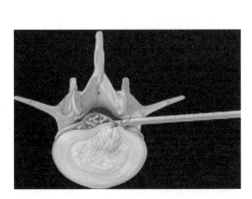

图 5-19 横向经椎间孔入路示意图

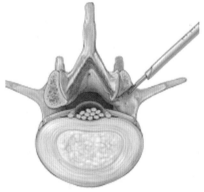

图 5-20 椎间孔外侧入路示意图

（三）复发性的椎间盘突出症手术

微创椎间盘切除术、内镜下椎间盘切除术已成为腰椎间盘突出症手术治疗的标准方法。但复发率高，为 1% ~ 38%。由于瘢痕组织粘连，复发椎间盘突出者神经根在椎管内的活动减少，神经根不太可能产生逃逸现象。另一方面，在复发椎间盘突出者中其突出物内含椎间盘终板成分占很高的比例，突出物质地硬，收缩性小。因此。复发的腰椎间盘突出非手术治疗成功率比初次腰椎间盘突出低。复发的腰椎间盘突出症手术也不是初次手术简单的重复，由于瘢痕组织粘连，手术显露困难，手术远比初次手术困难，手术前应做好充分的术前准备。

1. 手术前准备

（1）使用显微放大设备有利于区别瘢痕组织和硬脊膜。

（2）手术中通过大量的瘢痕组织是不可避免的，往往需要扩大手术入路，显露上椎板的下缘、无瘢痕处椎弓根的内侧壁，通常需要采用经椎板入路替代椎板间隙入路显露突出椎间盘。

（3）手术前 X 线检查确定前次手术切除骨组织的情况，必要时 CT 检查，明确骨性标志以指导手术入路。

（4）增强 MRI 有利于区别突出的椎间盘和瘢痕组织。

（5）病人手术前有明显的腰痛，影像学检查有明显节段不稳定的证据，应计划同时进行融合手术。

2. 手术方法

（1）透视下确定手术的靶点部位是必要的，避免由于瘢痕的移动导致手术部位的错误。

（2）骨膜下钝性解剖到达前次手术开窗部位，并显露上椎板的下缘、骨窗内侧缘、下椎板的上缘、关节突。

（3）自上椎板的下缘和椎弓根内侧缘经神经根的肩部进入椎管。在侧隐窝内细心减压神经根，并将神经根从纤维环或突出的椎间盘上移开。剥离瘢痕组织很容易导致硬脊膜的撕裂，应细心操作。

（4）自硬脊膜的外侧进入椎间隙，用生理盐水反复冲洗椎间隙，用角度髓核钳切除突出髓核组织。

（5）有明显节段不稳者，应该同时联合进行椎体间融合固定手术。

三、并发症及其防治

随着脊柱外科技术的不断进步，尤其是各种手术入路、手术方式的不断更新，腰椎手术的种类也不断增多。但临床实践中腰椎手术效果不理想，甚至出现严重并发症者并不少见。原因是多方面的，除有些是病变特殊外，还与手术医师术中操作技巧及术后处理的及时性和有效性密切相关，应引起高度重视。腰椎手术并发症的发生与多方面因素相关，如病例选择失当、术前准备不充分、手术技术问题、内置物相关及远期的继发改变等。根据并发症发生与手术的关系可分为术中、术后并发症。

（一）手术中并发症

1. 定位错误　无论腰椎前路手术还是后路手术，在腰椎的中段，由于缺少特征性的定位标志，手术中定位错误时有发生。术前未行仔细的查体，对临床症状、体征定位缺乏重视；对辅助检查未行仔细的分析定位；未发现解剖异常，如骶椎腰化、胸椎腰化等；术中定位不精确及 X 线片、MRI 等辅助检查无定位标志等是导致术中定位错误的常见原因。

防治措施：术前仔细的询问病史、认真查体，利用临床的病史特征及体征等指导定位；术中 X 线摄片、C 形臂机透视定位是手术定位最准确、可靠的方法。术中显露脊椎后，用注射针头插入棘突或椎间盘，然后摄片点位。

2. 出血　腰椎是许多重要肌肉的附着点、血运丰富，加之骨松质不易止血，故手术出血较多。剥离范围较广时，更是如此。手术中出血常导致手术视野不清晰，操作困难，容易损伤神经。

发生原因有：腹压高、血压高、创面止血不好；硬膜外静脉丛破裂出血等。

预防措施。①降低腹压：手术中腹部悬空、术前尽可能排空大小便、行腰椎前路手术通常要在术前灌肠甚至清洁灌肠减少胃肠胀气。②控制血压：对于老年患者、高血压病患者，术前认真控制血压，规律口服降压药物，必要时适当增加降压药物，控制血压在接近或正常范围，手术时与麻醉师配合控制血压至安全的低压范围，减少伤口创面渗血。③减少软组织的剥离及用纱布填塞压迫止血。④腰椎椎管内硬膜外有丰富的静脉丛分布，手术显露椎间盘时尽量给予保留或通过牵拉压迫止血，亦可采用双极电凝止血或明胶海绵压迫止血，禁止盲目钳夹或单极电凝烧烙，以免损伤马尾或神经根。

3. 血管损伤　腰椎后路手术中血管损伤并不多见。但腰椎前路手术中，因周围有重要血管，如腹主动脉、下腔静脉、髂总动静脉等，血管损伤较易发生，且一旦损伤后果严重。可能的原因有：①器械误切、误刺及过度牵拉发生血管撕裂伤。在腰椎间盘后路摘除术中，髓核钳或刮匙穿破纤维环前壁导致损伤血管；前方入路手术过度牵拉或误伤血管。②内镜手术下血管损伤。随着内镜在脊柱微创手术领域的广泛开展应用，报道显示其导致的血管损伤明显高于开放的脊柱手术，尤其是经腹膜内手术，腹膜外入路的发生率相对较低。③内置物损伤。腰椎椎弓根螺钉置入长度过长，穿透椎体前方损伤腹主动脉及下腔静脉。因此，骨科医生熟悉相关解剖、术中仔细操作是防止血管损伤的最主要措施。

4. 马尾和神经根损伤　腰椎手术并发马尾或神经根损伤并非少见，且后果严重，常导致永久性的损害和肢体的顽固性疼痛。

发生原因：①牵拉伤或误伤。腰椎后路椎间盘摘除及腰椎管侧隐窝减压术时，使用手持拉钩或神经剥离子不当，造成过度牵拉或长时间压迫导致神经牵拉伤。②烧伤。使用电凝止血，尤其使用单极电凝时，由于电流过大或过度靠近神经，导致神经损伤。③器械伤。使用手术剪刀进行锐性分离时，由于解剖不熟悉或局部病变使解剖结构一刹那被误切或误剪，造成神经部分或完全断裂，发生永久性损伤。腰椎椎间融合术在摘除椎间盘时显露不充分，铰刀或刮刀损伤神经根、置入椎间融合器时显露不充分导致神经根挫伤或断裂。④腰椎再手术。腰椎术后局部结构不清、组织粘连，切口内瘢痕渗血，显露不当使视线模糊较易造成神经根损伤。⑤内镜下结构辨识不清，误操作造成损伤。

防治措施：①术前做到充分了解局部的解剖特点，包括病理解剖改变，术中操作仔细辨别。②显露充分，牵拉适度。神经根因过度牵拉或器械损伤而导致的损伤并不少见。避免其发生的主要措施是正确使用神经剥离子、神经拉钩及脑棉保护神经根。既适当显露便于手术操作，又不过分牵拉。多数的牵拉伤为暂时性，术后可以恢复。如果造成神经轴突断裂或神经被拉断，则不能恢复。③正确使用电凝器械。椎管内静脉丛止血应考虑其周围神经结构，条件允许时在充分显露的情况下，双击电凝止血为最佳选择。④减压充分、复位适当。在椎间融合手术中必须做到充分的减压，处理椎间盘组织时做到既显露充分又要防止误伤，且不可过度牵拉神经根。⑤对腰椎再手术者应扩大显露，从无瘢痕的椎板下缘和椎弓根内侧进入椎间隙。⑥脊柱内镜手术造影时椎间盘内注射美兰，增加镜下硬脊膜、神经根和椎间盘的识别度。

5. 硬脊膜损伤　硬脊膜损伤的发生率为 4% ~ 5%。但对再次手术及病程较久的病例其发生率明显增高，一般达 20% 左右，如再合并椎管严重狭窄时，其发生率还要高，可达 30% ~ 40%。

发生原因：通常是在使用椎板咬骨钳时，没有应用神经剥离子分离和保护使硬脊膜被夹于钳口而撕裂。或由于瘢痕组织粘连，剥离时容易导致硬脊膜撕裂。

防治措施：正确使用手术器械。操作在直视下进行，在硬脊膜与椎管之间有间隙存在的情况下，可用神经剥离子、脑棉置于硬脊膜与椎管壁之间，再另行操作。

硬脊膜损伤修复方法：对于纵行的硬脊膜裂口，可用细丝线，最好选用 7/0 带针线进行缝合，一般针距 1 ~ 2mm，边距 1mm。如果操作困难，应切除破口周围骨质，充分显露后再行修补。在缝合处放置明胶海绵或用附近肌肉组织覆盖，对脑脊液漏十分有效。缺损较大不能直接缝合者，可切取腰背筋膜片或人工脊膜片修复。在缺损极小而无法缝合的情况下，可用明胶海绵填塞封住缺口，但应考虑到术后由于脑脊液漏发生者，在闭合创面时，均应特别注意，严密缝合竖脊肌及腰背筋膜。

（二）术后并发症及其防治

术后并发症主要有感染、复发、内固定失败、腰椎继发不稳、腰椎术后失败综合征等。

脊柱手术多为无菌切口，感染率较低，由于伤口与椎管相通，一旦感染，后果严重，处理较为困难。常见的腰椎术后感染可分为浅层感染、深层组织感染和椎管感染。浅层感染通常经局部处理愈合。深层组织感染一经确诊，原则上均应再手术，彻底清除坏死组织，创面用大量抗生素盐水冲洗，用敏感药物联合抗炎治疗。必要时术后用一根引流管进行抗生素盐水灌注，另一根引流管进行负压或常压吸引，达到局部灌注冲洗目的。一般情况下，经过全身应用有效的抗生素、局部彻底清创、灌注冲洗，感染一般都能控制或局限。

椎间盘突出髓核摘除后稳定性下降；原有椎节不稳者因其他原因行减压手术未行融合固定，导致脊柱稳定性进一步下降。减压时关节突切除过 1/2 等都是导致术后节段不稳的原因。因此，手术前有不稳迹象或手术中减压切除过多的关节突有医源性不稳可能者，也应考虑同时行内固定融合手术。

四、小结

1. 非手术治疗是腰椎间盘突出症的重要治疗措施。目前，没有明确的证据支持腰椎间盘突出症患者应该非手术治疗或手术治疗。骨科医生往往对手术治疗和内固定应用有更大的兴趣，事实上，大部分腰椎间盘突出症患者经非手术治疗能得到有效的缓解，能免于手术治疗。因此，腰椎间盘突出症患者首先应该非手术治疗，且疗程不少于 6 周。但也不应片面强调非手术治疗疗效，无限制延长非手术治疗的疗程，给病人造成不必要的痛苦，非手术治疗不宜超过 9 个月。

2. 中医药是治疗腰椎间盘突出症的有效措施，是重要的替代治疗手段，其有效性已经被广泛认可。中西医结合治疗不只是中医药治疗和西医治疗简单联合应用，而是基于对疾病的病理生理、可能的疗效、病人的预期完全的了解，为解决特定问题，形成两种不同思维方式和治疗手段的科学统一。中西医结合治疗是一门科学，更是一门艺术。

3. 随着微创技术的进步，可视设备和消融设备的发展，在内镜下操作能切除突出椎间盘组织，达到直接减压目的。微创治疗手术已经成为腰椎间盘突出症最主要的手术方式，并逐步替代传统手术模式。

4. 腰椎间盘是脊柱连接的重要组成部分，有神经保护和运动功能。大部分腰椎间盘突出症主要症状是由于突出物对脊髓和神经的压迫所致，脊柱的稳定性正常，手术治疗时只需要切除突出椎间盘，解除神经压迫，融合是不必要的。部分病人由于椎间盘的结构变化，脊柱的稳定性遭到破坏，在考虑手术治疗时，应加以鉴别，必要时需要进行固定融合手术。

5. 合理的病人选择是影响手术疗效的关键因素。手术疗效也与手术时机、手术方式和手术技术等因素有关。在正确的时间，选择正确的手术方式，采用正确的、自己熟悉的技术，是提高手术疗效的重要保证。

主要参考文献

［1］鲁玉来，刘晓光. 腰椎间盘突出症. 北京：人民军医出版社，2014.

［2］Shepherd TM，Hess CP，Chin CT，et al. Reducing patient radiation dose duuuuring CT guided procedures demonstration in spinal injections for pain. Am J Neuroadiol，2011，32（10）：891-903.

［3］欧裕福. 椎间盘镜术与传统椎板间隙开窗术治疗青少年椎间盘突出症的比较研究. 中国矫形外科杂志，2012，20（1）：18.

［4］谢旭华. 经皮椎间孔镜治疗腰椎间盘突出症临床疗效观察. 中国矫形外科杂志，2012，20（5）：463.

［5］　鲁玉来，亓建洪. 无症状腰椎间盘突出的原因及其临床意义. 中国矫形外科杂志，2013，21（7）：637.

［6］　高显树，王倩. 直腿抬高试验在腰椎间盘突出症诊断中的意义. 中国现代医生，2010，48（13）：45.

［7］　鲁玉来，范锡梅. 腰椎间盘突出症致马尾综合征. 中国矫形外科杂志，2013，21（5）：518.

［8］　Hsieh AH，Twomey JD. Cellular mechanobiology of the intervertebral disc：New directions and approaches. Journal of Biomechanics，2010，43：137-145.

［9］　Zhao CQ，Zhang YH，Jiang SD，et al. Both endoplasmic reticulum and mitochondria are involved in disc cell apoptosis and intervertebral disc degeneration in rats. AGE，2010，32：161-177.

［10］　李慧章. BMP-2 和 II 型胶原在椎间盘髓核中的表达. 中国脊柱脊髓杂志，2007，17（9）：706-709.

［11］　Hsieh AH，Hwang D. Degenerative anular changes induced by puncture are associated with insufficiency of disc biomechanical function. Spine，2009，34：998-1005.

［12］　Heuer F，Schmidt H. The relation between intervertebral disc bulging and annular fiber associated strains for simple and complex loading. Biomech，2008，41：1086-1094.

［13］　Mayer HM. Principles of microsurgical discectomy in lumbar disc herniations. In：Mayer HM，editor. Minimally invasive spine surgery. Heidelberg：Springer，2005：278-281.

［14］　Katayama Y，Matsuyama Y，Yoshihara H，et al. Comparison of surgical outcomes between macro discectomy and micro discectomy for lumbar disc herniation：a prospective randomized study with surgery performed by the same spine surgeon. J Spinal Disord Tech，2006，19：344-347.

［15］　Koebbe CJ，Maroon JC，Abla A，et al. Lumbar microdiscectomy：a historical perspective and current technical considerations. Neurosurg Focus，2002，13（2）：E3.

［16］　Fakouri B，Patel V，Bayley E，et al. Lumbar microdiscectomy versus sequestrectomy/free fragmentectomy：a long-term（＞2y）retrospective study of the clinical outcome. J Spinal Disord Tech，2011，24（1）：6-10.

［17］　Baek GS，Kim YS，Lee MC，et al. Fragmentectomy versus conventional microdiscectomy in single-level lumbar disc herniations：comparison of clinical results and recurrence rates. J Korean Neurosurg Soc，2012，52（3）：210-214.

［18］　Anand N，Baron EM，Bray Jr RS. Benefits of the paraspinal muscle sparing approach versus the conventional midline approach for posterior nonfusion stabilization：comparative analysis of clinical and functional outcomes. SASJ，2007，1：93-99.

［19］　Anand N，Baron EM，Bray Jr RS. Modified musclesparing paraspinal approach for stabilization and interlaminar decompression：a minimally invasive technique for pedicle screw-based posterior nonfusion stabilization. SAS J，2008，2：40-42.

［20］　Brock M，Kunkel P，Papavero L. Lumbar microdiscectomy：subperiosteal versus transmuscular approach and influence on the early postoperative analgesic consumption. Eur Spine J，2008，17：518-522.

［21］　Bisschop A. Which factors prognosticate rotational instability following lumbar laminectomy? Eur Spine J，2013，22（12）：2897-2903.

［22］　Bisschop A. Torsion biomechanics of the spine following lumbar laminectomy：a human cadaver study. Eur Spine J，2013，22（8）：1785-1793.

［23］　Hamasaki T. Biomechanical assessment of minimally invasive decompression for lumbar spinal canal stenosis：a cadaver study. J Spinal Disord Tech，2009，22（7）：486-491.

［24］　Mroz TE. Differences in the surgical treatment of recurrent lumbar disc herniation among spine surgeons in the United States. Spine J，2014，14（10）：2334-2343.

［25］　Pinheir-Franco JL，Vaccaro AR，Benzel EC，et al：Advanced Concepts in lumbar Degenerative Dick Disease.New York，Dordrecht，London：Springer Heidelberg，2016.

第6章 腰椎管狭窄症

腰椎管狭窄症（lumbar spinal stenosis syndrome）通常是指腰椎椎管也就是中央椎管狭窄症，对侧椎管及椎间孔处产生的狭窄，常另用"侧隐窝狭窄""神经根管狭窄""椎间孔狭窄"来命名。椎管狭窄症（vertebral canal stenosis）指组成椎管的骨性或纤维性组织异常，引起椎管容量减小而导致其中的神经组织受压产生功能障碍的病症的总称。中医根据腰椎管狭窄症的症状表现，可将其划归为"腰痛"范畴。

第一节 解 剖 生 理

椎管由骨性段和骨连接段交替组成。椎体、椎弓根、椎板连续的骨环由椎间盘、黄韧带相连接，椎管的前壁为椎间盘和后纵韧带，侧壁为椎弓根后关节和黄韧带的侧部，后壁为椎板和黄韧带。因此，整个椎管是由骨和结缔组织共同组成的"骨纤维性管道"。第一至第五腰椎借助椎间盘、关节囊及不同的韧带连接起来，各节腰椎的椎孔连接而成为腰椎管。在临床上，椎管被人为地分为中央管和神经根管两部分，在椎弓根水平，中央管的两侧面为椎弓根，前面为椎体的后表面，后面为椎板的头侧和上关节突的内侧面。在两个椎弓根水平之间，中央管的后面是黄韧带，前面是椎体和椎间盘，两个侧壁是相应的椎间孔。马尾神经在硬脊膜囊内，由上而下通过中央管。神经根管实际上是位于中央管两侧方的间隙，它起自神经根出离硬脊膜囊的起始部，止于神经根出离椎间孔的部位，有人称之为神经根通道。根管的全程可分为椎管内和椎间孔内两部分，根管的前面为上位椎体的后表面、椎间盘后外侧及下位椎体的后外侧表面。根管上界为上位椎弓根的下切迹，下界为下位椎弓根的上切迹，其后界系椎板外侧部和下位节段的上关节突，内侧开口于中央管，外侧止于椎间孔的外侧界面。实际上根管是沿神经根走行而分布的管道，第一腰神经根至第一骶神经根，出离硬脊膜囊的水平位及走行方向各异，故各神经根管的周界也不相同。第一、二腰神经根与硬脊膜囊的夹角为70°～80°，第三、四神经根为60°，腰5神经根为45°，骶1神经根仅为30°。第一腰神经根离开硬脊膜囊的部位近于椎弓根水平，向下的起始水平位逐渐下降。腰5神经根起自第四腰椎与第五腰椎间盘稍上部水平位，而骶1神经根则起自第五腰椎与第一骶椎间盘水平。因此，上腰部的根管接近水平方向，而下位根管则斜向外下方走行，故其周界也不相同，从腰1至骶1根管管径逐渐变小而管道变长，其内侧开口处最为狭窄，而下腰部和骶1神经根又明显增粗。若此部有退行性变时，根管将更加狭窄而压迫神经根。

腰椎椎孔的形状决定腰椎管的形状。儿童上下腰椎椎孔均为卵圆形，成人上腰椎椎孔为卵圆形，而下腰椎椎孔多为三叶形。因其横断面积较上腰椎小，故更易产生腰椎管狭窄症。由于形态的改变，虽然腰 4 ~ 5 椎管的矢状径与横径均大于上腰部椎管，但其椎管容积却变小，整个腰椎管的矢状径均小于其横径。

第二节　病因病理

腰椎退变是腰椎管狭窄的常见原因，腰椎间盘退变后，椎间盘的水分减少，椎间盘的弹性下降，椎间盘的稳定性部分丢失，在正常负重时椎间盘的纤维环可向外膨出，此时，椎管容积会变小，这种椎管容积的变化早期是可复的，而且不存在解剖的异常，称之为动态的椎管狭窄。随着椎间盘退变的发展，椎间盘的稳定性丢失增加，椎管结构有明显的解剖异常，椎管出现静态的、固定的容积变化，这种静态的、固定的椎管容积变化称之为静态的椎管狭窄，引起静态的椎管狭窄病理改变的原因是多方面的，主要有：①椎体后缘骨质增生，后纵韧带肥厚、骨化，椎间盘突出，可造成中央管前后狭窄或侧隐窝狭窄；②关节突肥大增生，可从后方造成侧隐窝狭窄，压迫神经根；③椎弓根短缩或内聚，造成椎管矢状径或横径狭窄；④黄韧带增厚，从侧方、侧后方或后方造成椎管狭窄；⑤椎板增厚，从侧方或后方压迫马尾神经；⑥椎间隙变窄，常为椎间盘突出所致，使神经根扭曲、受压；⑦椎体滑移；⑧硬膜外病变，如硬膜外脂肪增生、纤维化，硬膜外血管增生曲张，硬膜外束带粘连，硬膜囊缩窄、压迫等。按 Kirkaldy-Willis 分期方法，应该属于腰椎退变性疾病的Ⅱ、Ⅲ期。

椎管内含脊髓、神经根、脊膜、血管（主要是静脉丛）及硬膜外脂肪，在第一腰椎以下则为马尾神经，神经根相对较长。当椎管狭窄时，上述椎管内结构受到刺激、压迫，就会产生缺血缺氧而致功能紊乱。

正常腰椎管中马尾神经约占硬膜囊横切面的 21%，其余空间为脑脊液所占据。硬膜囊和椎管壁之间有硬膜外间隙、脂肪和血管，故腰椎管发生狭窄时马尾神经可有一定的缓冲余地。当狭窄达到一定程度后，接近压迫马尾及神经根的临界度，此时如直腰或后伸，使椎管内压力增加。静脉回流不畅，静脉压增加，血流缓慢，从而造成马尾神经和神经根血氧下降，此时就会出现神经源性间歇性跛行。狭窄进一步发展，对马尾神经造成持续性压迫，临床上就会出现一系列神经功能障碍。

对腰椎管狭窄综合征引起的间歇性跛行解释是：腰椎椎管狭窄症病人体位由屈曲伸直时，狭窄处硬膜囊内压力逐步升高，到完全伸直时可达 88 ~ 171mmHg（11.8 ~ 22.8kPa），行走时可高达 191mmHg（22.5kPa）。这种间歇性的硬脊膜囊内、外压力变化产生对神经根的间歇性压迫，是导致神经源性间歇性跛行的原因之一。由于下肢肌肉的舒缩使椎管内相应脊神经根部的血管发生生理性充血。继而静脉淤血及神经根因受牵拉而发生微循环受阻，使神经根缺血。在坐位或下蹲时，脊柱前凸减小或变成轻度后凸，椎管容积增加，血液供应及微循环得到改善，症状因而缓解。另外，压迫和血液循环障碍可以引起充血和水肿等炎性反应，产生的炎症介质具有强烈的致痛和刺激作用，也是神经源性间歇性跛行的原因。研究尸体椎管发现，当脊柱从屈曲到伸直时有下列变化：①腰椎管短缩 2mm，其中所包含的神经组织同样缩短变宽；②黄韧带纤维松弛和横径变宽；③椎间孔变窄。正常的椎管有充分间隙允许硬膜和神经根的正常活动，但当椎管有狭窄时，能使椎管减少的任何因素均可能阻止硬膜和神经根的收缩和伸展。在站立或行走时，腰椎前凸增加，这样减少了椎管容积，阻碍神经组织在椎管内的滑动，进而影响它的微循环。

第三节　临床表现

一、症状

多为 60 岁以上老人，发病隐渐，表现为腰痛及间歇性跛行。67% ~ 78% 的患者都有腰痛，且常伴有广泛下肢痛，疼痛常涉及骶部，劳累后加重，卧床休息后减轻，经常反复发作，步行后疼痛加重。另一特征性症状就是间歇性跛行，约占 72.8%，即直立或行走 50 ~ 200m 距离后，下肢出现逐渐加重的沉重、乏力、胀麻、疼痛，以致被迫改变姿势或停止行走，稍弯腰或蹲坐休息数分钟后好转。同时患者还可有腰部后伸受限和疼痛，这是因为椎管内有效间隙减少或消失，当腰椎由中立位到后伸位时，除椎管后方小关节的关节突及黄韧带被挤向椎管和神经根外，椎管长度缩短，椎孔变窄、椎间盘突向椎管、神经根横断面增加，以致椎管内压力急剧增高，因此脊柱后伸必然受限，并由此出现腰痛。另外，患者还可出现根性坐骨神经痛。体格检查时，轻者常无明显体征，重者可出现直腿抬高受限，可有疼痛出现。

二、体征

检查时往往发现患者主诉的严重症状与客观体征不符，一般自觉症状较重，而阳性体征较少。

（1）脊柱可有侧弯，生理前凸可减小，腰部后伸受限。直腿抬高试验阴性，如为神经根管狭窄则可出现阳性。

（2）肌力减弱，下肢感觉障碍，腱反射减弱或消失。

（3）如果马尾神经受压，可出现马鞍区麻木或肛门括约肌功能障碍。

三、辅助检查

1. X 线检查

（1）骨性椎管前后径和横径窄小。

（2）椎板呈垂直方向增厚，小关节面和椎弓根增厚。

（3）脊髓造影：小的硬膜外病变引起明显充盈缺损和不同程度阻塞。

（4）马尾神经根明显显示。

2. CT 检查

（1）腰椎管前后径明显狭窄，正常前后径为 15 ～ 25mm，平均 16 ～ 17mm，< 15mm 即可疑狭窄，< 11.5mm 更有临床意义。硬膜囊较大者椎管狭窄必须证实有前后径 < 11.5mm、椎管与硬膜囊比例失调，椎管内脂肪受压及硬膜囊受压变形。

（2）椎体后缘骨赘后伸。

（3）椎体上下关节突增生与肥大，使腰椎管呈三角形，即呈侧隐窝狭窄。

（4）黄韧带肥厚，正常者< 5mm，异常者> 5mm，是腰椎椎管狭窄的重要因素。

（5）后纵韧带钙化。

（6）椎间盘突出，可见于多个椎间隙，并压迫脊髓。

3. 脊髓造影　能系统地了解椎管全部管径，显示出椎间盘平面处前后受压的狭窄征象，可见有不同程度充盈缺损，可能有多处，呈蜂腰状影像。在腰部过伸时，狭窄更明显。

4. MRI 检查　腰椎退行性变及骨质增生清晰可辨。椎间盘多处突出，压迫硬膜囊，呈脊髓前方凹陷状切迹，硬膜外静脉丛受压，回流受限，在椎间盘上、下呈高信号。黄韧带肥厚，从硬膜囊后方压迫脊髓呈凹陷状切迹。腰椎管狭窄受压在 MRI 上呈囊珠状变形。狭窄下端的脑脊液受阻，其中蛋白成分升高，在 T2 加权像上呈高信号。

第四节　诊断与鉴别诊断

一、诊断

1. 腰椎管狭窄症的诊断　本病的诊断主要根据腰痛、腿痛、间歇性跛行的临床症状特点，尤应注意长期的腰骶部痛、两侧性腿不适、神经源性间歇性跛行、静止时体检多无阳性发现等。凡中年以上患者具有以上特征者，均应疑及本症而需进一步做如下检查。

（1）X 线片：在发育性或混合性椎管狭窄者，主要表现为椎管矢状径小，椎板、关节突及椎弓根异常肥厚，两侧小关节移向中线，椎板间隙窄；退变者有明显的骨增生。

（2）在侧位片上可测量椎管矢状径，14mm 以下者示椎管狭窄，14 ～ 16mm 者为相对狭窄，在附加因素下可出现症状。也可用椎管与椎体的比值来判定是否狭窄。

（3）CT、CTM 及 MRI 检查：CT 检查可显示椎管及根管断面形态，但不易了解狭窄全貌；CTM 除可了解骨性结构外，尚可明确硬膜囊受压情况，目前应用较多。此外，MRI 检查更可显示腰椎椎管的全貌，目前大多数骨科医师已将其作为常规检查。

（4）椎管造影：常在腰 2、3 椎间隙穿刺注药造影，可出现尖形中断、梳状中断及蜂腰状改变，基本上可了解狭窄全貌。由于本检查属侵入式，目前已少用。

2. 侧隐窝狭窄症的诊断　凡具有腰痛、腿痛、间歇性跛行及伴有根性症状者，均应疑有侧隐窝狭窄症，并做进一步检查。

（1）X 线片：于 X 线片上可有椎板间隙狭窄，小关节增生，椎弓根上切迹矢状径变短，大多小于 5mm，在 3mm 以下者，即属侧隐窝狭窄症。此外，上关节突冠状部内缘内聚亦提示可能有侧隐窝狭窄性改变。

（2）CT、CTM 及 MRI 检查：CT 检查能显示椎管的断面形状，因而能诊断有无侧隐窝狭窄及有无神经根受压；CTM 检查显示得更为清楚。MRI 检查可显示三维影像，可同时确定椎间盘退变的程度、有无突出（或脱出）及其与硬膜囊、脊神经根之间的关系等。

（3）椎管造影：用非离子型碘造影剂造影可见神经根显影中断，示有侧隐窝狭窄或神经根受压征，但此种检查不易与椎间盘突出症所致的压迫相区别。

二、鉴别诊断

1. 腰椎间盘突出症　腰椎间盘突出是引起椎管狭窄的主要原因之一，但临床上通常把腰椎间盘突出单一因素所造成的神经压迫作为一单独的疾病。大多见于中青年人，病程相对较短，多以腰痛及下肢放射痛为主要症状，下肢症状单侧者多见，直腿抬高试验阳性。不似腰椎管狭窄症以中老年人为多，主要表现是间歇性跛行，直腿抬高试验多阴性，而腰过伸受限则明显。X 线检查腰椎间盘突出症可见到腰椎疼痛性侧弯，但骨质退变多不如腰椎管狭窄症患者明显，且腰椎管各径的测量在正常范围。CT 或 MRI 检查是鉴别两者的重要手段，腰间盘突出症主要表现为椎间隙水平间盘的突出与对硬膜囊和神经根的压迫，而黄韧带厚度、侧隐窝前后径、椎板厚度等多在正常范围，关节突增生内聚也不如腰椎管狭窄症者明显。

2. 腰椎滑脱症　部分腰椎滑脱症患者也可表现为腰椎管狭窄症的症状。但在间歇性跛行等典型症状出现之前，腰椎滑脱就已存在，一般是到病程中后期，因腰椎滑脱，导致椎管形态发生扭曲变形，或椎间盘变性突出，或继发性腰椎退变，才发生继发性腰椎管狭窄；后期，腰椎滑脱是腰椎管狭窄的原因，而腰椎管狭窄则是其表现形式。

3. 血管源性疾病或周围血管疾病　血管源性疾病可引起下肢痛，有时与坐骨神经痛很相似。但血管源性下肢痛不会因活动而疼痛加重，而腰椎管狭窄症患者的下肢痛多在活动后出现。臀上动脉血流不足引起的臀部间歇性疼痛，行走时出现或加重，站立时减轻，但不会因弯腰或下蹲等减轻。小腿后方肌肉的间歇痛可因周围血管疾病引起，并有坐骨神经刺激症状，也有行走加重、站立减轻的特征，但不会因站立而使疼痛症状完全消除，也不会因下蹲、弯腰等动作而全部缓解。

4. 腰椎不稳　腰椎不稳或腰椎失稳引起的腰背痛或腰腿痛，近年来报道日益增多，甚至有学者认为 30% 左右的下腰痛是由腰椎不稳引起的。腰椎不稳的主要原因有椎间盘、椎间关节、椎间韧带的退变，外伤和脊柱手术后的医源性不稳、峡部裂和滑脱。腰椎不稳常见的症状是局限的腰背痛，伴有一侧或双侧臀部、大腿后侧的牵涉痛，严重的患者可伴有坐骨神经的刺激或压迫症状。多数患者主诉易发生腰扭伤，轻微活动或偶然用力不当，即可出现腰痛、活动受限及僵硬感，经过休息，逐步轻微活动腰痛或经过腰椎牵引、推拿按摩后腰痛及活动受限即可解除。这种腰部轻微活动即可能诱发腰部突发疼痛及活动受限，有些类似膝关节半月板损伤引起的关节交锁症状，是腰椎不稳的重要临床特征。X线检查可见椎间隙不对称性变窄，脊柱序列排列不良，在腰椎过伸过屈侧位上可能观察到明显的椎体前后滑移，还可见到椎弓根的轴向旋转及棘突正常序列的紊乱中断等。腰椎不稳和腰椎管狭窄是腰椎退变的两个不同阶段，或是腰椎退变性疾病的两种不同的临床表现，早期腰椎不稳可伴有动态椎管狭窄的临床表现。另外，腰椎管狭窄也可能与腰椎不稳的情况同时存在。

5. 马尾部肿瘤　早期难以鉴别，中、后期主要有以下表现：以持续性双下肢及膀胱直肠症状为特点；疼痛呈持续性加剧，尤以夜间为甚，不用强效镇痛药不可入眠；腰穿多显示蛛网膜下腔梗阻，蛋白定量升高及潘氏试验阳性等；MRI检查有确诊价值。

6. 其他　腰背肌、筋膜源性腰背痛，腰背肌筋膜炎、棘上韧带损伤、棘间韧带损伤、第三腰椎横突综合征、臀上皮神经卡压综合征、梨状肌综合征等。腰背部局限性非特异性纤维织炎常有反射性腰背痛。腰背肌筋膜炎的腰背部疼痛虽然广泛而散在，但以肌、筋膜损伤劳损处为主，所以多表现为肌、筋膜附着点附近的局限性明显疼痛和压痛，多有外伤史，在局限性压痛点附近行痛点封闭可以镇痛。此外，腰背肌筋膜炎经过休息或治疗，大多可以逐渐好转或自愈，这种情况在腰椎管狭窄症是很少见的。

第五节　中医认识

一、中医经典论述

腰椎管狭窄症属于中医"痹症""腰痛"范畴。关于其病因《素问·六元正纪大论》中指出："感于寒，则病人关节禁固，腰脽痛，寒湿推于气交而为疾也。"《素问·气交变大论》曰："岁火不及，寒乃大行，胁下与腰背相引而痛。"说明寒邪入侵是导致腰背疼痛的重要病因。同时《素问·脉要精微论》指出："腰则肾之府，转摇不能，肾将惫矣。"《灵枢·本脏》曰："肾大则善病腰痛，肾偏倾则苦尻痛也。"《灵枢·五癃津液别》曰："五谷之津液……下过度则虚，虚，故腰背痛而胫酸。"说明肾虚是腰腿疼痛的重要内因。至《诸病源候论·腰脚疼痛候》中则明确指出：腰腿疼痛的病因病机在于肾气亏虚，外感风寒，肾气不足受风邪之所为也，劳伤则肾虚，虚则受于风冷，风冷与正气交争故腰脚痛。后世医家在此基础上不断完善了对老年性腰腿疼痛病因病机的认识，并认为肾虚是慢性腰腿疼痛的根本病机。如《医宗必读·腰痛》曰："有寒湿，有风，有热，有闪挫，有瘀血，有滞气，有痰积皆标也，肾虚其本也。"《景岳全书》曰："腰痛之虚证，十居八九。"《景岳全书·腰痛》称：腰痛证，凡悠悠戚戚，屡发不已者，肾之虚也。《医学心悟》曰："大抵腰痛悉属肾虚。"同时古人已经认识到腰痛病的发病与经络的病变关系密切，不同经络病变，可表现出不同发病特点的腰痛。如《灵枢·经脉篇》指出："膀胱•足太阳之脉，脊痛腰似折，髀不可以曲，癖如结，踹如裂。"《素问·刺腰痛篇》曰："足太阳脉令人腰痛，引项脊尻背如重状；少阳令人腰痛……不可以顾。"《素问·刺腰痛篇》曰："腰痛上寒，刺足太阳、阳明。腰痛上寒，不可顾，刺足阳明。上热，刺足太阴。不可以俯仰，刺足少阳。上热，刺足厥阴。少腹满，刺足厥阴。中热而喘，刺足少阴。大便难，刺足少阴。引脊内廉痛，刺足少阴。"揭示了三阴三阳经病变皆可导致腰痛。此外督脉贯行于脊柱。

二、病因病机

施杞教授认为本病属于中医"痹证""腰腿痛"等范畴，临床采用相应辨证论治，取得较好疗效。施教授认为腰椎管狭窄症发病不外损伤、外感及内伤三种。

1. 损伤　损伤致腰椎管狭窄症最为直观，多有明确外伤或劳损史。外伤或劳损后气滞血瘀，腰椎管内组织炎性水肿，抑或致椎管构件移位，导致管腔绝对或相对狭窄，从而压迫马尾、神经根，出现相应临床症状及体征。

2. 外感　外感六淫中与腰椎管狭窄症最为密切的当属"风、寒、湿"，且多杂而为病。"风为阳邪，易袭阳位"，人之脊背由督脉居中，足太阳膀胱经并行督脉两侧，尤属阳位，故风邪好袭该位。"寒为阴邪，其性收引"，且"寒性凝滞"，气血继而瘀滞局部，不通而作痛。再者，寒邪可消阻气血正常的温养功能，使腰部组织失去正常的温煦滋养，而产生局部冷痛，遇寒尤其，腰部仰伸则略感舒畅。寒邪多与风、湿邪共同致病，临床多辨为风寒、风湿证。"湿为阴邪"，喜袭人身之下部，因此下腰段、骶尾部是湿邪挟风邪、寒邪所常袭之地。"湿性粘滞，阻遏气机"，气血停滞与湿邪凝聚局部难以祛除，故可见患者久病腰痛，俯仰不舒。湿邪困重，客居腰骶，可见腰部冷痛不舒，如坐湿地，骶尾部总有潮湿阴冷感觉。湿邪还可与寒邪同病，加重收紧疼痛之感，局部畏冷，遇寒则剧。同时，"风、寒、湿（热）"等外邪为病多在正虚基础上，因此，治疗中扶正与祛邪同等重要，这是诊治外感致病的腰椎管狭窄症时必须注意的。

3. 内伤　内伤病因不外气、血、痰、湿，且有虚实之异，主要有如下几种。

（1）肾气虚："腰为肾之府"，若肾气不足以充填腰府，即可见腰部空虚酸痛，转动乏力。肾主骨，肝主筋，肝肾之气亏虚则筋骨失养，其骨失养则脊柱必先受累，难以承托上半身之重，故可见腰酸腰软不能直立，时喜卧坐，伏于桌案则舒。肾主一身之气，肾气不足则元气失其濡养之功，故见肢体麻木、乏力之象。

（2）气虚血瘀：多继发于外伤或大病失血之后，其病情迁延不愈，其正气见耗，运血乏力，则血滞脉中，反阻其气运行，日久发病。

（3）痰湿内阻：与外感风湿不同，本证因体内津液运化失司，产生积聚而成，但无论内湿外邪，其性质相同。本证内湿痰饮多因脾肺肾三脏的功能失调所致。肾主一身之水，体内津液均依赖于肾中命门之火蒸腾而输布全身；脾主运化，其津液均由脾胃运化饮食纳入的水谷所产生，并依赖于脾气的运化之火传输全身；肺主宣肃且通调水道，意即水液通行的通道均由肺气所掌控，水液的宣降均依赖肺气的调控及约束；而津液的通道为三焦。

水液的输布运行离不开这四者，一旦其中一脏有病，则可导致水液停滞积而为邪。痰湿一证又可分寒热两型，其一，寒湿者多为脾阳不足，气化不利，失去温煦之力，故除水湿内阻之症外，另有寒象并见，如四肢厥冷脉细微欲绝，形寒喜暖，口不渴喜热饮；其二，湿热者多为痰湿内郁，久而化火，甚者炼津成痰，加重阻滞气机之痹。

第六节　治　疗

一、非手术治疗

骨科医生往往认为腰椎管狭窄患者应该接受手术治疗，事实多数患者经非手术治疗后其症状能得到有效缓解，短期内无明显的不良反应，延迟几月或几年并不影响手术效果，甚至可以免于手术治疗。主要非手术治疗措施如下所述。

1. 卧床休息　早中期患者或急性反复发作者，卧床休息可以改善局部静脉回流，有利于炎症反应的消退，有利于缓解椎管狭窄的症状，同时因休息可以缓解腰背肌紧张，也有利于消除肌肉源性疼痛不适。一般休息 2～3 周可以缓解腰腿痛。这也是其他治疗的基础。

2. 腰围保护　腰围保护可以协助缓解肌肉劳累。多在患者下床活动及站立时应用，卧床休息时不用。

3. 腰背肌功能锻炼　要注意加强腰背肌、腹部肌肉功能锻炼，以增强脊柱的稳定性。

4. 手法推拿按摩　可以通过手法治疗达到舒筋散寒、化瘀镇痛、松解粘连、松弛肌肉的作用。一般采用患者俯卧位，行腰痛部按法、揉法、点穴法、擦法等手法，患者平卧主要是行点穴法。同时配合腰部关节活动、牵抖法和双下肢关节活动等手法治疗。因患者大多为中老年人，骨质退变，手法治疗过程中不可使用暴力。

5. 抗炎镇痛药　在疼痛症状较重时，内服吲哚美辛、布洛芬等消炎镇痛药有利于病情的好转，但使用这些药物要注意胃肠道及心血管的安全性，有可能影响患者的凝血功能。

6. 封闭治疗　可应用泼尼松龙 12.5mg，0.5%～1%普鲁卡因 100～200mg 混合后行腰部痛点封闭或椎管内封闭治疗，术后配合卧床休息、手法推拿按摩或腰椎牵引，每周 1 次，2～3 次为 1 个疗程，对早中期患者有效。

7. 中医辨证治疗

（1）气虚血瘀：症见腰痛不能久坐，疼痛缠绵，下肢麻木，面色少华，精神萎靡不振，苔薄，质紫，脉弦紧。辨证：气虚血瘀，经脉不畅。治则：补气活血，化瘀镇痛。处方：补阳还五汤加减。药有炙黄芪、当归尾、赤白芍、广地龙、大川芎、桃仁、红花、三棱、莪术、炙全蝎等。中成药七厘胶囊口服。

（2）寒湿证：症见腰腿酸胀重着，时轻时重，偶有抽搐不舒，遇冷加重，遇热减轻，苔白滑，舌质淡，脉沉紧。辨证风寒入络，经脉痹阻。治则：祛风散寒，通络镇痛。处方：三痹汤加减。药用羌独活、秦艽、荆防风、北细辛、大川芎、全当归、生地黄、赤白芍、云茯苓、肉桂、杜仲、川牛膝、潞党参、生甘草、生黄芪、川续断等。中成药：金匮肾气丸。

（3）痰湿阻滞：症见腹膨腰凸，腰腿沉重疼痛，伴下肢麻木微肿，站立加重，卧床减轻，多形体肥胖，胸腹痞闷，气短纳呆，肢体困倦，痰多，舌质淡红，苔腻脉弦滑。辨证：气血不和，痰湿内蕴。治则：理气化湿，祛痰通络。处方：二陈汤合牵正散加减，药用半夏、陈皮、茯苓、木香、白附子、制胆星、白芥子、川贝母、生牡蛎、僵蚕、全蝎、郁金等。中成药：四妙丸。

（4）肝肾亏虚证：症见腰腿酸痛，腿膝无力，劳累后加重，卧床休息后减轻，形体消瘦，精神不振，气短，苔薄白，舌淡，脉沉细。辨证：肾气亏虚，筋骨失养。治则：滋补肝肾，通经脉。处方：骨质增生丸或补肾壮筋汤化裁。药用熟地黄、鸡血藤、骨碎补、肉苁蓉、鹿衔草、淫羊藿、莱菔子、全当归、川牛膝、山茱萸、云茯苓、川续断、杜仲、白芍、青皮、五加皮等。中成药：六味地黄丸。

8. 针灸　肾俞、大肠俞、委中、阿是穴为主穴。血瘀证加膈俞、三阴交，行泻法；寒湿证加温针灸；湿热证加足三里、太冲，行平补平泻法；肝肾亏虚证加腰俞，行补法，并可加用温针灸。

9. 临证经验　施杞教授主张辨病与辨证相结合，虚实兼顾，辨证论治，与整体观念一样，是中医学最显著的特征之一，也是中医临证最基本的手段，长期以来发挥出了其独特的优势；然而，随着人类社会的不断进步，科学技术水平的不断提高，对疾病的认识也随之深化，许多原先鲜为人知的病种也逐渐被阐明机制，并受到普遍的关注。施杞教授认为，现代中医临床仅依赖单纯的辨证是不够的，往往不能全面把握疾病的发展变化，因此，辨证与辨病相结合就成为必然。辨病可以从细胞、分子等水平来了解疾病的病因、病理，而辨证则可以针对疾病的本质进行相应的治疗，两者有机结合，方可提高疗效。腰椎管狭窄症的发病机制，从现代医学而言，除关节突增生，椎板肥厚、韧带钙化所致骨性狭窄外，大多伴有软组织增生、肥厚、充血、水肿及粘连等无菌性反应；另外椎管狭窄导致马尾神经受压，毛细血管通血不畅，静脉回流障碍，组织水肿，处于慢性炎症状态的马尾神经和蛛网膜上神经末梢出现感觉过敏，轻微的刺激即可放大为严重的痛胀与不适；从中医学而言，为本虚标实之证，肾虚为本，风寒湿邪为标，正如《黄帝内经·素问论》指出："风寒湿之气杂至，合而为痹。"《杂病源流犀烛·腰脐病源流》则指出："腰痛，精气虚而即客病也。"治疗上当辨虚实，并分清其主次，遂以益气养血之品扶正补虚，以祛风、散寒、除湿、理气、活血之品驱除实邪。由此虚实兼顾，达到治愈或缓解本症的目的。强调益气活血，兼顾痰瘀，肝脾肾同治。施杞教授认为本病之根无不责之气血。《杂病源流犀烛·腰脐病源流》指出："腰者，一身之要也，屈伸俯仰，无不由之，过劳则耗气伤血，日久痰瘀阻络"，故产主一系列临床症状。"以气为主，以血为先，痰瘀兼顾，肝脾肾同治。"临证常用圣愈汤益气养血，以三棱、莪术、川牛膝等祛瘀，以陈皮、半夏、南星祛痰化浊，以肉苁蓉、巴戟天、杜仲、补骨脂、淫羊藿、狗脊等调补肝脾肾。在临床运用时，施杞教授多以圣愈汤为基本方，体现其腰椎病当"益气活血"为根的学术思想；古云："正气存内，邪不可干;邪之所凑,其气必虚。"只有当病人自身抵抗力逐步增强了,才得以"驱邪外出",并可"防患于未然"。

施杞教授倡导中西医结合诊治。对于腰椎管狭窄症的诊断,施师认为除依据其三大主症即间歇性跛行、主观症状与体格检查不相符合、腰部后伸受限及疼痛外,还往往需借助全面的体格检查、腰椎 X 线检查、脊髓造影、CT 及 MRI 来进一步明确诊断。临证时又十分着重辨舌脉,理法方药亦因人、因时而异,不拘泥于一方一法,但总则基本不变。在治疗上,首选非手术疗法,尤其是对于退变性腰椎管狭窄症,不必轻易采用手术治疗;其他继发性的腰椎管狭窄症,若原发病明确的,应针对病因治疗,急性期痛甚者可采用硬膜外腔封闭治疗;对于先天性腰椎管狭窄症,经非手术治疗无效或下肢症状明显,影响工作的应手术治疗;术后同样有必要通过中医药进行调理,以有利于创伤的修复,加快康复进程;更有术后疗效不佳者,再次手术尤应慎重,当以综合非手术治疗为主等,这些充分体现了施杞教授倡导中西互补、各取其优的宽广临床思维。

施杞教授注重综合治疗及康复与保健,以中药内服为主,并嘱患者进行药渣外敷腰部,以助内服药之力;急性期痛甚者可适当采用骶管硬膜外腔封闭治疗以镇痛。消炎并保护神经,也可配合针灸治疗,常取穴肾俞、委中、秩边、环跳、承扶、阳陵泉、昆仑、腰阳关、飞扬、悬中等;推拿是辅治腰椎管狭窄症的重要手段,施杞教授据多年临证经验,独创"施氏三步九法":第一步理筋,含摩法、揉法和㨰法;第二步整骨,含拔伸法、屈腰法及斜扳法;第三步通络,含点法、抖法和拍法;"三步九法"经临床反复证实,可调整内脏功能、平衡阴阳、促进气血生成、活血祛瘀、解除肌肉紧张、理筋复位等作用,已成为治疗腰椎管狭窄症的常用方法。除此之外,施杞教授还十分强调康复与保健,提出:①腰椎管狭窄症患者应正确使用腰围,对腰部进行必要的保护,避免再损伤,同时动静结合,缓解期应进行适度锻炼。②腰椎管狭窄症患者的床垫宜采用木板床,或席梦思床垫,不宜使用棕棚、钢丝床,以免影响腰椎生理曲线,加重损伤。③适当进行腰背肌锻炼,以增强肌肉力量及韧带关节囊强度,利于脊柱稳定,改善局部血循环。常采用蜻蜓点水式、五点式、三点式等,并指出腰背肌锻炼宜循序渐进,持之以恒,如出现症状加重,应终止锻炼。④适当使用营养保健品:腰椎管狭窄症有虚有实,实者多因风、寒、湿、气滞、血瘀等因素引起,经积极治疗多可痊愈。虚者多由肾虚所致,病程长,易反复,应进行必要的补益食养:肾阳不足型宜选用鹿茸、狗鞭、海马、紫河车、蛤蚧、肉苁蓉、巴戟天、杜仲、补骨脂、淫羊藿、狗脊等;肾阴亏虚型可选用冬虫夏草、灵芝、熟地黄、何首乌、枸杞子等。

二、手术治疗

(一) 手术方法的选择

神经源性间歇性跛行是腰椎管狭窄的典型症状,屈曲时症状减轻,后伸时症状加重。产生这些症状的原因通常是小关节复合体增生、黄韧带肥厚、椎间盘突出和脊柱滑脱。非手术治疗 3 个月后无效是典型的手术指征。椎板切除、黄韧带切除、部分小关节突切除和椎间盘切除是椎管狭窄的常用手术，也就是我们通常所说的椎管减压手术，目前是治疗腰椎管狭窄最主要的手术方式。随着脊柱外科技术的发展，对脊柱稳定性的认识不断深入，已经认识到腰椎的稳定性是影响手术疗效的重要因素，且近年来越来越受到重视。临床上有多种重建腰椎稳定性的手术，如非融合固定技术、固定融合手术、人工全椎间盘置换手术等，通过直接或间接减压的方式治疗椎管狭窄。目前，治疗腰椎管狭窄症的手术主要可分以下四类。①单纯的减压手术，如椎板切除、半椎板切除、微创的有限减压手术等。②减压联合固定融合手术，目前主要的融合方式是椎体间融合，根据手术入路的不同又分为前路融合、后路融合、经椎间孔入路融合等。③减压或间接减压并保留部分节段运动手术，即非融合固定技术。④重建脊柱节段运动手术，如人工椎间盘置换技术、髓核置换术。

手术方式的选择是一个挑战性问题。手术前应该有完整的手术计划，并需考虑到是动态的椎管狭窄还是静态的、固定的椎管狭窄，有无腰椎不稳，疾病处于退变的进展期还是稳定期等问题。Husson 等根据腰椎稳定性丢失情况将退变性腰椎疾病分为 0 ~ Ⅲ 期。在 Kirkaldy-Willis 分期的基础上加了 0 期（轻微功能障碍期），临床上所遇到的椎管狭窄多数属于腰椎退变性疾病的 Ⅱ、Ⅲ 期。Kirkaldy-Willis 分期方法对合理选择手术方法有一定的指导意义。

Kirkaldy-Willis Ⅱ 期为稳定性丢失进展期，有两种情况：动态椎管狭窄、静态椎管狭窄。动态椎管狭窄是一种弹性畸形，影像学和临床症状表现为动态的狭窄，由于椎管狭窄可导致坐骨神经症状，但无解剖的畸形，如椎间盘突出、小关节增生、侧向移位等。经非手术治疗无效者，可建议后路或后外入路椎体非融合固定手术，如果不合并有小关节骨性关节炎改变者也是全椎间盘置换的指征。随着椎间盘退变的发展，可出现永久性的、静态椎管狭窄，往往有椎间盘突出、黄韧带增厚、小关节增生、骨质增生等因素所致固定的椎管狭窄改变，特别是多节段受累者，稳定性有进一步丢失的可能，通常建议减压加融合手术。

Kirkaldy-Willis Ⅲ 期为稳定期，是腰椎退变的最后阶段，腰椎管狭窄为静态的、固定的椎管狭窄，腰椎已经获得自发性的再稳定，此期手术的主要目的是减压。融合不是必须的，退变性滑脱和侧弯者、减压范围大可能有医源性不稳者可能需要固定融合。

（二）腰椎管狭窄的常用手术方法

1. 减压类手术

（1）适应证：腰椎退变性疾病 Kirkaldy-Willis Ⅲ 期患者，腰椎管狭窄为静态的、固定的椎管狭窄，腰椎已经获得自发性的再稳定，椎管狭窄不伴有脊椎节段不稳，减压手术后不会出现继发性腰椎不稳者。

（2）减压的方式选择：①黄韧带肥厚所致者，仅行黄韧带切除术即可；②骨性椎管狭窄导致症状严重者，应行椎管扩大减压术；③单纯小关节变异、肥大者，应将向椎管内突出的骨质切除，式式与前者相似；④合并椎间盘突出症患者，应于术中一并摘除；⑤侧隐窝狭窄者，在确认受压神经根后，取扩大开窗或半椎板入路，凿去小关节突内侧一半，再沿神经根向下切除相邻椎板上缘，以扩大神经根管，直到神经根充分松解为准。术中不宜挤压神经根。

（3）中央椎管狭窄的手术治疗

①全椎板切除椎管减压术：中央椎管骨性狭窄主要发生在椎弓根层面。椎弓根短，椎板肥厚，椎管矢状径和横径均变小。临床上表现为典型间歇性跛行，无明显神经根性受损的症状和体征。应在狭窄节段全椎板及黄韧带切除，可关节突关节内缘切除以彻底扩大中央椎管。

②单节段或多节段经椎板间椎管扩大减压术：发生在椎间层面主要是软组织退变引起的非骨性中央椎管狭窄，临床上多见。黄韧带肥厚、骨化，关节突关节显著肥大呈球形、内聚。甚至关节突与棘突之间看不到椎板结构，椎间盘突出或膨出、骨化，椎体后缘骨赘增生。此层因退变的中央椎管狭窄多伴有侧方狭窄。临床上除有典型的间歇性跛行处，同时还有神经根受损的表现。手术切除范围与骨性椎管狭窄有所不同，不应一律大范围全椎板切除。可保留棘突、棘上韧带、棘间韧带。切除上位椎板下缘、下位椎板上缘、棘突根部，关节突的内侧缘，同时潜行切除黄韧带，特别是侧方的黄韧带，并探查摘除突出或膨出的椎间盘。椎板间椎管扩大减压术可有效地扩大椎管容积，并尽量保留脊柱稳定结构。闭合切口时，将骶棘肌与棘间韧带缝合，腰背筋膜与棘上韧带缝合。重建两侧骶棘肌的附着点，维持腰椎的稳定性。

（4）侧隐窝狭窄的手术治疗：对下腰椎手术治疗中，往往顾及脊柱的稳定使减压不充分而影响手术的疗效。其因可能是对神经根管的解剖和不同节段狭窄认识不足。神经根管分为3个解剖段，入口区、中间区、出口区。侧方椎管狭窄包含椎间层面的入口区，即盘 - 黄间隙（非骨性段）；椎弓根层面的中间区，即侧隐窝（骨性段）。侧方椎管狭窄最易发生在这两处，如仅入口区狭窄，关节突内侧及侧方黄韧带切除即能获得满意的减压。然后用神经剥离器进一步探测神经根管的中间区，如果仍有狭窄应进一步减压，使神经根管能通过 3 ~ 4mm 宽的神经剥离器；神经根能向中央推移 1cm 为减压充分。单节段侧方根管狭窄可采取椎板间扩大开窗，多节段侧方椎管狭窄应半椎板切除神经根管松解。以往椎管狭窄椎管减压效果不好的原因可能是只将盘 - 黄间隙的减压误以为神经根管减压了，而减压不彻底。

近年来强调针对不同的病因采用有限手术，不主张单一全椎板、大范围减压的手术治疗。主张以较小的手术创伤，达到彻底减压，并能维持腰椎稳定，保留小关节的扩大椎管减压术。有限减压可以对单一平面或单一神经根进行减压，保留较多后部骨及韧带结构，较多地保留了脊柱后部的骨韧带结构。从理论上讲，可减少发生术后脊柱不稳定。但值得注意的是减压不充分仍然是椎管减压手术最常见的错误。

2. 非融合固定手术　保留节段运动技术是相对融合而言的，为了克服脊柱融合后存在的僵硬、假关节、邻近节段退变等不良反应，引入非融合技术这一概念。后路非融合固定技术不去除固有的椎间盘和小关节，主要分为两种类型：后路非融合固定手术（棘突间固定技术，

interspinous devices，ID）；后外入路非融合固定技术（基于椎弓根螺钉的动态固定（posterior dynamic stabilization，PDS）。通过间接或直接减压（联合减压手术）治疗椎管狭窄。

（1）后路非融合固定手术（棘突间固定技术，interspinous devices，ID）：棘突间装置固定技术是一种微创手术，是治疗腰椎管狭窄所致的神经源性跛行和腰痛可选择的方法，由 Minns 和 Walsh 首先报道，目前，有多种可售装置。基本原理是采用经皮或微创小切口置入棘突间固定装置（可联合或不联合椎板切除、椎间盘切除手术），创立一种防止过伸，减少小关节复合体的压力、紧张黄韧带，防止黄韧带的皱缩，从而防止神经的压迫，减少椎管再狭窄的机会。是脊柱轻微不稳病人的一种可替代融合的治疗方法。目前，有售的棘突间装置有 X-Stop、Aperius、DIAM、Wallis（棘突间隔和防止屈曲的张力带组成）、Coflex 等。

适应证：动态椎管狭窄者，在屈曲位时臀、腿、腰背痛症状能得到缓解，棘突间装置放置后，椎间隙高度和椎间孔的高度、宽度能明显改善者。

禁忌证：严重骨质疏松者（有棘突骨折的风险）；关节僵硬或融合者；脊柱滑脱；脊柱侧弯；两节段以上椎管狭窄。

椎板切除是治疗腰椎管狭窄的标准手术。椎板切除加部分小关节切除虽然效果良好，但部分病人需要再次手术融合。而融合手术在围术期、手术后早期均存在多种风险，如假关节、植入物引起疼痛、术中螺钉和融合器置入的风险、邻近节段退变等，邻近节段退变还有可能需要进一步的外科治疗，从而扩大融合范围。棘突间装置固定技术和融合手术相比有如下优点：保留节段运动；可不切除椎板（也可同时联合切除椎板、椎间盘切除）；手术创伤小；手术时间短；出血少；脑脊液漏少；不需要全麻。棘突间装置是一种可选择的稳定装置。但是棘突间装置增加了再手术的机会，再手术率高，约22%，主要是去除棘突间装置。

① X-Stop、Aperius 装置：是通过置入棘突间装置，维持椎体的一定程度的屈曲，防止过伸，间接扩大椎管和神经孔的容积，减轻小关节和椎间盘的压力（图 6-1）。

手术方法：俯卧位，腹部垫 Wilson 腰桥，局麻＋监护，正中或后外侧切口，长 1.5cm，切开筋膜，通过棘间韧带置入棘突间装置，保留棘上韧带完整。棘突间装置直径为 8 ～ 16mm，安装时从小号开始，选用最适当的型号，常用的是直径 12mm。安装完成后透视，确认位置无误后关闭切口。

② Coflex 装置：Coflex 是 U 形棘突间装置，可用于椎板减压后棘突间稳定放置，固定于上、下棘突上（图 6-2，图 6-3）。具有保留脊柱运动，提供椎板切除后的稳定，住院时间短、出血少、手术时间短等优点。椎板减压后联合Coflex 装置固定（切除或不切除椎间盘）是一种介于非手术治疗和减压融合手术间的治疗措施，在非手术治疗和减

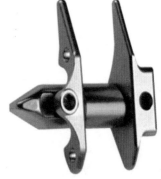

图 6-1　X-Stop 棘突间固定装置

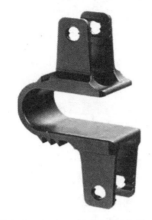

图 6-2　Coflex 棘突间固定装置

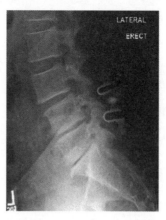

图 6-3　L_3/L_4，L_4/L_5 Coflex 棘突间
装置固定手术后（侧位片）

压融合手术间起到桥梁作用。Ⅱ度或以上的脊柱滑脱、早期融合者、关节突全切除可能导致脊柱不稳者、退变侧弯大于 25° 等明显腰椎不稳是其禁忌证。

　　手术方法：采用正中小切口，切除部分椎板、黄韧带，部分小关节突，切除突出椎间盘或不切除椎间盘，最后切除棘上韧带和棘间韧带，保留棘突不少于 14mm，防止发生棘突骨折，减少骨折风险，选择适当的假体大小（8 ~ 16mm），使关节突撑开达到 1 ~ 2mm，将 Coflex 固定于棘突上，并保证 Coflex 的 U 形顶离硬脊膜 1 ~ 2mm，最后透视确认。

　　有学者比较椎板减压后 Coflex 固定和减压融合手术治疗椎管狭窄的疗效，结果表明：其疗效与减压融合相当或优于减压融合手术，不良反应 27%，而减压融合手术为 30.8%。棘突骨折发生率 14%，多数 2 年后愈合，再手术率 10.7%，其中 7.5% 后行椎体间融合手术。但再手术率高。

　　③ Wallis 和 DIAM 装置：Wallis（图 6-4）和 DIAM 是软的棘突间固定装置，由棘突间间隔和张力带两部分组成。能防止黄韧带的内陷，间接扩大椎间孔容积，棘突间隔直径 10 ~ 16mm、可不切除椎板减压，也可联合椎板切除减压。Wallis 能恢复治疗节段的生理钢度，不导致邻近节段的运动增加，也不损伤邻近节段的硬度。与减压融合手术相比，并发症少，保存解剖结构完整，有利于再次手术治疗。椎间盘切除或椎板减压时，有证据支持用棘突间动态稳定装置比不用的好。但是不宜用于脊柱滑脱，也不能防止椎间盘突出复发。

　　手术采用正中切口，先行椎板切除、黄韧带切除、突出的椎间盘切除，保留棘突上韧带完整，向一侧牵开，置入棘突间间隔，将张力带固定于上下棘突上后锁紧张力带。

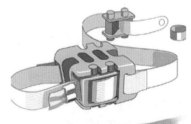

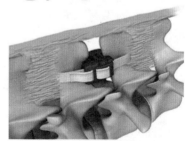

图 6-4　Wallis 固定装置及示意图

棘突间装置固定手术通常的并发症有：棘突骨折、棘突间装置移位、装置的机械失败。棘突间固定装置是一个能为手术节段提供稳定的装置，此类手术创造一个限制腰椎后伸的环境，起到间接减压作用。减少椎间盘的压力、移除手术节段的小关节压力，对邻近节段没有影响。为确保减压效果，在行 Coflex、DIAM、Wallis 装置固定手术时，还可同时行椎板切除术、椎间盘突出切除术。手术效果好，病态率低，一些病人可长期受益。但不适用于腰椎前凸与骨盆入射角不匹配的患者。不匹配角度超过 10°的患者。最大的不利因素是再手术率高。腰椎管狭窄如果没有横向和矢状位的不稳，椎板切除手术仍然是腰椎管狭窄神经源性跛行治疗的金标准。

（2）后外入路非融合固定技术（基于椎弓根螺钉的动态固定，posterior dynamic stabilization，PDS）：后外侧入路非融合固定技术能减少器材的僵硬，允许内固定材料与运动功能单位共同分享应力负荷。为了实现这一目的，有多种设计方法，常用的设计有：减少金属固定棒的直径、采用可动螺钉头、在金属棒上增加的减震装置和采用非金属的生物棒等。PDS 可减少对邻近节段的应力传导，从而减少邻近节段退变的发生。

①主要适应证：用于固定融合的邻近节段；慢性退变性腰椎疾病引起的慢性腰痛、椎管狭窄；通过限制运动和间接减压神经，从而达到减少椎间盘和小关节痛的压力，治疗盘源性腰痛；动态的融合。

②生物力学概念：理想的后外侧动态固定通常应该满足三个基本的生物力学要求：通过可预期的负荷分散，均匀减少椎间盘的负荷；能控制脊柱生理的三维运动包括运动范围、旋转轴的位置；维持或恢复矢状位的平衡和解剖排列。

③分散应力负荷：正常的椎间盘能均匀地分散压力负荷，椎间盘退变后，均匀分散压力负荷的能力下降，更多的压力负荷分散到椎间盘周围的组织，椎间盘的高度下降，导致椎间盘的后部结构承受压力负荷增大，加速小关节的退变。不均匀的压力分布是机械性腰痛的主要原因。异常应力传导就像鞋中的石头（stone in the shoe），是腰痛的主要原因。PDS 设计能分担应力负荷、减轻椎间盘的负荷、减少负荷转移到小关节。通过降低椎间盘和小关节的压力，从而达到减轻这些结构的机械性疼痛（图 6-5）。

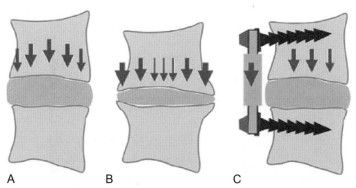

图 6-5　正常与退变性椎间盘及手术后椎间盘应力比较

A. 正常椎间盘的压力分布；B. 退变性椎间盘应力分布；C. 后外侧动态固定后的压力分布

④运动学：腰椎节段屈伸运动平均为 10°～18°，旋转轴位于椎体上终板下方、椎间隙的后 1/3 处。尽管腰椎不稳与腰痛的关系尚不完全清楚，但已有研究表明，过度的非生理运动可导致机械性腰痛。Kirkaldy-Willis 分级系统表明不稳出现在退变的早期，随着节段运动的减少和僵硬，再稳定出现在退变后期。有研究表明，PDS 能有效提供脊柱的稳定性，通过减少过度的屈伸运动，从而缓解脊柱不稳所致的腰痛。生物力学研究表明，PDS 系统能有效控制腰椎屈伸和侧弯的活动范围，比控制轴向旋转更为有效。临床上，PDS 系统可能不利于对轴向旋转不稳、侧向滑移及侧弯的控制。PDS 系统固定后，腰椎节段屈伸时旋转中心后移，屈曲时椎间盘（前部和后部的纤维环）产生压应力大，后伸时椎间盘牵拉，压力则减少。这种非生理运动导致屈曲时椎间盘过度负重，有学者建议与椎间盘假体联合应用，但有椎间盘假体和椎弓根钉摩擦的风险。尽管联合应用是很有吸引力的选择，但 PDS 可能导致在屈曲时过度负荷，在后伸时完全不负重，有假体移位的风险（图 6-6）。

⑤腰椎排列：在腰椎融合时，通常是通过预弯固定棒，按弯后的棒再排列来恢复腰椎的前凸，而 PDS 系统使用可弯的棒或柔软棒，在处理脊柱畸形时，很难通过手法、矫正和维持脊椎的排列。因此，这项技术在处理脊柱畸形时很不乐观，大的前凸的恢复存在挑战性。另外，多数柔软棒提供一定的后撑开作用，以减低小关节和后纤维环的压力，从而

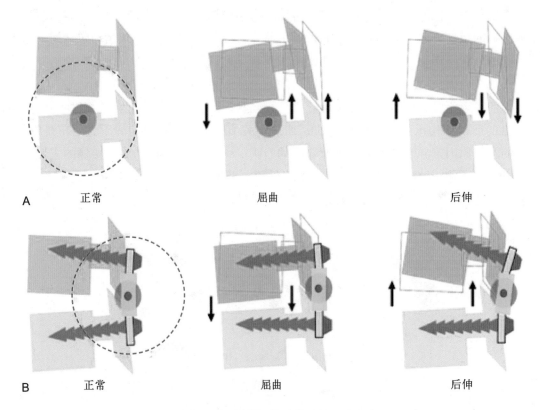

图 6-6 腰椎节段的屈伸运动示意图
A. 正常腰椎节段的屈伸运动；B. PDS 系统固定后腰椎节段屈伸运动

加宽椎间孔、减轻放射痛和盘源性腰痛，这种撑开可能会导致局部的后凸，增加邻近节段的应力，可能产生对矢状位平衡的不利影响（图 6-7）。

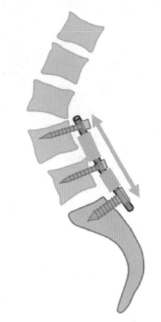

图 6-7　PDS 系统对撑开后可能导致腰椎前凸减小和矢状位不平衡的潜在风险

⑥内固定的使用寿命：PDS 系统与传统的融合相比，PDS 系统的维持必须依靠螺钉与骨的锚固。在不融合的情况下，连续的脊柱运动中可能出现的并发症之一就是内固定机械失败。如螺钉松动或断裂，发生率约为 10%。尽管随着时间的推移，内固定的机械失败似乎不可避免，但是 PDS 系统的应用有利于延迟融合的必要。与坚强固定比，提供了可能有利于邻近节段的负荷传导，从而减少邻近节段的退变。但是，目前没有关于此目的的临床报道，有些生物力学研究表明：PDS 系统的应用在减少邻近节段退变方面无明显的益处。

⑦动态的融合：椎体间融合每种手术都需要充分的器械固定以达到手术目的，腰椎融合多数都是传统的坚强固定进行融合，但有学者建议采用非坚强固定来加快椎体间融合，所以引进了动态融合的概念。PDS 最初是设计用来加快椎体间融合的，与椎体间植骨合用。事实上，在美国和欧洲 PDS 系统现在也是联合应用于脊柱融合，而非作为动态固定系统。PDS 系统通常仅用于非融合设备是一种误解。

腰椎融合手术时，使用传统的坚强内固定器械可出现假关节、骨吸收、机械失败等不良反应。有学者认为：坚强内固定去除了椎体间植骨块机械负重，影响骨的再塑，出现假关节、骨质疏松等并发症。这可能与过度坚强的内固定产生的应力遮挡作用有关。使用 PDS 系统降低了内固定的硬度，可允许内固定器械和脊柱功能单位实现负荷分享。有研究表明，PDS 系统能增加椎体前柱和椎体间植骨块的应力传导，避免了应力遮挡现象，有利于成骨和加快椎体间融合。动态融合小部分应力通过器械传导，大部分应力通过椎体间植骨块传导，而能维持其稳定。

PDS 系统能降低固定的硬度，允许固定节段正常生理负荷的传导。种类很多，主要有三类（图 6-8 至图 6-10）：金属棒系统（半硬度稳定：小的固定棒允许较大的运动，铰链螺钉，减震装置）；张力带系统（软固定：Graf 韧带）；联合应用装置。

⑧小结：PDS 系统可用于融合技术，也可用于非融合技术。

历史上，PDS 设计先用于椎体间融合（联合椎体间植骨），但也用于非融合技术（动态固定），导致混淆。

PDS 系统作为半硬度固定装置，有提高融合率的作用，但是，在加强脊柱融合作用方面需要进一步的临床研究，特别是在融合期、融合率、融合质量方面。

PDS 系统也是动态固定装置，用来处理传统融合的不良反应，尤其是减少邻近节段

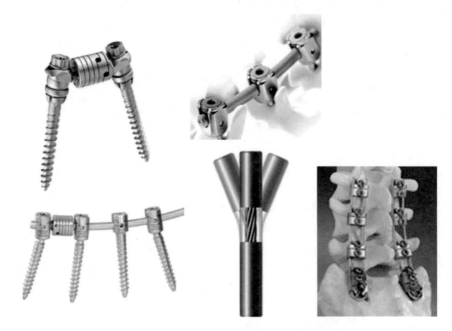

图 6-8　不同的金属棒 PDS 系统（半硬度稳定）

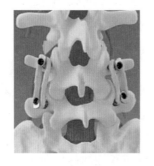

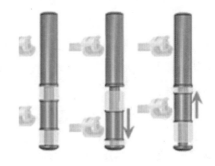

图 6-9　张力带固定 PDS 系统　　图 6-10　金属棒和韧带联合应用示意图
（Graf 韧带）

的退变（通过恢复固定节段的某些运动）。生物力学研究表明，PDS 能限制固定节段的运动，无不稳现象，减少椎间盘的应力，所以可作为治疗椎间盘退变性疾病融合的替代治疗。

PDS 和融合对邻近节段退变的影响需要更长期的研究。

在允许椎体持久运动的情况下，植入物的使用寿命存在争议。PDS 可能可以延迟脊柱融合，但长期不可避免需要进行融合手术。

3. 椎间盘置换手术　在腰椎退变的过程中，由于稳定性的丢失可出现动态椎管狭窄，早期并无明显的解剖畸形，如椎间盘突出、小关节增生、侧向移位等，如果经非手术治疗无效者，可建议后路或后外入路椎体非融合固定手术，不合并小关节骨性关节炎改变者也是全椎间盘置换的指征。

目前多数学者认为腰椎融合术是治疗腰椎间盘退变性疾病的金标准，但它并不是一种完美的手术，没有保留脊柱的生理运动功能，而且目前已经证实腰椎运动节段的融合加快了邻近节段椎间盘及关节突关节的退变。随着对腰椎功能解剖学和生物力学领域深入的研究及假体设计和材料的不断改进，促进了现代人工椎间盘装置的发展并逐渐应用于临床。人工腰椎间盘置换术（artificial disc replacement，ADR）是作为腰椎融合术之外治疗DDD的另一个合理的选择，目的是使退变椎间盘引起的疼痛得到长期缓解，重建椎间隙高度以保护神经组织，保留脊柱运动以避免晚期关节突关节及邻近节段的病变。随着人工椎间盘研究的不断深入，在美国和欧洲的临床应用已证实短期内可以恢复脊柱的运动学和载荷特性，恢复脊柱功能单位的稳定性和运动能力。

（1）禁忌证：①椎体骨折、手术节段不稳定（特别是椎体滑脱），以及其他需要行椎体融合术的疾病；②骨质疏松，骨量减少可能会导致假体下沉、椎体骨折或劈裂；③腰椎退变性骨关节病，诸如明显的关节突关节改变（关节间隙＜5mm）、退变性关节融合和狭窄，其中关节突关节的改变对手术的影响更为严重，因为这不仅会影响包括假体在内的节段性运动，还会导致术后持续性的关节突关节源性的疼痛；④既往有广泛椎板切除的脊柱手术史；⑤既往有严重的植入物排异反应史、广泛的腹腔手术史、腹部肥胖。

（2）手术技术：手术入路主要选择前方入路，以左侧腹膜外入路最佳（L$_5$/S$_1$除外），原因主要是左侧入路可以避免损伤大血管，特别是位于腰椎右侧的下腔静脉，分离和牵拉下腔静脉并不容易。但是对于进行L$_5$/S$_1$椎间盘置换术的男性病人，建议使用右侧腹膜外入路，这是因为盆丛神经通常位于骶骨岬的左前方，如损伤会导致男性逆行射精，因此在暴露L$_5$～S$_1$前方椎间盘的时候，可以将盆丛神经推到对侧以避免损伤（图6-11）。

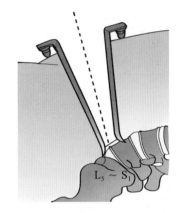

图 6-11　椎间盘置换入路示意图。对于L$_5$/S$_1$，经右侧腹膜外的腰椎前方入路最佳，对于其他节段，左侧腹膜外的腰椎前方入路最佳

暴露好手术节段的椎间盘前方之后，行标准的前路椎间盘摘除，注意不要破坏骨性终板。用撑开钳撑开椎间隙，设计好假体的尺寸后植入假体终板。假体中心的位置通过正位X线透视确定，在冠状面上假体应该位于椎体间隙的中央，在矢状面上假体应该尽可能靠后安放。在确定位置正确后，植入聚乙烯髓核，放开撑开钳，拍片确认假体植入成功，常规关腹。

（3）并发症：报道差异较大，多数文献报道并发症的发生率在10%～40%，在美国的一项随机对照研究发现并发症的发生率在7.3%～29.1%，二次手术率在3.7%～11.4%。

人工腰椎间盘置换术的并发症可以分为普通并发症和特异性并发症。普通并发症包括早期和晚期并发症，它们多与手术入路和手术操作有关，与假体无明显关系，早期并发症主要包括切口问题、大血管损伤、逆行射精、神经损伤和血肿形成，晚期并发症主要是术后切口疝。特异性并发症主要与假体有关，也分为早期和晚期并发症，早期并发症主要包括假体安放位置不佳和下沉，髓核或聚乙烯衬垫移位，同节段退变、邻近节段病及无法解释的术后腰痛。晚期并发症主要包括假体磨损颗粒诱导的骨溶解、骨赘再生、邻近节段病和假体失败（比如假体移位、髓核或衬垫移位、假体下沉）。

最理想的人工腰椎间盘置换的目标包括：病灶切除、疼痛缓解、保留生理性运动、稳定的腰椎生理曲线和保持理想的矢状位平衡。我们还需要更深入地研究腰椎活动范围的特点，这对于发展新的人工椎间盘假体至关重要，因为恢复正常的节段活动是人工椎间盘置换术最重要的目的。假体的材料和设计还需要进一步研究，以便发展、创新人工腰椎间盘假体，改善假体的功能和减少并发症，并最终提高临床疗效。

4.减压、内固定融合手术　单纯的椎管狭窄没有腰椎不稳者，单独的减压手术往往效果良好，但是影像学检查有明显证据证明有腰椎不稳者，如在动力 X 线检查时，侧位（过曲、过伸位）可见椎体的滑移或前后位可见侧向滑移者，应该考虑融合手术。有不稳的病人接受单独减压手术，可能会因为手术中棘上韧带、棘间韧带、黄韧带、小关节突等结构的切除使稳定性遭到进一步破坏，而导致继发性腰痛等症状。即使手术前没有不稳的病人，手术中小关节突切除超过 50% 或关节突切除可能导致医源性的不稳，需要进一步的融合手术治疗。椎管狭窄合并退变性滑脱和侧弯者，建议减压的同时行固定融合术，融合有助于提高疗效，而且防止畸形进展。

近年来减压内固定融合手术广泛应用于脊柱退变性疾病的治疗，融合的方法有后外侧原位融合、后路或前路的椎体间融合及环形融合等多种手术方法。目前临床使用最多的融合手术是减压椎弓根螺钉内固定椎体间融合，已经成为治疗腰椎退变性疾病的标准手术。在考虑减压、椎弓根螺钉固定椎体间融合手术必须注意以下几个问题。

（1）融合的必要性：腰椎管狭窄者融合不是必须的，只有少数有明显节段不稳者需要融合，如果合并滑脱或侧弯者，同时行融合手术不仅能提高疗效，而且防止腰椎不稳和畸形的进一步发展。

（2）邻近节段退变：邻近节段退变是多因素作用的结果。但有明确证据表明：腰椎融合手术后会加快邻近节段的退变。腰椎减压融合手术时应尽可能保留腰椎的后部结构、维持矢状位的平衡有利于减少邻近节段的退变。

（3）如何获得最好的腰椎前凸：腰椎前凸对维持脊柱的矢状位平衡具有重要意义，腰椎融合时应该有效恢复腰椎的前凸。手术中病人的体位、脊柱的松解、内固定器材的合理使用、椎体植骨或骨替代材料及手术方式的选择都是影响腰椎前凸的关键技术。俯卧位腰椎融合手术时，应保持病人平卧在手术台上，并保持髋关节无屈曲。仰卧位时，应在腰椎后部适当垫高。手术中应该彻底松解，撑开椎间隙，必要时切除下关节突。手术合理预弯固定棒、合理使用复位技术。植骨块或骨替代材料应该有效维持椎间隙的高度。

（4）植骨或骨替代材料选择：自体骨仍然是椎体间融合的最佳材料，因为内含有大量的成骨细胞、成骨诱导因子和诱导成骨的基质。人工骨、骨形成蛋白、合成材料也大量应用于椎体间融合，并起到良好的效果。合理地选择置入材料、融合床的准备、生物力学的稳定都是影响融合的关键因素。

（5）手术方式的选择：腰椎融合手术方式很多，各有优缺点，如前路融合能有效恢复腰椎前凸，但往往需要联合后路减压或椎弓根螺钉内固定，后路融合（PLIF）对神经根的牵拉比较大，对再次手术者前路融合手术更为有利。外科医生应该根据病人的具体情况选择自己熟悉的、最适合的手术方式。

第七节　护　　理

1. 手术前护理

（1）心理护理：一般来讲，脊柱手术对患者及其家属是个比较大的手术，患者与家属在决定手术时顾虑较重。护士应积极联系经管医生，为患者及家属详细介绍拟行手术的目的、方法、麻醉及可能出现的情况、术前术后的配合等，消除患者的疑虑，增强患者的信心。

（2）术前训练：腰椎手术前常规的训练包括俯卧位、床上排便和肢体活动训练。其训练的目的和具体方法同颈椎手术。

（3）腰椎前路手术患者术前饮食管理，预防术后胃肠道反应，如肠麻痹、肠胀气、呕吐等，术前 3d 开始进半流质饮食，术前 1d 流质，术前晚上灌肠，清除肠道内的粪便。

2. 手术后护理

（1）病情观察：术后平卧 6h，并禁食禁水，定时观察患者的血压、脉搏、体温、呼吸等，直至病情平稳，一般每小时观察 1 次，连续 6h。给予持续吸氧。术后由于机体对手术创伤的反应，患者体温可略升高，临床称之为外科吸收热，一般不超过 38℃，若持续不退或 3d 后仍发热，应考虑其他问题。术后尤其应注意患者排尿情况，尽量鼓励患者床上排尿，对于膀胱胀又不能自行排尿的患者，应及时导尿。前路手术患者，还应注意观察患者的排气排便情况，有胃肠减压者，做好胃肠减压护理，肠蠕动恢复，肛门排气后停止胃肠减压。饮食从流质、半流质到普食逐渐过渡。

（2）体位：腰椎手术后患者多采用仰卧位，对于后路手术的患者仰卧位对伤口局部能够起到压迫作用，可以预防和减轻局部渗血和渗液。术后 6h 后，如无特殊禁忌，可以翻身，侧卧位。

（3）观察肢体感觉运动：可了解脊髓受损恢复情况，特别是术后 24～48h，一般第一个 24h 每小时观察一次，以后改为每 2 小时观察 1 次，发现异常及时通知医生。由于手术创伤的应激，脊髓本身及周围组织易出现反应性水肿，特别是术后 24h 内，可给予地塞米松注射液 20mg 和呋塞米注射液 20mg 静脉滴注，或者 20% 甘露醇 250ml 静脉滴注，以减轻其反应程度。术后预防性用甲泼尼龙 500mg 或 1000mg 对减轻脊髓肿胀改善术后脊髓功能恢复有一定帮助。

（4）伤口护理：除了应用抗生素外，对伤口的保护更为重要。保持伤口局部清洁干燥，渗血、渗液多时，及时更换敷料。留置引流管者，保持管道通畅，观察引流的色、量、质，做好记录。术后引流血性液较多时应注意排除活动性出血，监测血压、血容量，必要时应用止血敏、止血芳酸或立止血等促进止血。术后 24 ~ 72h，引流量少于 50ml 即可拔管。

（5）制动与活动：腰椎手术以后需要卧床休息，下床活动时必须戴腰围，以固定腰部，限制腰椎活动，减轻疼痛。拆线后，一般采用腰围或石膏腰围固定 3 个月。

（6）肢体功能训练：腰椎手术后，应鼓励患者早期进行床上肢体功能锻炼。术后 24h 即可在医生指导下进行直腿抬高训练，抬腿由低到高，次数由少到多，每天 2 ~ 3 次，每次 20 ~ 30min。既可以防止肌肉失用性萎缩，又可以预防神经根粘连。

（7）腰背肌锻炼：根据患者具体情况，选择合适的腰背肌锻炼方法，术后 5 ~ 6d 开始，一直坚持到离床活动以后，对于改善腰背肌力量，提高腰椎稳定性有很好的作用。

3. 并发症预防与治疗　腰椎滑脱症、腰椎间盘突出症、腰椎管狭窄症经适当的非手术治疗，多数患者能缓解症状，改善生活质量。10% ~ 20% 的患者由于局部压迫较严重而需手术治疗。目前大量的资料证明，手术治疗具有良好的效果。总体而言，三者若能得到正确的治疗和调护，其治疗效果较为理想。

（1）感染：伤口感染的临床观察和护理与其他腰椎疾病术后相似。当患者术后腰部颈椎痉挛样疼痛，并伴有体温升高，血常规改变时，要高度怀疑是否有椎间隙的感染。

（2）渗血和血肿：腰椎手术后应注意观察伤口渗血和引流情况，注意性质和量，并结合患者的生命体征变化综合判断。对于一些大手术，如Ⅲ度或Ⅳ度腰椎滑脱内固定、脊柱侧弯矫正术等，因手术创伤大，伤口出血多，易损伤大血管，应严格观察生命体征和渗血、出血情况，注意倾听患者主诉，发现异常，及时报告医生处理。

（3）脑脊液漏：临床观察处理与其他腰椎术后相同。

（4）植骨块滑脱：根据压迫部位和程度，多表现为下肢麻木、疼痛等。术后翻身应注意保持脊柱轴线，防止腰部扭曲。起床活动前，一定按医嘱佩戴腰围。

4. 养护　由于腰椎滑脱症、腰椎间盘突出症、腰椎管狭窄症三者的诱发因素多为过劳、外伤，故平时应注意腰部的保护、腰肌的锻炼，尽量避免长时间的劳作和腰部的受力。

主要参考文献

［1］ Pinheir-Franco JL，Vaccaro AR，Benzel EC，et al. : Advanced Concepts in lumbar Degenerative Dick Disease.New York，Dordrecht，London：Springer Heidelberg，2016.

［2］ Gornet MF，Schranck F，Wharton ND，et al.Optimizing success with lumbar disc arthroplasty. Eur Spine J，2014，23：2127-2135.

［3］ Tropiano P，Huang RC，Girardi FP，et al.Lumbar total disc replacement. Seven to eleven-year follow-up. J Bone Joint Surg Am，2005，87：490-496.

［4］ Spalski M，Gunzburg R，Maye M. Spine arthroplasty：a historical review.Eur Spine J，2002，11（Suppl 2）：65-84.

［5］ Mannion AF，Denzler R，Dvorak J，et al. Five –year outcome of surgical decompression of the lumbar spine without fusion. Eur Spine J，2010，19（11）：1883-1891.

［6］　Vital JM，Boissière L.Total disc replacement. Orthop Traumatol Surg Res，2014，100：S1-S14.

［7］　Bisseling P，Zeilstra DJ，Hol AM，et al：Metal ion levels in pa-tients with a lumbar metal-on-metal total disc replacement：should we be concerned? J Bone Joint Surg Br，2011，93：949-954.

［8］　Gunzburg R，Mayer M，Sspalski M，et al. Arthroplasty of the spine：the long quest for mobility. Introduction．EurSpine J，2002，11（SuppI2）：63-64.

［9］　Bertagnoli R，Yue JJ，Shah RV，et al. The treatment of disabling single-level lumbar discogenic low back pain with total disc arthroplasty utilizing the Prodisc prosthesis：a pro-spective study with 2-year minimum follow-up. Spine（Phila Pa 1976），2005，30：2230-2236.

［10］　Blumenthal S，McAfee PC，Guyer RD，et al.A prospective，randomized，multicenter Food and Drug Administration investigational device exemptions study of lumbar total disc replacement with the CHARITE artificial disc versus lumbar fusion：part I：evaluation of clinical outcomes. Spine （Phila Pa 1976），2005，30：1565-1575；discussion E387-E391.

［11］　Verhoof OJ，Bron JL，Wapstra FH，et al.High failure rate of the interspinous distraction device（X-Stop） for the treatment of lumbar spinal stenosis caused by degenerative spondylolisthesis. Eur Spine J，2008，17（2）：188-192.

［12］　Barrey CY. Dynamic instrumentation for fusion with Isobar TTL：biomechanical and clinical aspects. Argospine News J，2010，22（2）：62-66.

［13］　Tropiano P，Huang RC，Girardi FP，et al.Lumbar total disc replacement. Seven to eleven-year follow-up. J Bone Joint Surg Am，2005，87：490-496.

［14］　Park CK，Ryu KS，Jee WH.Degenerative changes of discs and facet joints in lumbar total disc replacement using ProDisc II：minimum two-year follow-up. Spine（Phila Pa 1976），2008，33：1755-1761.

［15］　Park CK，Ryu KS，Lee KY，et al.Clinical outcome of lumbar total disc replacement using ProDisc-L in degenerative disc disease：mini-mum 5-year follow-up results at a single institute. Spine（Phila Pa 1976），2012，37：672-677.

［16］　Gornet MF，Schranck F，Wharton ND，et al.Optimizing success with lumbar disc arthroplasty. Eur Spine J，2014，23：2127-2135.

［17］　Zigler JE，Glenn J，Delamarter RB.Five-year adjacent-level degenerative changes in patients with single-level disease treated using lumbar total disc replacement with ProDisc-L versus circumferential fusion. J Neuro-surg Spine，2012，17：504-511.

［18］　van den Eerenbeemt KD，Ostelo RW，van Royen BJ，et al.Total disc replacement surgery for symptomatic degenerative lum-bar disc disease：a systematic review of the literature. Eur Spine J，2010，19：1262-1280.

第 7 章　腰椎滑脱症

脊椎滑脱（spondylolisthesis）为先天因素、退行性变或外伤等使上位椎体及椎弓根、横突和上关节突一起在下位椎节上方向前（或向后）移位者，腰椎最为常见，由此引起一系列临床症状者，称为腰椎滑脱症。脊椎滑脱最早由比利时妇产科医生 Herbiniaux 描述，Kilian 于 1854 年对其命名。Robert 于 1855 年后证实本病的病因为椎弓崩裂。因而后来又称之为"椎弓崩裂"。1930 年，Junghams 提出无椎弓崩裂的假性滑脱，1955 年 Newman 确认该类假性滑脱是由腰椎退变所致。在此基础上，Newman 于 1963 年将本病病因分为六类，即先天性小关节发育不良性、椎弓崩裂性、急性创伤性、退变性、病理性及医源性。

脊椎滑脱的患病率因种族、地区及职业而异。在我国，其患病率 4.7% ~ 5%，美国为 5.8%，欧洲人患病率与之相似，但爱斯基摩人却高达 50% ~ 60%。运动员的患病率较高，据统计我国 555 名运动员中腰椎椎弓崩裂的发生率为 20.7%。脊椎滑脱多为单发，多发者极少，发生部位以腰 5 最多（占 75% ~ 80%），腰 4 次之（占 17% ~ 20%），极少数发生于腰 3（占 3% ~ 5%）。需要明确的是脊椎滑脱不等于腰椎峡部崩裂，后者系指由各种因素导致的椎体与椎弓根或关节突骨质连续性的中断，其为引起腰椎滑脱的重要原因之一。

第一节　脊椎滑脱的病因与病理

一、脊椎滑脱的病因

1. **创伤**　急性外伤，尤其是后伸性损伤可产生腰椎峡部骨折，在引起外伤的作用力的作用下，以及由于腹部、腰部肌肉力量不均衡，即可发生上位椎节在下位椎节上的滑移，即形成腰椎滑脱。这种腰椎滑脱多见于竞技运动现场或搬运工中。其发生部位以第四腰椎或第五腰椎为多见，偶见于其他椎节。

2. **先天遗传性因素**　腰椎在发育时除在椎体处有一个骨化中心以外，每侧椎弓还有两个骨化中心，其中一个发育为上关节突和椎弓根；另一个为下关节突、椎板和一半棘突。若椎弓两个骨化中心之间发生不愈合，则可形成先天性峡部不连。当开始行走之后，由于站立、负重等因素，发生不连的两部分之间可发生移位，尤其是双侧者，从而使上方的脊椎向前滑动,发生骨脊椎滑脱。除了典型的椎弓不连外,椎弓峡部亦可出现发育短小,或上、或下关节突发育低平,在后天退变及负重等因素影响下,使脊柱发生移位,形成滑脱。此种先天性病因,亦多具有遗传倾向,同一家族发病较多。种族因素也很明显,如爱斯基摩人的发生率高达 60%,而一般人的发生率为 5% ~ 5.7%,此种疾病常伴有其他腰骶部畸形,如腰椎骶化、骶椎腰化、隐性脊柱裂等。

3. **慢性劳损**　有学者认为腰椎滑脱患者大部分系慢性劳损或应力性损伤引起腰椎峡部疲劳骨折所致。人在站立位时,下腰椎承受大部分体重。以腰 5 的椎节为例,由于腰椎生理曲度的存在,腰 5 椎体与人体纵轴有一夹角,上段脊椎传到腰 5 的下行负重力分两个分力:一个为向下作用于椎间关节的挤压分力,另一个为向前作用于峡部导致脱位的分力。后者使骨质结构相对薄弱的峡部,容易被拉长及断裂。腰骶关节是躯干前屈后伸活动的枢纽,加上腰骶椎本身的生理前凸,使下腰椎处于转折点的交界处,所承受的力量最大。特别是某些体力劳动者、舞蹈演员及运动员等,更增加了下腰部椎弓部位损伤的可能性。腰椎仰伸时,抵抗力作用于下关节突,以致关节突间承受牵拉力,而上部则为压缩力。腰 5承受的应力最大,其次是腰 4,故临床上腰椎滑脱以腰 5 最大,腰 4 次之。

4. **退变性因素**　腰椎序列的维持,除了与椎间盘、纤维环、韧带结构有关外,更重要的是与上下关节突(包括其周围的关节囊)组成的"骨钩"由"钩部"及"锁扣部"两部分构成。钩部包括上位椎弓根、关节突间部、下关节突的关节面;锁扣部即下位椎节上关节面。骨钩可以对上位椎节沿下椎位的终板斜面向前滑脱的趋势。正常情况下"骨钩"结构与椎节周围韧带组织一起,足以维持腰椎序列。人体在成年后,即开始同时出现退变表现。尤其在小关节发育从冠状面趋于矢状面的排列时,这种锁扣作用下降,加之中、老年人椎间盘退行性变性,骨核水分减少,高度降低,弹性减退,以致椎间隙狭窄的椎间韧带松弛,从而易导致腰椎不稳而产生退变性腰椎滑脱。此时峡部可以正常而无崩裂,而其滑脱方向即可表现为向前滑脱,也可表现为向后滑脱。成为反向滑脱。

二、腰椎滑脱的好发因素

1. **肥胖**　肥胖人群中发生腰椎滑脱的比例高于普通人群,尤其是中年女性。肥胖本身增加了下腰椎的负载,另外腹部脂肪堆积及在孕期也导致负载重心前移,与腰椎之间力臂增大,使下腰椎有前倾倾向,容易发生腰椎滑脱。

2. **腰骶角增大**　欧洲人种臀部后翘,腰骶角增高,增加了腰骶前滑的趋势,易致上位椎体的滑脱。

3. **腰椎骶化**　在腰椎体骶骨化的患者中,发生腰椎(腰 4)滑脱者较多见,可能的原因是腰 5 骶骨化后,腰 4/5 椎间隙载荷增大所致。

4. **髂横韧带增厚**　髂横韧带又称髂腰韧带,其纤维起自腰 5 横突的后外侧,另有一部分纤维起自腰 5 横突的下方,止于髂骨翼。该韧带的作用为对第 5 腰椎起辅助固定作用,如该韧带过于强大(腰 5 横突过长时,见于髂骨化者),则腰 5/ 骶 1 相对固定,从而可导致腰 4 椎体更易滑脱。

5.腰 5 椎体位置异常　腰 5 椎体相对于髂骨的位置异常亦是引起腰椎滑脱的一个好发因素。腰 5 低位（髂嵴连线经过腰 4 椎体的上半部分）或腰 5 椎体高位（髂嵴连线经过腰 5 椎体的中部以下）的人群，发生腰椎滑脱的概率增大。

三、腰椎滑脱的分类

对腰椎滑脱症认识是自一个半世纪以前逐渐演变而来的，其分类亦经过很多更改。早期将腰椎滑脱与峡部崩裂等同视之，后随着研究的深入，发现引起腰椎滑脱的因素并非单一，目前将其分为六类。

1.先天性发育不良型　由于腰椎峡部先天性发育过细或小关节高度过小，小关节面趋于水平及排列近矢状位，使腰椎后部的"骨钩"结构力量薄弱或消失。患者年轻时即可发病，影像学上椎弓根峡部并无完全断裂，有些病人可同时伴有隐裂等畸形。上位椎体在下位椎体上滑移程度一般较小，但可随年龄的增长而变得明显，患者腰骶角有增大。Wiltse 将该型腰椎滑脱分为三型。

A 型：小关节突呈水平方向（即发育低平）；

B 型：小关节排列呈矢状位；

C 型：伴有其他的腰骶段畸形。

2.峡部崩裂型　峡部断裂可为单侧或双侧，其表现形式有两种，一为峡部分离型，指峡部由于过度疲劳骨折而分离或吸收，多见于 50 岁以下者；X 线片上可显示峡部假关节形成，断裂部分可能有硬化骨。上位椎体在下位椎体上的滑移程度不等，可以无移位，亦可表现为Ⅲ度以上的重度移位。另一形式为峡部细长，由于椎弓峡部重复发生微骨折，并不断愈合，在承载状态下骨折和修复交替，使得峡部逐渐延长并较薄弱，当载荷超过其承受能力时则转变为分离型。

3.创伤性滑脱　系外伤引起，"骨钩"复合体骨折后，使得上一椎节在下一椎节上滑移，但此型更多的是指由于椎弓根、小关节的骨折而导致的滑脱，如骨折部位恰好位于上下关节突之间的峡部，则表现为典型的峡部崩裂。X 线平片上显示断裂部位多无硬化骨出现，系新鲜骨折。

4.退变性滑脱　由退变因素引起，多在中年以后发病，以长期从事站立性体位工作或强度较大工作者及女性肥胖者多见。腰 4 多发，患者椎弓峡部完整，但往往有小关节排列异常，伴明显的椎间盘退变，椎间狭窄，小关节处可有骨质增生。上位椎节在下位椎节上方向前滑移，一般滑脱程度较轻，通常小于 30%。

5.病理性滑脱　骨钩部位的炎症、肿瘤等病变均可导致腰椎滑脱。除了滑脱征象外，尚有其他病变的病理改变。

6.医源性滑脱　主要由于腰椎手术后所产生的不稳，久而久之产生滑脱。患者多有外科手术史及影像学上显示腰椎后部结构缺失。

四、腰椎滑脱分度及测量

1. **分度判定**　临床上有多种方法用于滑脱程度的判定，其中较为常用的是 Meyerding 分度法。其将下位椎体上缘分为四等份，分为以下四度。

Ⅰ度：指椎体向前滑动不超过重建矢状径 1/4 者。

Ⅱ度：超过 1/4，但不超过 2/4 者。

Ⅲ度：超过 2/4，不超过 3/4 者。

Ⅳ度：超过椎体矢状径 3/4 以上者。

临床实践中另一常用且更加精确的方法是椎体滑移距离除以其下位椎体上终板矢状径的百分数表示。滑脱超过 5% 方能诊断为滑脱，滑脱 5% ~ 25% 为Ⅰ度；滑脱 26% ~ 50% 为Ⅱ度；滑脱 51% ~ 75% 为Ⅲ度；滑脱大于 75% 者为Ⅳ度，而椎体移滑至下位椎体前方，呈完全“脱位”状态为Ⅴ度滑脱。

2. **常用数据测量**　一些测量指标可反映腰椎滑脱的进展趋势，包括如下几种。

（1）骶骨倾斜角：即骶骨后缘线与人体纵轴垂线的夹角，此角越大，骶骨前倾越大，滑脱程度越重。

（2）骶骨角：也即骶骨水平角，为骶骨上缘与水平线之间的夹角，滑脱越重者，此角度越大。

（3）滑脱角：腰 5 上终板与骶 1 上终板之间的夹角，角度越大，滑脱程度越重。

（4）矢状面滚动角（sagittal roll）：即腰 5 前缘线与骶骨后缘线之间的夹角，角度越大，滑脱程度越重。

（5）腰椎指数：指滑移椎体后缘高度与前缘高度之比，滑脱越重者，该值越小。

（6）腰椎前凸角：即腰 1 椎体上缘线与腰 5 椎体上缘线之间的夹角，角度越大，腰椎曲度越大，滑脱程度越重。

五、腰椎滑脱的病理

1. **椎弓峡部变化**　椎弓崩裂后，上关节突、横突、椎弓根、椎体作为上部向前移位，而上下关节突、椎板、棘突作为下部，两者在峡部失去正常骨性联系，产生分离，形成假关节，其间隙被纤维结缔组织和软骨样组织所填充、此种纤维结缔组织塑形较好，接近正常的韧带组织结构。腰部前弯时，上部则与上方腰椎一并向前弯，下部则因背伸肌伸缩及后方韧带的牵拉使活动度较小。而当腰部后伸时，则下部受到挤压力作用，以致峡部崩裂不易愈合。

2. **脊椎滑脱**　正常腰骶角的存在使腰 5 有向前下方滑动的倾向，由于“骨钩”结构作用，其下方的骶 1 上关节凸抵消了这种前滑趋势，腰骶椎间的椎间盘也是阻挡其向前滑动的重要结构。当峡部崩裂，尤其双侧峡部崩裂时，如同时有椎间盘退行性变性，则易发生脊椎滑脱。滑脱产生后，躯干的重心发生改变，使腰部前凸增加，腰骶部过度后凸，从而使向前滑移的力量更加增大。

人体正常"骨钩"结构中，只要有一个环节出现问题，即可引起椎体滑脱，如 2 ～ 3 个因素相加，则必然引起滑脱；其滑脱轨迹系先为水平移位，再呈阶梯样向下节椎骨前下方滑脱。

3. 继发性改变　受峡部崩裂及腰椎滑脱的影响，加上年龄的增长，病变椎节退行性变化趋于明显，影像学上可见椎间隙变窄、终板骨硬化及椎间孔的狭窄等病理改变。因而在腰椎滑脱患者中，不但中央椎管狭窄（尤其退变性滑脱），而且极易合并神经根管狭窄，出现神经根受压的病理改变，此种马尾及神经根的受压除了上述退变因素外，断裂峡部的纤维组织增生和软骨化亦十分重要，临床上可出现明显的神经根刺激和受压症状。

第二节　腰椎滑脱症的临床表现与诊断

一、腰椎滑脱症的临床表现

由于腰椎滑脱病理改变的多样性，使得其临床表现较为复杂，既有滑脱本身带来的局部症状，也有滑脱后继发性病理改变导致的神经症状。

1. 症状

（1）疼痛：腰椎滑脱早期不一定有临床表现，部分患者可表现为下腰部酸痛不适，部位较深在，可位于腰骶正中，也可偏向一侧。程度大多较轻，多于劳累后加剧，也可因轻度外伤开始。适当休息或服镇痛药以后多有好转，故病史多较长。到了疾病的中期以后，腰痛即从最初的间歇性转为持续性，严重者影响正常生活，休息亦不能缓解。腰背部疼痛可同时向骶尾骨、臀部或大腿后侧放射。若合并腰椎间盘突出或侧隐窝狭窄，则可表现为坐骨神经痛症状。

腰痛的原因主要是由于崩裂峡部局部的异常活动或纤维组织增生刺激周围神经末梢所致。亦可因局部异常活动刺激脊神经后支的分支，通过脊神经前支出现反射痛（窦 - 椎反射）。若脊椎滑脱严重，可能压迫神经根或马尾神经导致下肢放射痛，但较少见。另外，腰椎滑脱后产生的椎间盘退变，也可产生下腰痛症状。

（2）腰椎不稳及下坠感：患者多有腰部酸胀及下坠感。多主诉腰部无力，难以支撑躯体，尤其是较久站立或行走之后。患者常扶腰而行，久站后即想坐下或平躺休息。此主要由于人体载荷传递至下腰部后，在椎弓部位传递失去联系性之故。另外，退变性因素导致的腰椎椎间关节松动亦是产生不稳的原因。

（3）下肢神经症状：主要由于局部椎节松动导致对神经根的刺激引起，或通过窦 - 椎反射出现的假性根性症状，其特点是平卧后即消失或明显减轻。当然，腰椎滑脱后继发性瘢痕组织增生刺激或压迫，侧隐窝狭窄及椎间孔狭小均可导致根性疼痛或马尾神经受压症状，多为相应水平的出口根，行走根压迫相对较轻，除非退变性滑脱，临床上真正马尾神经受压则比较少见。

2. 体征 腰椎滑脱较轻者通常体征不多，尤其是在卧位行检查时。体检时仅在棘突、棘间或棘突旁略有压痛，但峡部崩裂者多有深部叩击痛。腰部活动可无限制或略有受限、骶骨及臀部其他检查多无异常体征。

已出现明显腰椎滑脱者，可出现腰向前凸、臀向后翘、腹部下垂及腰部变短的特殊体征，此时滑脱椎节下位椎体的棘突后凸，而其上方的棘突前移，两者不在一个平面上。局部可有凹陷感及台阶感，骶骨后凸增加。腰骶棘突间压痛，背伸肌多呈紧张状态。腰背局部可有深叩痛，严重者纵向叩击痛亦可呈阳性。腰部活动均有不同程度受限，下肢活动、感觉及腱反射多无异常。当合并有椎间盘突出及腰椎管狭窄时，可有其相关的临床体征。

二、腰椎滑脱症的影像学表现

1. X 线表现 本病的诊断及程度判断主要根据 X 线片检查。凡拟诊本病者均应常规拍摄正位、侧位、过伸过屈侧位及左右斜位片。最好摄站立位片，摄斜位片时应注意拍摄角度并标明侧别，以有助于区分椎弓崩裂属哪一侧。

（1）正位片：常规腰骶段正位片一般难以直接显示椎弓崩裂或滑脱症；但滑脱明显时，滑脱椎体与下体椎体边缘可出现重叠线，此又称为 Brailsford 弓形线。正位片上还可观察到椎间隙退变、狭窄等征象，同时能排除其他引起腰痛的因素，有助于诊断及鉴别诊断。

（2）侧位片：椎弓峡部裂型可于病节椎弓根后下方处显示一条由后上方斜向前下方的透明裂隙；先天发育型则可显示峡部变得细长；创伤性则可显示椎弓根或小关节部位的骨折及椎体滑脱征象。另外，侧位片上还可发现椎节的移位及松动等，上、下位椎节前缘线、后缘线常中断、不连续（图 7-1）。

（3）斜位片：腰椎左右斜片对腰椎滑脱症的判定临床意义较大。拍摄时，须将投照球冠倾斜 40°～45° 摄片，可获得一幅清晰的椎弓峡部图像（图 7-2）。此图像恰好貌似一哈巴狗影像，狗样影像各部位代表不同的脊椎骨性解剖标志：

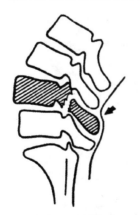

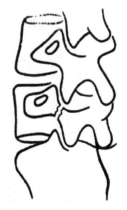

图 7-1 椎弓崩裂伴脊椎滑脱（侧位）
第四腰椎椎弓崩裂，伴第四腰椎椎体向前滑脱，箭头示棘突后缘曲线异常

图 7-2 椎弓崩裂（斜位）示第五腰椎峡部带状裂隙

狗嘴——同侧横突；

狗耳——上关节突；

眼睛——椎弓根纵断面；

狗颈——椎弓峡部或关节突间部；

身体——同侧椎板；

狗腿——前腿为同侧、后腿为对侧下关节突；

狗尾——对侧横突。

当椎弓崩裂时，峡部可出现一带状裂缝，酷似在狗颈上戴了一根项圈，此典型征象又被称为"狗带项圈"征。"项圈"越宽，表示峡部间距越大，椎体滑脱的距离也越大。甚至出现犹如狗头被"砍断"的征象。先天性崩裂者，裂缝两端骨质密度增加，有骨质硬化带，表面光滑，多出现典型的假关节征。急性椎弓崩裂者于早期则显示清晰的骨折线，但在后期亦有部分病例形成假关节。

（4）动力性侧位片：通过拍摄侧位腰骶椎过伸与过屈位 X 线片，可观察椎节的稳定性及椎节的松动度。此动力片可判断患者滑脱处于稳定期还是非稳定期，对于选择治疗方案有参考意义。

2. CT 扫描及磁共振（MRI）　一般情况下，前述的正、侧、斜位 X 线片已可确诊。但对于 X 线片显示欠佳者，如骶骨位置较高，遮挡腰 5 椎弓影像者，行 CT 扫描可以显示断裂的峡部，CT 三维重建则能清晰地显示椎弓峡部及椎管大小。合并神经症状者，MRI 有助于判断神经受压情况，有助于判定是否需要减压（图 7-3）。

三、腰椎滑脱症的诊断

本病诊断比较容易，但应注意，该病的诊断过程也是对滑脱程度的判定过程，从而有助于进一步选择治疗方案（图 7-4）。本病诊断主要根据如下。

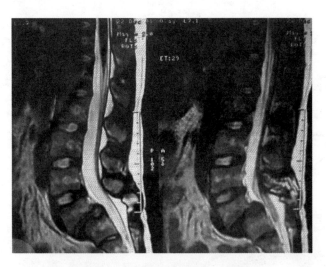

图 7-3　MRI 显示 L$_5$ 椎体 II 度滑脱

（1）临床表现：包括腰背部酸痛、下坠感及触诊可扪及台阶感等。

（2）X 线片：应包括正、侧、左右斜位及动力位片，基本可明确诊断。

（3）CT、MRI 等：对显示断裂的峡部及判定是否合并椎管狭窄及椎间盘病变，决定治疗方案有较大意义。

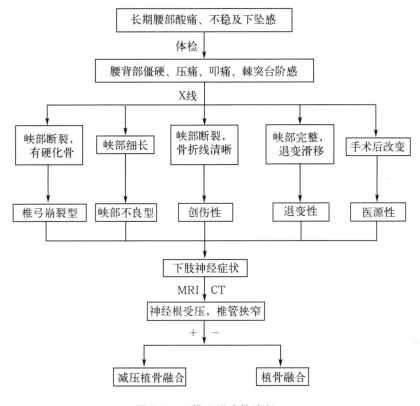

图 7-4　腰椎滑脱症的诊断

第三节　腰椎滑脱症的治疗

一、治疗

除了少数无症状型的腰椎滑脱之外，大部分的腰椎滑脱患者都需要治疗。尽管目前出现了很多的手术治疗新方法，但腰椎滑脱的非手术治疗仍占主导地位。它既可以作为一种单独、有效的治疗手段，也可以作为手术治疗的术前准备和术后补充治疗方法。

1.非手术治疗原则　腰椎滑脱的非手术治疗是有效的，但应遵循一定的治疗原则。

（1）非手术治疗方案应个体化：应根据不同的患者、不同的病理、不同的病程选择相应的方法，以腰背部酸痛为主要症状者，可行卧床休息及支具治疗。而如已合并神经压迫症状，则还应给予保护及改善神经功能的药物。

（2）非手术治疗应采取综合措施：患者可同时采取支具、理疗及药物治疗中的一种或数种，以增强其总体疗效。

（3）非手术治疗应正规、足够疗程：非手术治疗应疗程足够（至少数月），如其确实无效，才转为手术治疗。

2. 腰椎滑脱症非手术治疗的适应证　非手术治疗适用于单纯崩裂、无明显滑脱、临床症状较轻微者。大多数的椎弓崩裂、脊椎滑脱患者，尤其因慢性劳损所致者，可以长期停留在轻度滑脱的程度，只有少数腰痛症状持续、反复发作或非手术治疗无效者才适应外科手术治疗。另外，非手术治疗亦可适应于选择手术治疗但又无条件立即行手术者，以及手术治疗后局部仍残留症状需要康复治疗者，年老无条件施行手术治疗者，只能选择非手术治疗。

3. 非手术治疗方法

（1）腰背肌、腹肌锻炼：对增加腰椎的稳定性最为重要，可鼓励患者在症状非发作期选择腰背肌锻炼。

（2）腰部支架或腰围：除保护作用外，可不同程度减小腰部负荷而达到减轻症状之目的。

（3）避免腰部外伤、重负荷及剧烈运动：有助于防止病变发展，尤其已经出现椎节滑脱者。

（4）对症处理：可采取腰部理疗、按摩，必要时给予解痉镇痛药物等，但一般不主张进行推拿。

二、手术治疗

（一）腰椎滑脱症手术治疗的基本原则

腰椎滑脱的外科手术治疗方法很多，随着人们认识的深化，手术方法的不断改进，以往应用过的 Hibbs 椎板融合术、大块"H"形植骨融合术、Watkins 后外侧融合术等，由于疗效欠佳，现已逐渐为其他术式所取代。手术方法可分后路、前路及前后路联合手术三大类，但基本原则一致。

（1）稳定：在适度复位的基础上进行植骨融合并辅以相应的内固定以保持病变椎节的稳定。随着各种脊椎内固定器的发展，可使复位以后的脊柱稳定性得到增强并维持，从而提高植骨融合成功率，缩短术后康复时间。因此，各种新型内固定器材的应用是近年来本症治疗的一大进步。

（2）复位：腰椎滑脱是否需要复位至今仍有争议，复位可以恢复腰骶部的生物力学性能，恢复脊柱三柱结构的连续性，解除椎管及椎间孔的狭窄，改善外观。但由于病程已久，脊椎骨间的椎间盘组织及周围的韧带结构已适应滑脱状态，因而欲求完全复位实非易事。加之原有解剖结构已发生改变，并且产生新的排列组合关系，尤其滑脱较重者，易出现并发症。对此类病例则不必强求复位。否则，即使勉强复位，术后亦有可能再滑脱，尤其是内固定强度不足及手术技术不到位者。因而我们主张进行适度的复位，即尽量利用椎节本身软组织结构进行复位。椎间融合器的使用,借助于椎体间纤维环及韧带的张力,达到"牵张—复位"效应。在恢复椎间高度的同时,也可同时部分恢复椎节序列,是一种比较理想的适度的复位方法。

(3) 减压:一般而言,有神经压迫症状者方需要进行手术减压。但临床中发现,神经症状包括两种:一种是局部不稳而引起刺激症状,另一种为真正的神经压迫所引起。对于前者,随着椎节的复位及稳定,症状则可以缓解,因而无须减压。

(二) 腰椎滑脱症的手术疗效评定标准

优:植骨融合良好,内固定或植入物确实;患者无腰腿痛和神经损害体征,腰部活动功能接近正常,患者可恢复原来工作。

良:合良好,植入物满意,患者一般状态佳,唯自觉腰或下肢轻微酸痛,但无神经损害体征,腰部活动功能轻度受限,能从事一般劳动。

中:植骨融合尚好,内固定尚可,平日有轻度腰痛或腿痛,有轻微神经损害体征,腰部活动裸游受限,能坚持一般轻体力工作。

差:植骨未融合,内固定欠满意,腰腿痛或神经损害体征未减轻,腰部活动明显受限,不能从事一般性工作。

(三) 腰椎滑脱症的手术疗法

1. 腰椎滑脱症的后路手术

(1) 单纯后路植骨融合术

①适应证:是要适应于无移位之椎弓崩裂或无明显症状的轻度腰椎滑脱者。

②手术方法

棘突间"H"形植骨术:常规显露腰椎棘突及椎板后,辨认拟融合椎节上下的棘突。剔除两棘突之间的棘间韧带、棘上韧带,修剪上位椎节棘突下缘及下位椎节棘突上缘的骨皮质。去除相邻椎板间隙的软组织,并去除椎板外层骨皮质。自髂骨嵴后方取一大块骨块,剪成 H 形嵌于相邻椎节棘突间,使髂骨骨松质骨面与椎板面相接触,并嵌紧。为防止骨块滑落,可辅加螺钉或软钢丝结扎固定。

横突间植骨融合术:同样显露腰椎后部结构,沿两侧小关节突外侧的横突根部向外剥离,显露移位椎间隙上下相邻的横突,去除表面骨皮质,从髂嵴处切取骨条置于病变椎节与相邻椎骨横突及小关节处。

峡部植骨融合术:自后正中切口显露病变椎节后,可提起椎板,即可发现断裂的峡部。以枪钳或神经剥离器去除断裂峡部内的软组织及硬化骨,将取自体髂骨骨块植于其中。

③缺点:此种单纯的植骨融合术术式虽仍在应用,缺点主要是患者术后卧床时间长,且疗效欠满意,尤其是伴有椎节松动、滑脱及管内病变者,因而目前其仅仅作为其他术式的辅助手段。

(2) 椎弓峡部植骨融合固定术:后路显露断裂的峡部,于其间植入骨松质并进行峡部螺钉固定的方法。此手术的最大优点是仅融合病椎,而不影响相邻的脊椎和椎间盘,手术创伤小，术后脊柱功能良好，且可同时行后路减压。

①手术适应证

急性、外伤性椎弓崩裂：椎弓峡部断裂间隙不超过 3 ～ 4mm，椎体之间无明显移位者。

轻度脊柱滑脱：Ⅰ度滑脱的椎弓峡部崩裂者，在伸屈动力位片上可基本复位者。尤其是 40 岁以下者较佳，因年老及骨质疏松者螺钉易松动。

②手术方法

体位及麻醉：一般用俯卧位，全身麻醉，亦可采用硬膜外麻醉。

显露：常规显露滑脱椎节的椎板及关节突，提取病变椎节的椎板，以辨认断裂的峡部。

处理断裂的峡部：以枪式椎板咬骨钳清除断裂峡部之间的纤维瘢痕组织，咬除硬化骨组织，并清楚显露椎板的外下部。

植骨：于断裂的峡部之间植入自体髂骨块，适当嵌紧，达到密切接触的目的。

固定：有三种方法，可酌情选用。a. 螺钉固定法：沿椎板下缘中部向头端倾斜 40°，向外倾斜 30°～ 40°，钻入克氏针一枚，透视其位于椎弓峡部后，选择合适规格的加压螺钉，将螺钉拧入峡部，并适当加压。b. 椎弓根螺钉张力带法：在滑脱椎体的两侧椎弓根内拧入椎弓根螺钉，再将合适长度的钛棒预弯成 U 形，修剪滑移棘突向上靠拢，从而在椎弓峡部产生加压作用。c. 钩 - 螺钉固定：即在拧入椎弓根峡部螺钉的基础上，椎板下方放置椎板钩，并与加压螺钉相邻，起到对峡部的加压作用。

关闭伤口：将其余的碎骨块植入关节突周围，逐层缝合。

术后处理：术后 3 ～ 5d 可带腰围逐渐下地活动。

（3）后路减压、复位及椎弓根螺钉固定（融合）术

病例选择：主要用于椎节有移位者，包括各种原因所致之椎弓崩裂及退变性腰椎滑脱。

体位：俯卧位，腰骶部垫高，双髋微屈，腹部悬空，以免腹腔受压，减少出血量。

麻醉：多选择全身麻醉。

显露：按常规切开皮肤、皮下，分离双侧骶棘肌，用自动拉钩将其撑开，显露病变椎节的棘突、椎板，两侧应达关节突关节外侧缘。

拧入椎弓根螺钉：先清楚显露拟固定融合的相邻椎节的关节突外侧，于横突中部与小关节突外缘处，利用开口器开口，小心插入椎弓根探子，选择合适长度的椎弓根螺钉拧入椎弓根内。如需要提拉复位者，则应于椎弓根内拧入提拉复位螺钉，另一椎节内置入普通椎弓根螺钉。

减压：视病情而定，强调峡部瘢痕增生组织（有时部分软骨化）的切除，充分显露相应水平的神经根，尤其注意神经根出口处减压，并探查椎间孔，以保证减压彻底。无椎管内及椎间孔处神经受压症状者，则勿需此操作。

椎节复位：将 USS 纵向连接杆上端安装固定夹，并套入提拉钉上，连接杆下端嵌入侧开口螺钉的开口处，沿螺钉连接杆上套入螺母并适度锁紧该螺钉。以撑开器分别撑开同侧两枚椎弓根螺钉，将上下椎节撑开，恢复椎节原有高度（或接近原有高度），之后将纵

向连接杆上的固定螺钉锁紧以维持椎间隙高度。将内部以螺纹的复位套筒旋入滑椎椎弓根钉（反向滑脱时为下位螺钉），直至复位套筒与椎弓根螺钉螺帽的固定夹相抵，之后同时旋拧两侧的复位套筒，由于提拉复位螺钉下部有螺纹，与复位套筒内部的螺纹相匹配，且此时椎弓根螺钉固定夹未锁定。如此随着复位套筒的向下旋转，便可将滑椎椎弓根螺钉连同椎体（向前滑脱者）向上提拉，达到复位目的。待双侧复位套筒基本旋紧后，透视腰椎侧位，如复位已理想，可沿复位杆外方套入内六角扳手将提拉螺钉的固定夹螺母锁紧，之后再去除复位套筒，完成固定。

植骨融合：可选用后外侧植骨融合术。

（4）后路椎体间融合植骨内固定术（PLIF）

适应证：适用于不同程度的各类腰椎滑脱需要减压者，尤其是合并椎间盘突出及椎管或椎间孔狭窄者。

体位、麻醉及显露：取俯卧位，最好采用全麻。同前法显露腰椎后部结构。

拧入椎弓根螺钉：按前述的手术方法先行椎弓根螺钉固定，需复位者，应在滑脱椎体椎弓根内置入提拉螺钉。

减压：行全椎板切除减压，上关节突内侧 1/3 ～ 1/2 应予以去除。并注意尽量去除椎间隙内的髓核及纤维环。显露相应水平的神经根，并连同硬膜囊内牵开，切除椎节局部的软骨板及纤维环组织等。

撑开椎间隙：依次用撑开栓插入椎间隙内，直至椎间隙撑开满意。对侧同法操作。

准备椎间融合植骨床：保留一侧撑开栓，维持足够的椎间高度，另一侧采用相应型号铰刀及刮刀，清除髓核及终板软骨，保留软骨下骨质以维持足够的支撑面，清除要彻底，有良好的骨床。

置入椎间融合器：根据已恢复的椎间高度、终板角度及椎体矢状线，选择大小合适的椎间融合器，其内填充以局部减压的骨松质骨粒。在确保神经无刺激和损伤的情况下，锤击使其进入椎间隙内，其末端陷入椎体后缘下 2 ～ 3mm 为宜。对侧同法操作。

复位及内固定：在使用撑开栓过程中，随着撑开高度的增大，依靠其自身的牵张—撑开效应，椎节已获得适度的复位。对于轻度的腰椎滑脱，至此已完成基本操作。之后，放置椎弓根螺钉纵向连接棒，适当加压，锁住椎间融合器，防止后移，同时恢复腰椎生理曲度，尔后拧紧各螺钉即可。

重度滑脱的操作程序：对于Ⅲ度以上的重度滑脱，仅依靠椎间 Cage 的撑开复位效应往往是不够的。在此种情况下，可以处理完椎间隙后，先放置纵向连接杆，并进行提拉复位。复位满意后，再置入椎间融合器（一般为 2 枚），之后再对后柱加压拧紧各螺钉，完成固定。

对于无条件行椎间融合器融合者，亦可自髂后上嵴切取髂骨块，置入椎间隙内。

（5）经关节突入路行后路椎体间融合术（TLIF）

①病例选择：主要用于Ⅰ～Ⅱ度峡部裂型、先天性或退变性腰椎滑脱症，尤其是伴有单侧下肢神经症状者。

②技术原理：于椎体间放置融合器前须以撑开栓逐渐撑开塌陷滑移的椎间隙，这样借助椎体间融合器的撑开—复位原理，可以使滑脱有限复位，并恢复良好的腰椎力线。

③手术方法：常规行腰椎后路显露之后，施行以下步骤。

置入椎弓根螺钉：首先在病变节段的两侧相应位置置入椎弓根螺钉。

减压：选择有下肢神经症状的一侧行半椎板及预融合椎间隙的小关节突切除术，减压的同时，彻底显露一侧的硬膜、预融合椎间隙及该间隙的上位和下位神经根。如患者伴有双侧下肢症状，则行全椎板减压，但保留一侧的小关节突。患侧行椎间盘摘除术（保留终板）。

撑开椎间隙：用撑开器扩撑椎间隙，撑开时不强求恢复椎间隙原有高度，在避免过度牵拉神经根和硬膜囊的前提下尽可能地复位。

置入椎间融合器：此时用纵杆连结对侧的椎弓根螺钉以维持椎间隙撑开状态，置入合适的单枚椎间融合器。融合器置入方向与中线成 45°夹角。在置入融合器之前，切除下来的椎板碎骨块先植入椎间隙，而融合器的中空部分预先取髂骨骨松质泥填塞。

连接纵杆：待融合器置入后将同侧的椎弓根纵杆予以连接，并适当加压，完成固定。

侧后方置入单枚融合器行 TLIF 生物力学研究表明，此种仅去除单侧小关节突的方法，较之常规置入双融合器时需切除双侧大部关节突的方法，其生物力学强度要明显增大。同时，该方法依靠其牵张效应。可使滑脱椎节自动复位并能撑开椎间隙，TLIF 方法行椎体间融合术，有诸多优点，一是利用 Cage 对椎间隙的撑开作用而使滑脱适度复位，所以较通过椎弓根螺钉的提吊复位更为安全，置于椎体间的融合器则同时起到了腰椎前柱支撑和植骨融合的双重作用；二是整个椎节的应力由融合器和椎弓根螺钉系统共同承担，很少有断钉等发生，且仅需选用适合原位固定的椎弓根螺钉系统即可；三是由于只需放置单枚融合器，故仅需牵拉一侧的神经根和硬膜囊，从而避免了对无症状侧神经根的骚扰，同时也降低了治疗费用。另外，TLIF 可结合后外侧植骨融合术，从而达到 360°范围内的可靠融合。

（6）前路椎体间融合术（ALIF）：腰椎前路椎体间融合术即可在某些病例中单独使用，也可作为后路减压、复位内固定术的融合手段。

①病例选择：单纯性椎弓崩裂、腰痛明显者。各种原因的腰椎滑脱无须后路减压或已行后路减压者。不适宜后路手术者，如手术途径有病变无法施术或已行后路融合术失败者。

②手术步骤

麻醉：多选用全麻或持续硬膜外麻醉。

体位：仰卧于手术台上，双髋下方略垫高。

切口：多选择左侧"倒八字"斜行切口或正中旁切口，常规经腹膜外入路。

显露病变椎节：依序切开腹壁诸层，钝性分离腹膜外间隙，直达椎体前方，将腹膜及腹腔内容物推向右侧，保护深部血管，即可显露 L_4/L_5 及 L_5/S_1 间隙。

切除椎间盘：可用尖刀及髓核钳将椎间盘去除，清除软骨板至终板，并有明显渗血为止，但勿破坏终板，保留其支撑强度，向后切勿过深，以防进入椎管误伤后方的硬膜囊。

植骨融合或椎间融合器：一般病例，可切取块状髂骨块嵌入椎节局部。植入髂骨块时应维持椎节撑开（1 ～ 3mm）。近年来大多数学者乐于采用中空式椎间融合器，其即可维持撑开，又利用恢复椎节前方高度，且稳定性佳，空腔内填充的碎骨块可获得后期的骨性融合。前路所用椎间融合器既有圆柱状螺纹式椎间融合器，也有方形或楔形嵌入式椎间融合器。具体操作如下（以 KLA Cage 为例）。

放置撑开器：于拟融合的椎间隙内放入配套的撑开器，适当撑开，恢复椎间高度，并维持之。

试模：以融合器试模沿撑开器滑道放入椎间隙内，直至合适大小。

植骨融合：将拟置入的融合器内填塞入骨松质骨粒或骨泥（来自于髂骨），填满，适当嵌紧，置入椎间隙内，以其后缘深入椎体前缘 3 ～ 5mm 为宜。

必要时可结合使用腰骶椎前路钢板，可进一步加强局部稳定性，尤其可显著增强施术椎节的抗伸展不稳，利于植骨融合，以 PACH 腰骶椎前路钢板举例：a. 预置钢板：以持钢板钳持住已选取的合适 PACH 钢板（腰 4 ～ 5 钢板为 30°、腰 5 ～ 骶 1 钢板为 50°），将其定位在椎体前缘，左右各一；b. 螺钉固定：开口锥开后以专用螺丝刀拧入螺钉；c. 锁定：螺钉紧固后由弹片覆盖锁定，避免螺钉脱出。

2. 前后联合入路手术　前后联合入路即在前路椎体融合的同时做后路融合内固定术，即所谓 360° 融合术。适用于脊椎滑脱程度较重者，可提高骨融合率，但手术创伤较大，出血较大。可酌情先进行后路或前路手术，如后路手术目的仅为固定，而无须复位者，则可先行前路手术；如试图通过后路手术进行复位者，则先行后路手术为宜。具体术式选择如下。

（1）后路椎弓根钉固定及复位术：全麻后，先让患者俯卧于手术台上，按常规行椎弓根钉固定及提拉复位术（无移位者则无须复位操作）。多有根性受压者，应同时予以椎板切开减压。

（2）前路椎间盘切除＋融合术：在麻醉下将患者由俯卧位改为仰卧位，切口侧（多为左侧）垫高。一般选左侧腹膜外入路，钝、锐性分离肌层，牵开腹膜及保护腹膜腔内容物显露患椎椎节。先行椎间盘切除术，而后可行自体髂骨植骨融合术，或是椎间融合器置入术。

术后处理：视手术情况及内固物可靠程度不同可让患者于术后 1 ～ 3 周下床活动。并按腰椎前路及后路手术常规处理。

近年来，为有效延缓固定后相邻节段的退变，依据"动态固定"理念的半坚固椎弓根螺钉系统开始应用于腰椎滑脱的外科治疗，有限元分析表明此类非坚固固定方式可以有效分散固定节段的应力，从而起到延缓相邻节段退变的作用，并大大降低了内固定失败率；如结合椎体间融合技术，病变节段的半坚固固定方式由于保留了施术椎节间的微动，则可刺激、促进植骨的融合。但由于该项技术出现时间不长，其长期疗效不明确，因此在临床尚未获得广泛应用。

主要参考文献

［1］ 姜欢畅，王吉兴.退变性腰椎滑脱治疗的现状与争议.中国矫形外科杂志，2010，15(18)：1285-1287.

［2］ 贾连顺，袁文，倪斌，等.腰椎退变性滑脱的病理变化及诊断与治疗.中国矫形外科杂志，1998，6(5)：485-471.

［3］ Macedo L G，Hum A，Kuleba L，et al. Physical therapy interventions for degenerative lumbar spinal stenosis:a systematic review. Phys Ther，2013，93（12）：1646-1660.

［4］ 王华东，尹欣.脊柱－骨盆矢状位影像学参数与腰椎滑脱关系的研究进展.中国骨与关节杂志，2016，5（3）：231-236.

［5］ 李智斐，钟远鸣，张家立，等.腰椎滑脱手术复位相关因素探析.中国矫形外科杂志，2016，6(11)：1035-1038.

［6］ 张林林，孟斌，杨惠林.成人平衡型 L5-S1 Ⅲ度峡部裂型腰椎滑脱后路复位对骨盆平衡的影响.中华医学杂志，2016，96(23)：1811-1814.

［7］ 张文志，丁英胜，段丽群，等.退变性腰椎滑脱的关节突关节形态学分析.中华骨科杂志，2015，8(8)：865-870.

［8］ 郭汝松，赵家友，范志勇，等.调整手法治疗退行性腰椎滑脱症的效果.广东医学，2016，37(11)：1704-1706.

第 8 章　退变性腰椎不稳

一、腰椎不稳的定义

目前对退行性腰椎不稳的临床诊断标准仍有争议,因为不稳仅是退变过程中的一部分。通常认为:脊柱运动节段的刚度下降,在生理负荷下,脊柱运动节段上产生的移位大于正常的生理范围,从而出现脊柱的畸形,神经症状和不能忍受的疼痛,谓之为腰椎不稳症。

急性脊柱创伤、腰椎峡部崩裂所致的腰椎节段性不稳诊断很少有人怀疑。因脊柱退变引起腰椎不稳,却未引起足够的重视。当腰椎退变时,腰椎的稳定性丢失,周围软组织、肌肉、神经、韧带等协同组织也对潜在性不稳起重要保护作用。在讨论腰椎不稳时,有学者提出"功能性腰椎不稳"和"临床腰椎不稳"两个概念。功能性腰椎不稳通常是指腰椎退变早期,脊柱稳定性丢失,但没有解剖结构的异常,无可检测到的过度的节段滑移和旋转运动,没有足够的证据证明有临床节段不稳的存在,也不可能被任何所谓的"金标准"测量到异常的节段运动。随着退变的发展,功能性不稳可发展为结构性不稳,即"临床的腰椎不稳",凡受到很小的应力使腰椎正常强度丢失,产生异常活动或产生大于正常范围的移位即可诊断临床腰椎不稳或潜在不稳的存在。

产生结构性腰椎不稳的原因有:腰椎退变、腰椎融合后邻近节段应力、椎间盘切除、外伤或复发性腰痛等。接受非手术治疗的下腰痛者约占 12% 存在腰椎的结构不稳。

二、临床表现

1. **症状**　急性发作,可有慢性腰痛史,发作时常有明显的、非常轻微的外伤诱因,多数患者没有神经根症状;疼痛常常为双侧性,两侧疼痛各有不同;疼痛由下腰部或臀部向腹股沟及下肢放射,很少波及膝关节以下;疼痛剧烈,持续时间短,经休息,制动及物理治疗可在 3 ~ 4d 缓解,但易复发。不稳交锁现象:患者由于疼痛不敢弯腰,且在腰椎由前屈位转为直立位时完全受阻而发生交锁。

2. **检查**　临床上有多种物理检查方法用于判断有无脊柱不稳,常用的方法如下。

(1)坐和站:坐下疼痛,站起后疼痛缓解。

(2)俯卧位进行椎间运动测试,测试者在棘突上用小鱼际隆起提供一个由后向前的力。每个棘突的运动程度可分为正常,活动增强或活动减弱。疼痛指标可分为有或无。

(3)后剪切试验:患者站立,双手环绕下腹部。检查者把一只手放在患者的交叉的前臂上。另一只手的小鱼际放在患者的骨盆保持固定。检查者用一种向前的剪切力通过患者的腹部，反手起到一种向后前的直接固定力。在每一个腰椎水平通过改变向前的手的姿势以重复试验。如果有类似的症状出现，可能显示腰椎不稳。

（4）俯卧不稳定试验：检查需要病人俯卧位，身体支撑在检查床上，双脚静止于地面。病人保持这样的姿势，检查者在每一个腰椎水平做一个俯卧位进行椎间运动测试。记录任何刺激下的疼痛。再让患者脚离开地面，重复的俯卧位进行椎间运动检查。如果在静止位出现疼痛，而在第二个姿势有缓解，检查为阳性。

（5）异常运动：腰椎随机屈伸的时候出现一些异常的运动，包括腰椎不稳交锁现象，运动疼痛弧，脊柱骨盆的逆转。

（6）俯卧腰桥试验、仰卧腰桥试验、主动直腿抬高试验。多数检查方法都有较高的特异性，但敏感性差，相对而言，俯卧不稳定试验有较高准确性和可信度，但用于鉴别腰椎不稳的特异性尚有待进一步研究。

三、诊断

根据 Kirkaldy-Willis 对脊柱不稳的表述，腰椎不稳症的临床标准如下：

（1）局限性腰痛和（或）伴有下肢牵涉痛。

（2）腰部严重酸痛或无力感，久坐或久站症状加重和（或）有时腰部有"错位"感。

（3）CT、MRI 或造影检查，可发现有明显的腰椎间盘退变、椎间盘非对称性塌陷及椎间关节结构的退变，并能够排除其他疾病。

（4）X 线摄片

①正位片：显示棘突序列明显异常。

②侧位片：椎体前缘牵张性骨刺，椎间隙明显狭窄。

③动力位片：腰椎屈曲、过伸侧位 X 线片显示椎体滑移大于 3mm，角位移大于 11°。

病人的腰椎畸形已经靠近 Kirkaldy-Willis 不稳定期的后期，畸形进展已从 X 线片上测出，临床上出现疼痛，即应诊断不稳。MRI 与 CT 对椎间盘退变的诊断很敏感，但仍要有选择的使用，不宜作为常规检查。临床症状与体征与不稳节段相一致的局限性腰痛，可作为诊断依据。而主诉旋转性侧弯和偶发性"交锁"疼痛及下腰痛作为诊断主要依据尚不可靠。

四、治疗

1. 非手术治疗　首先要以预防为主，日常生活中坚持做脊柱旁肌群的锻炼，除加强腰背肌群锻炼外，对过度肥胖者应酌情减肥，以减轻腰部肌肉的负荷。对过度瘦弱者应恢复正常的体重标准，并积极锻炼。患有骨质疏松症者要及时治疗骨质疏松症。

2. 手术疗法　腰椎不稳定的手术治疗包括复位、减压、内固定和植骨融合。在尽量减少腰椎结构破坏的前提下，重建临床稳定，尤其应尽量恢复中柱结构的稳定性，减少疼痛，防止畸形的进一步发展。"减压"是近期疗效的先决条件；长期疗效的根本保证是"减压"

与"稳定"相结合。

　　某一段腰椎融合固定后，使融合部位以上及以下节段产生新的应力集中，出现新的不稳，以及术后粘连是影响疗效的关键。

　　目前，后路椎体间融合术（PLIF）和经椎间孔椎体间融合术（TLIF）是退变性腰椎不稳的最佳治疗方法，因为该方法直接针对引起疼痛的原因进行治疗，而且这种方法可恢复椎间隙高度，扩大椎间孔，解除神经压迫症状，重建受累节段稳定性。

主要参考文献

［1］　Silvano Ferrari. A literature review of clinical test for lumbar instability in low back pain：validity and applicability in clinical practice . Journal of orthopaedic. Sports Physical Therapy，2011，41（3）：132.

［2］　Pinheir-Franco JL，Vaccaro AR，Benzel EC，et al. Advanced Concepts in lumbar Degenerative Dick Disease.New York，Dordrecht，London：Springer Heidelberg，2016.

第 9 章　退变性脊柱侧凸

随着社会老龄化程度的加剧，退变性脊柱侧凸（DS）的发病率呈现明显的增长。目前关于退变性脊柱侧凸的诊断尚缺乏统一的标准，现多数学者公认的标准是：无特发性脊柱侧弯病史，由于脊柱和椎间盘的退变而新出现的侧凸，年龄大于 60 岁，往往伴有椎管狭窄症状。侧弯的顶多数位于 $L_2 \sim L_3$，次弯出现在 L_4 至骶椎，尽管可出现代偿性胸弯，但不会有结构性的胸弯。

一、流行病学及病因学

老年人退变性侧凸不仅表现为冠状位和矢状位的畸形，常合并椎体骨质疏松、楔形变、轴位旋转、矢状位滑移、小关节退变增生、椎间盘突出和椎管狭窄、各器官功能减退等，给临床治疗带来较多风险。文献报道发病率 6% ~ 15%，该病是老年致残的常见原因。

目前普遍认为椎间盘塌陷、椎体楔形变及小关节骨性关节炎是引起退变性侧凸的重要原因。Tribus 认为，腰椎退变性侧凸的始动因素在于椎间复合体塌陷，导致椎体侧方移位和旋转畸形；其他因素包括黄韧带、椎间盘退变、不对称性关节突肥厚增生等，最终腰椎前突减小、椎体侧方移位或旋转性半脱位、椎体滑脱等。

二、临床特点

退变性侧凸患者最主要表现为腰背痛、神经根性刺激症状、椎管狭窄症、神经源性跛行；其次，退变造成脊柱在矢状面及冠状面逐渐失平衡，表现为侧后凸畸形进行性加重。研究表明，老年退变性侧凸患者腰背痛症状与畸形相关，常表现为疼痛持续时间长，端坐、行走、劳累后加剧，进行性加重，进展较快。该病患者由于脊柱力线不良，易造成椎旁肌肉疲劳，加重腰背疼痛症状。椎管狭窄常表现为：中央椎管、侧隐窝及椎间孔狭窄，腰背部疼痛常在脊柱背伸时加重，坐位时疼痛常不缓解，患者常表现为用双臂来辅助支撑身体的重量，根性痛症状缺乏确切客观的神经定位体征，这与典型退变性椎管狭窄疼痛的表现不同。凸侧神经根受到牵张应力而凹侧神经根常受狭窄压迫刺激均会造成下肢放射性疼痛。神经根性损害症状可能是由于侧凸的进展、退变椎间盘急性突出造成。

三、影像学评估

对老年退变性侧凸进行全面的影像学评估非常重要，利用影像学可评估椎间盘退变程度、脊柱冠状面及矢状面总体平衡、弯曲的僵硬程度、骨盆倾斜程度、髋膝关节活动及有无挛缩畸形和双下肢是否等长等，为下一步治疗提供重要依据。常用的影像学检查包括脊柱全长 X 线片（站立正侧、屈伸、侧屈像）、CT、MRI 及骨密度检查。

四、治疗

根据患者临床表现不同、疾病的严重程度及身体条件，老年退变性侧弯的治疗可分为非手术治疗和手术治疗。

（一）非手术治疗

规范的非手术治疗可使多数患者的症状在短期内得到有效的缓解。目前较公认的适应证为：临床症状轻，侧凸角度＜ 30°，移位＜ 2mm，伴椎体前缘骨赘形成，矢状面及冠状面平衡相对合理。主要措施有：①腰背肌、腹肌功能锻炼，辅助理疗、推拿按摩、红外线治疗及游泳水疗等，让紧张疲劳的腰背肌得到放松，同时增加腰背肌肌力，使症状得到缓解甚至治愈。②应用非甾体消炎药等行消炎镇痛治疗。对于急性发作症状严重者可采用口服激素治疗，对慢性疼痛者可采用三环类抗抑郁药或抗惊厥药治疗。③若经过以上治疗症状持续存在，可采用外用支具固定或痛点局部封闭治疗。硬膜外激素注射主要适用于根性放射痛，对于椎管狭窄的下腰痛也可应用，连续注射药物至少间隔 3 周，在 6 ～ 12 个月的期限内注射次数不能超过 3 ～ 4 次。

（二）手术治疗

经正规非手术治疗半年或更长时间，临床症状仍不缓解或症状持续加重的患者，建议行手术治疗。手术的目的是解除患者症状，改善神经功能，防止畸形的进一步发展，以最小的代价消除患者的致病因素。手术治疗主要包括以下两个方面：①彻底减压；②重建脊柱的稳定和平衡，尽可能矫正畸形，重建腰椎前凸比矫正侧方畸形更为重要。

1. 手术方法 老年退变性侧凸患者有严重的骨质增生的患者、退变晚期脊柱已经获得自发性再稳定者可以单纯行椎管减压术。但也有学者认为单纯椎管减压术而不行融合仅适于单一神经根减压，且能保留小关节的患者。有学者认为腰椎退变性侧凸患者的单纯椎管减压而无内固定难以获得良好的远期疗效，因单纯减压本身会导致腰椎医源性失稳，进一步加重腰椎畸形。

Silva 和 Lenke 对退变性侧凸详细研究并进行了分级，根据分级制定了相应的手术分级治疗方案。

一级：单纯减压。此手术方式适用于继发性椎管狭窄，且 X 线检查有畸形稳定的证据，如椎体前缘骨赘、间隙完全塌陷、半脱位小于 2mm、侧弯小于 30°，手术后有畸形加重的风险。

二级：减压＋短节段后路固定融合。适用于椎体前缘无骨赘、间隙保存较好、半脱位小于 2mm、侧弯小于 30°，没有矢状位和冠状位的不平衡者。手术后有加重邻近节段退变的风险。

三级：减压＋侧弯器械矫形。这种手术是全段腰椎的融合和必要的减压，融合节段

范围通常是从 T_{10} 或 T_{11} 到骶椎。临床上，适用于与畸形相关的严重躯干痛、侧弯大于45°、移位大于 2mm、椎体前方无骨赘，但矢状位和冠状位平衡尚可患者。

四级：减压＋前、后方器械融合。传统的前路融合手术能有效恢复腰椎的前凸纠正脊柱的矢状位平衡，前路融合能提供良好的生物力学环境，提高融合率，减少内固定失败的发生。也有助于椎间孔的间接减压。

五级：向胸椎固定及融合延伸。适用于胸椎过度后凸、胸椎失代偿、矢状位和冠状位不平衡患者。

六级：包含对特定畸形的截骨矫形。适用于僵硬畸形需要截骨矫正者。

减压是术后获得良好效果的保证，畸形矫正可部分消除症状、病因和改善患者外观及功能，但矫形会增加创伤、手术时间、出血等手术风险，需根据病因需要，结合患者身体状况和诉求进行综合考虑，把风险降到最低，使手术获益最大。

2. 融合节段的选择　融合节段仍有争议，一般认为融合要从近端稳定节段开始，向下不应止于有影像学不稳征象的节段水平。有学者建议不融合 $L_5 \sim S_1$，保留该节段运动。如果 $L_5 \sim S_1$ 椎间盘是完整的，这是可能的。如果椎间隙明显倾斜或次弯大于 15°，应该进行包括骶骨或骨盆的融合。

总之，老年退变性脊柱侧凸患者发病时间较长，常合并其他疾病，是困扰老年人晚年生活质量的一个重要因素，治疗的目的是减轻症状，阻止侧凸的进展和畸形的加重，改善功能。对于无症状的侧凸患者只需要定期随访，无须药物或手术干预治疗。对于非手术无效症状和畸形进行性加重的患者需要重建脊柱稳定和平衡，以最小的外科干预来缓解疼痛，改善患者生活质量，对于需要矫形的患者，目的在于重获脊柱的适度平衡，而不是单纯追求影像学上的完美。可在假关节局部注射麻醉药，观察疼痛是否缓解，以确诊 X 线表现与症状体征是否相符。如确系假关节产生的不稳，治疗方法，可选择经前路椎体间融合或经后路做椎弓根内固定加植骨融合术。

主要参考文献

［1］ Slover J. The impact of comorbidities on the change in short-form 36 and oswestry scores following lumbar spine surgery. Spine（Phila Pa 1976），2006，31（17）：1974-1980.

［2］ Sliva PE，Lenke LG. Adult degenerative scoliosis：evaluation and management. Neurosurg Focus，2010，28（3）：E1.

［3］ Kobayashi T. A prospective study of de novo scoliosis in a community based cohort . Spine（Phila Pa 1976），2006，31（2）：178-182.

［4］ Ploumis A，Transfledt EE，Denis F. Degenerative lumbar scoliosis associate witeh spinal stenosis. Spine J，2007，7（4）：428-436.

［5］ Schwab FJ. Adult scoliosis：a quantitative radiographic and clinical analysis. Spine（Phila Pa 1976），2002，27（4）：387-392.

［6］ Birknes JK. Adult degenerative scoliosis：a review.Neurosurgery，2008，63（3 Suppl）：94-103.

［7］ Pinheir-Franco JL，Vaccaro AR，Benzel EC，et al.Advanced concepts in lumbar degenerative dick disease.New York Dordrecht London：Springer Heidelberg，2016.

第 10 章　腰椎小关节源性疼痛

一、疾病概述

腰痛（low back pain，LBP）是一种非常普遍的疾病。据文献统计，目前在正常人群中 LBP 的发病率为 60%～80% 美国疼痛协会研究显示，大约 84% 的成年人一生中至少有过一次 LBP，并且 LBP 的持续时间超过 4 周。有研究显示，在 65 岁及以上的人群中 LBP 的发病率高于普通人群的整体水平，还有逐年上升的趋势。根据欧美国家的调研，患者就医的第二大主要原因就是 LBP，仅次于上呼吸道感染。当 LBP 病程迁延至 3 个月以上时，则转为慢性腰痛（chronic low back pain，CLBP）。在我国，CLBP 也已成为骨科及疼痛科门诊最常见的临床疾病之一，每年因 CLBP 而就医的患者就高达 2000 万以上。反复发作的 CLBP 不仅使患者遭受痛苦，而且对机体健康甚至生活质量均造成极大的影响。随着现代社会的不断发展，由 CLBP 引起的一系列社会及经济问题逐渐浮现。有证据显示，CLBP 及其相关后遗症已对社会的医疗和经济发展形成高额的负担，并逐渐可以和冠心病、抑郁症及糖尿病等疾病相提并论。

腰椎的关节突关节又称为腰椎小关节，具有滑膜关节的典型特征。关节突关节的退变性改变和局部炎症可能是慢性腰痛的重要原因，1911 年，Goldthwait 首次提出关节突关节可能是腰背痛的一个重要病因。1933 年，Ghormley 则将源于腰椎小关节的腰腿痛命名为"小关节综合征"。资料显示约 15% 的年轻患者和 40% 的老年患者的 CLBP 是由小关节病变所致。患者往往出现腰背肌萎缩和肌力下降等生理改变，其所致慢性疼痛和关节活动受限，严重影响了患者的生活质量，甚至引起焦虑或抑郁等心理改变。

二、腰椎关节突关节的解剖

运动节段是腰椎最小的功能单位，由上下椎体、韧带和三关节体组成。终板和椎间盘组成最主要的椎体间关节，椎体后方的上下关节突构成两侧关节突关节，椎间盘和关节突关节共同组成三关节复合体。关节突关节是小关节，具有滑膜关节的典型特征，有关节囊、关节软骨面、滑膜、关节盘，关节腔内有 1～1.5ml 关节液。腰椎关节突关节的形状和指向变化较大，从后面观，关节面是直的，在横断面观察，关节面则出现弯曲或呈扁平状。关节面的指向与矢状面成 40°～50°，通常在上腰椎的角度较小，在下腰椎的角度稍大，是防止前移和旋转脱位的重要因素（图 10-1）。关节囊包裹关节突关节，厚约 1mm，上下端关节囊相对比较松弛，允许关节突在屈伸运动时的移动，松弛的关节囊在关节突关节上下端构成上下隐窝。关节内有关节盘状结构，不同于膝关节的关节盘，与手指小关节的盘状结构相似，主要有 3 种类型：①结缔组织缘，由关节囊内表面增厚构成；②脂肪组织垫，由滑膜、脂肪和血管构成；③纤维脂肪盘，由滑膜、脂肪胶原和血管构成。

关节突关节受同节段水平的和上节段水平的脊神经后内侧支双重支配。脊神经自同系数椎体下方椎间孔穿出，然后经过下位椎体和上关节突交界处，在下位椎体横突和上关节突连接处发出脊神经后内侧支，后内侧

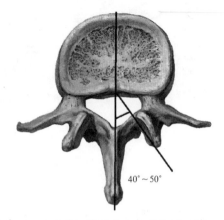

图 10-1　小关节面的指向与矢状面成 40°～50°

支经过乳突副韧带下面后发出 3 个分支，主要的内侧支跨过关节突，支配关节突关节的上部，下支支配小关节的内下部，上支则支配上方关节突关节的下部（图 10-2）。每个关节突关节都有双重的神经支配，如 L_2 和 L_3 内侧支支配 $L_{3\sim4}$ 节段关节突关节。

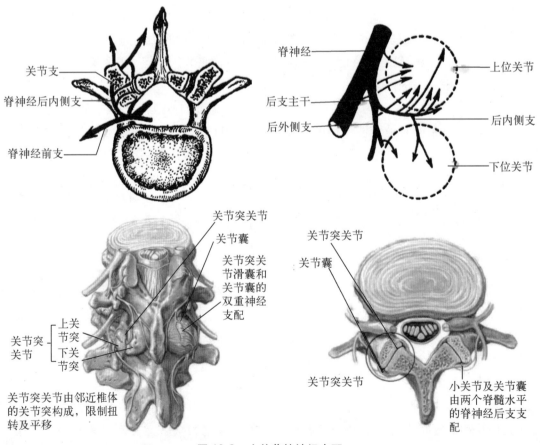

图 10-2　小关节的神经支配

三、病因病理

腰椎关节突关节参与腰椎所有的运动，如压缩、屈伸、旋转和侧弯等。有重要的负重和限制运动的功能，在压力负荷时，椎间盘作为主要的负重关节，主要的压力负荷是通过椎间盘传导，而腰椎关节突关节能承担 28% 的压力负荷。屈伸、旋转运动时，关节突关节有明显限制运动的作用。因此是腰椎运动节段三关节体的重要组成部分，能影响关节突关节正常生理功能的因素均可导致小关节源性腰痛。

1. 关节退变　椎间盘和关节突关节退变称为脊柱病，退变多见于有症状的人群，也见于无症状的人群。关节突关节退变是小关节源性疼痛的重要原因。关节退变较早发生于关节突关节的凹面，因为在屈曲和负重时，关节突向后的关节面承受较大的椎体间的剪切应力。50 岁以后，可见关节软化和变薄，软骨下骨硬化，局灶性破坏。老年性关节还表现为关节突增生、附着于关节突的关节囊和黄韧带增厚。这种骨性关节炎变化通常继发于椎间盘的退变和脊柱滑脱。退变性关节炎时导致关节和背侧神经内炎性介质的增加，如前列腺素、神经肽，特别是前列腺素已经被证明是炎症诱导的致敏和增加神经应激的细胞因子。

2. 椎间盘退变性疾病　腰椎间盘和关节突关节是构成腰椎运动节段的主要结构，腰椎正常运动的生物力学是椎间盘和关节突关节之间应力分布均衡。关节突关节在限制脊柱前屈前移运动，抵抗压缩、剪切及旋转等各种形式的负荷等方面具有重要作用。当腰椎屈曲活动时，小关节承受约 1/3 负荷、椎间盘承受 2/3 负荷，而椎间盘有蠕变功能和负荷松弛效应，因此小关节承受的剪切负荷逐渐增大。附着其上的肌肉发生收缩，关节面互相靠拢。当椎间盘退变时，椎间隙变窄，加速腰椎关节突关节退变，最终表现为骨关节炎。另外，腰椎间盘突出手术减压时，不仅切除突出的椎间盘组织，同时还切除了部分纤维环和髓核组织，椎间盘的高度发生改变。因此，椎间盘突出症手术后患者遭受的不只是来源于神经根的放射痛，通常还有来源于小关节的疼痛，而且这种症状可能会在手术后加重。

3. 腰椎小关节骨关节炎　当腰椎小关节发生骨关节炎时，关节突增生肥大，边缘骨赘形成，上下关节突相互包绕、关节间隙不对称或变窄、关节面破坏。骨性关节面高低不平，皮质下出现骨囊性变、关节间隙内积气，关节囊钙化、小关节半脱位导致脊柱后柱应力分布不均匀，摩擦力增加及异常应力的产生，改变了脊柱的生物力学功能，反过来加快了椎间盘退变的进程。

4. 滑囊炎　这里滑囊炎是指起源于关节突关节上下关节囊的滑囊炎，通常产生滑囊炎的原因是节段不稳、脊柱滑脱、损伤等。也可能是小关节源性疼痛的原因。

5. 不均匀负重　由于步态异常或使用拐杖一侧负重，会导致腰椎小关节的不均匀负重，这种情况往往是肌肉紧张和过度使用所致，预后良好，以膝关节或髋关节疾病的患者较为多见。

小关节的不对称与退变相关，可能是退变的原因，也可能是退变的结果。可能是引起腰痛的原因之一。不均匀的负重导致小关节不均匀的退变，而不均匀的退变加重不均匀负重及退变和畸形的进一步发展，如侧弯和后凸畸形。这种小关节、关节囊、椎间盘、韧带的结构破坏又可导致腰椎的单个或多个节段的不稳，最终导致椎管狭窄。多数退变性侧弯病人，随着小关节的关节炎、关节囊肥厚钙化、关节突的增生退变终止。退变性脊柱侧弯最常见的临床问题是腰背痛，在侧弯部位小关节疼痛明显，并能定位。

6. **脊柱滑脱**　关节突关节的退变，腰椎的正常结构失去支撑，可能是导致腰椎退变性滑脱最重要的局部原因。目前，已经明确小关节的形态异常是腰背痛和节段不稳的原因，也是腰椎退变性滑脱的可预测因素。腰椎滑脱导致小关节源性疼痛最主要的原因是小关节的退变、半脱位和节段不稳。其中节段不稳导致小关节囊和韧带的紧张和牵拉。通常，关节容积的增加预示可能存在节段不稳，滑囊的形成、小关节骨性关节炎也与腰椎滑脱相关，MRI 检查发现滑液的外漏是腰椎滑脱明显的表现。腰椎滑脱引起腰背痛的原因很多，不只是小关节源性腰痛，往往还有椎管狭窄和椎间盘退变的症状。小关节源性疼痛只是部分原因，鉴别诊断很困难。

7. **损伤**　腰椎的后伸受到关节突和下椎板的接触而限制，过伸导致关节突的旋转并牵拉上关节突向后。强力过伸可造成关节囊的破裂。这种关节囊的破裂可见于老年病人的慢性损伤。

8. **其他**　类风湿关节炎、强直性脊柱炎、反应性关节炎等炎性关节疾病、滑囊炎、关节盘的卡压、急性感染都可能是小关节源性疼痛的原因。

四、临床表现

源于腰椎小关节源性疼痛的患者，腰痛起自竖脊肌外侧，可见于腰椎的任何节段，是一种躯体痛，有别于内脏痛和神经源性疼痛。神经源性疼痛是周围神经元的细胞体或轴突受到损害或刺激所致的疼痛。小关节源性疼痛往往伴随有臀部、大腿的牵涉痛，这种躯体牵涉痛是指疼痛部位并非病变部位，而是小关节病变部位的感觉信号传入大脑，大脑对感觉信号的错误感知所产生臀部、大腿部的疼痛感觉，而不同于神经性放射痛。

有研究表明：小关节受脊神经后内侧支支配，小关节囊内可见有游离的神经终板。关节内注射生理盐水或造影剂可诱发小关节源性腰痛，注射麻醉药后疼痛缓解。因此小关节病变可能是重要的腰痛源。

通常能在患者病变节段的单侧或双侧确定小关节源性疼痛中心，即出现大腿、臀部的边界不清的牵涉痛，一般不超过膝关节，偶有放射到膝关节下，甚至是足部。所有的小关节源性腰痛都有可能出现腹股沟部的牵涉痛。运动开始时出现小关节源性痛的典型表现，通常表现为从坐位站起时痛，或是翻身时疼痛。晨僵、站立位穿袜子困难、早上腰痛几小时后缓解也是常见的表现。旋转、后伸、屈曲位旋转运动腰痛加重。急性发作时，有尖锐、针刺样的腰背痛，伴有腰椎活动受限等急性腰部交锁症状，其可能的原因是关节盘的卡压。

小关节源性疼痛往往只是腰痛复杂症状的一部分，腰椎管狭窄症往往有神经源性间歇性跛行、放射痛等症状同时出现。

五、辅助检查

X 线、CT、MRI 都可以显示腰椎小关节的结构。影像学可表现为关节突关节骨赘形成、关节间隙狭窄和骨质改变等征象。

X 线片可以显示椎体结构及小关节的大致轮廓，初步了解小关节退行性变（图 10-3）。正位平片上由于组织重叠，其诊断价值有限；在斜位片上，可以较清楚地显示上、下关节突关节面和关节间隙的变化，具有一定诊断意义，但对早期骨关节炎的改变不够敏感。

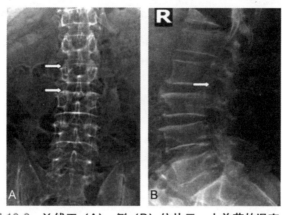

图 10-3　X 线正（A）、侧（B）位片示：小关节的退变

CT 图像上小关节的骨性结构和周围软组织有很高的对比度，可以更清楚地显示退行性改变。腰椎 CT 能够显示椎管及小关节的形态，常可发现椎体小关节肥大增生、关节间隙变窄、关节囊钙化及小关节真空等现象。其改变有①骨赘形成和关节间隙狭窄不平（关节软骨变薄）：关节突关节间隙＜ 2mm，关节面不平，重者关节间隙消失；②关节突增生肥大：骨髓腔和骨皮质同比例增大，关节整体或局部增生肥大；③关节囊钙化：关节囊附着处密度增高；④关节半脱位：上、下关节面失去正常耦合关系，关节面方向发生变化；⑤关节面软骨下骨骨质疏松或硬化。借助 CT 扫描可以准确地对关节突关节炎做出诊断，但其价值并不比 X 线片更具优越性。

MRI 主要用于显示小关节结构（包括软骨退行性变情况）及脊髓和神经根的情况。可以判断关节突关节形态改变，并能反映关节突关节骨关节炎的病理变化。关节容积的增大预示脊柱不稳的存在。

1. 内侧支神经阻滞试验　内侧支神经阻滞试验是小关节源性的重要诊断和治疗手段。适用于怀疑小关节源性疼痛的患者，判断疼痛是否来源于小关节。其反应结果直接影响治疗。内侧支神经阻滞作为一种诊断手段，阻滞后的反应评估是非常必要的，阳性反应是指神经阻滞后背内侧支支配区域所致疼痛完全缓解，如果明确多种原因所致腰痛，疼痛仅部分缓解。但单凭内侧支神经阻滞试验诊断小关节源性疼痛是不确切的，因为内侧支神经阻滞试验有较高的假阳性率，为 25% ～ 45%。因此，对照阻滞试验是必要的，以减少假阳性率出现的可能。疼痛缓解的程度仍存在争议，理论上认为，如果受内侧支支配的小关节是唯一的疼痛源或主要的疼痛源，阻滞后，疼痛应该完全缓解或几乎完全缓解。但是，有学者使用更宽泛的标准，如疼痛缓解50%以上，这样让更多的不是完全有必要去神经治疗的患者接受了手术治疗，自然疗效也随之下降。采用严格的诊断标准，可能有利于提高手术疗效。

2. 关节造影　关节腔内注射造影剂，可以显示关节许多特征性变化，但是没有一个特征用来诊断任何疾病，也不能决定小关节是否为疼痛源。因此，小关节造影不具有诊断价值。

3. 关节内阻滞　关节腔内注射局部麻药，观察疼痛缓解情况，但临床应用较少。因为内侧支阻滞有明显的优点，操作容易，而由于关节增生及退变等因素影响，关节穿刺往往很困难。内侧支阻滞相对安全，骨组织能阻止穿刺针进入椎管。

六、中医认识

（一）中医经典论述

本病在中医上属于"痹证""腰腿痛"等范畴。《华氏中藏经·论痹》曰："痹者，闭也。""痹"有闭塞、壅滞、不通、不仁之意，意指机体由于营卫不和、气血壅滞、脏腑功能失和、腠理不固，外感风寒湿等邪，或病久正虚，痰浊、瘀血内生，阻闭经络，导致气血运行不畅，而出现以肌肉、筋骨、关节发生酸痛、麻木、重着、屈伸不利甚或关节肿大灼热等为主要临床表现的病证。"痹症"有广义和狭义之分。广义之"痹症"，包括一切由于气机阻滞引起的脏腑器官组织之疾；狭义之痹，指感受风寒湿三邪所致的痹病。

"痹"一名首见《内经》，《素问·痹论篇》云："风寒湿三气杂至，合而为痹也"。明确指出风、寒、湿三邪是引起痹症的外因，其中"风气胜者为行痹，寒气胜者为痛痹，湿气盛者为着痹"。《素问·生气通天论》及《素问·骨空论》均曰："风者，百病之始也。"《素问·风论》及《素问·玉机真藏论》均曰："风为百病之长。"《素问·阴阳应象大论》曰："邪风之至，疾如风雨。"揭示风为六淫之首，其性主动，善行而数变。风邪常与"寒""湿"之邪夹杂致病，形成风湿、风寒或风寒湿之症，"行无常出"是风邪致痹的症状特点。因"风气通于肝""肝主筋""风生于春"，故风邪致病容易造成筋病，且常常在春季时加重。"风气与太阳俱入，行诸脉俞，散于分肉之间，与卫气相干"，"卫气有所凝而不行，故其肉有不仁也"，故风邪致痹常致肌肤麻木不仁。寒邪致痹以疼痛为特点，《素问·举痛论》曰："寒气客于脉外则脉寒，脉寒则缩蜷，缩蜷则脉绌急，绌急则外引小络，故卒然而痛"，认为寒主凝滞收引，人身之气血津液皆"喜温而恶寒"，寒邪入侵，经脉挛缩拘急，血脉不畅，"寒则涩不能流"，气血津液凝滞，则发生疼痛。湿邪致痹以肌肉酸重、不仁、疼痛为特点，因湿性黏滞重着，易困阻脾阳，脾主身之肌肉，故"痹之为病，在于肉则不仁"。此外，《素问·长刺节论》曰："病在肌肤，肌肤尽痛，名曰肌痹，伤于寒湿。"

《素问·刺法论》曰："正气存内，邪不可干。"《素问·评热病论》曰："邪之所凑，其气必虚。"《灵枢·口问》曰："故邪之所在，皆为不足。"《素问·逆调论》曰："荣卫俱虚则不仁，且不用。"《素问·举痛论》曰："百病生于气也。"故百病之生，皆因正气不足，正气不足亦应是痹病发生的重要内因。阳气为人身之根本，具有温煦卫外，充养皮肤，司腠理开合，化气、行血之功能，筋得其养，则屈伸活动自如，肉得其养，则不仁可愈。阳气充足，则筋脉合同，骨髓坚固，气血皆从，"虽有大风苛毒，弗之能害"。精血、津液能营阴阳，濡筋骨，利关节。若充足，则各走其道，内渗于骨空，下流于阴股，发挥其营养作用；若得虚，则骨节失润、肌肤失荣，则为痹痛、为不仁，如《素问·生气通天论》曰："营气虚则不仁，卫气虚则不用。"荣气为水谷之精，荣和则能"调于五脏，洒陈于六腑"。卫气是分布体表的阳气，"循皮肤之中，分肉之间，熏於盲膜，散於胸膜"。《素问·生气通天论》曰："荣卫之气，亦令人痹。"荣卫失和，则五脏六腑失养，腠理疏松，藩篱不固，若遇到风寒湿邪从外而袭，则气血凝滞，络脉不通，而致痹病。若素体虚弱，加之劳倦过度、情志失常、饮食不节等，易致人体抵抗力下降，复感风、寒、湿邪，则阳气失固，荣卫失和，卫气散结，筋脉失养，拘急疼痛。清·林佩琴在《类证治裁·痹证》曰："诸痹良由营卫先虚，腠理不密，风寒湿乘虚内袭。正气为邪所阻，不能宣行，因而留滞，气血凝涩，久而成痹。"

（二）病因病机

历代中医前贤认为腰痛的发生可由劳损、外伤或外邪所致，但与肾虚关系最为密切。《素问·脉要精微论》说："腰者，肾之府也，转摇不能，肾将惫矣。"宋·杨士瀛《仁斋直指方·腰痛》指出："肾虚为腰痛之本，肾气有虚，凡中风、受湿、伤冷、蓄热、血沥、气滞、水积、坠伤、作劳，种种腰痛，递见而层出矣。"肾气亏损则容易感受外邪，久则而形成慢性腰痛。一般来说，外来寒湿或风邪乘虚入侵，停积肾经，与血气相击不散，致气滞血瘀，凝涩两腰，久而不通则痛；又由寒性凝滞，湿性黏着，脉络血气阻滞不畅，久则产生慢性疼痛。人体正气虚弱，外感风、寒、湿三邪，侵袭人体，流连于关节，导致经脉闭阻，气血不畅，进而筋脉失于濡养，加之患者年事以高，肝肾亏虚，气血不足，方可发病。

中医认为此病的发病原因主要是肝肾不足，肝主筋，肾主骨，若肝肾充盈则筋骨劲强。肾主骨、生髓，肾精亏损则腰脊失养，致酸软无力，其痛绵绵，遇劳更甚，逸则减轻，喜按揉拒暴力，多为先天禀赋不足，后天劳累太过或久病体虚，或年老体衰，或房室不节，导致肾精亏损，无以滋养腰脊而发生疼痛。"五八肾气衰"，肝血肾精渐亏，气血不足，则筋骨失养，故筋骨衰老退变，又外感风寒湿等外邪，侵袭皮肉筋骨，导致气滞血瘀，脉络闭阻、筋脉气血失和，闭塞不通，气血凝滞，出现筋肉酸楚、活动受限等症状。中老年人的骨骼、肌肉系统的衰老、退变过程，与肝肾不足密切相关，必先有肝肾不足才会外感风寒湿等外邪，导致气滞血瘀、脉络闭阻而形成本病。

（三）症候分类

肝肾不足：腰痛隐隐，绵绵不休，酸软无力，行立不支，喜揉喜按，遇劳加重，卧则减轻，常反复发作。偏阳虚者，腰部发凉，少腹拘急，面色㿠白，四肢欠温，少气乏力；偏阴虚者，心烦失眠，口燥咽干，面色潮红，手足心热。偏阳虚者舌淡白，苔薄白；偏阴虚者舌红少苔。偏阳虚者脉沉细；偏阴虚者脉细数。

寒湿痹阻：腰部冷痛重着，转侧不利，逐渐加重，每遇阴雨天或腰部感寒后加剧，痛处喜温，体倦乏力，或肢末欠温，静卧痛势不减。舌淡或淡红，苔白腻。脉沉迟或缓。

七、诊断

主要以脊柱活动受限为主，伴有保护性背部肌肉僵硬、步态和姿势改变，部分患者有脊柱侧弯等畸形，腰或臀部压痛不明显。靶关节可以通过疼痛方式、局部感觉异常、深压痛等来确定。往往没有神经系统症状，直腿抬高试验时可出现腰痛，而不是放射痛。

八、治疗

（一）非手术治疗

非手术治疗是药物及手术治疗的基础，贯穿疾病的整个诊治过程。主要包括以下几个方面：改变生活方式、支具保护、物理治疗和传统医学治疗等。首先可采取改变生活方式以缓解疼痛，教会患者正确的站、坐姿，减少小关节进一步损伤，包括避免久站久坐，坐位时尽量保持骨盆前倾姿势，搬动物品时使用下蹲姿势等。同时平衡饮食，控制体重，适宜运动例如腰背肌锻炼、游泳或慢跑等运动能够增强腰背部肌肉力量，也有一定保护作用。对一些患者采用腰围或支具固定，限制腰部活动，减少局部疼痛，预防腰椎不稳。使用夹克式背架能有效限制腰部活动，但不宜长期使用，以免腰部肌肉失用性萎缩。冷敷或热效应物理治疗也能有效改善部分患者的症状。在活动前使用热效应处理可改善脊柱僵硬感，剧烈运动后使用冷敷处理有利于小关节功能恢复。使用针灸、按摩、中药及磁疗等各种传统医学方式治疗能缓解疼痛，部分患者甚至可以达到较好的效果。近年来发现，医疗性瑜伽及脊柱指压按摩可即时缓解部分患者的疼痛，可用于急性期止痛，建议由专职医师进行治疗。

1. 药物治疗　药物治疗是最主要的治疗方式，能够减轻小关节炎症改变。如非手术治疗无效，可根据关节疼痛情况分阶梯式用药。治疗多为口服非甾体类解热镇痛药物、理疗、热敷等。目前其治疗药物主要有以下几种：①对乙酰氨基酚／扑热息痛；②非甾体消炎药（NSAIDs）；③阿片类镇痛药；④肌肉松弛药（妙纳）。

对乙酰氨基酚是最常用于的治疗炎性疼痛的非阿片类镇痛药，能从中枢部位抑制前列腺素的合成，因此可以迅速发挥解热镇痛效应，缓解轻到重度疼痛，但不能解除组织炎症，且有肝损伤风险。

NSAIDs 是骨科最基本的抗炎镇痛药物，主要通过抑制炎性组织花生四烯酸代谢中的环氧化酶和脂氧化酶，阻断前列腺素、前列环素和白三烯的合成而产生镇痛效应，由于其兼具抗炎作用，因此对于各种炎症性疼痛都能发挥较好的抗炎镇痛功效，但存在消化系统（胃肠道、肝）、神经系统、心血管系统和泌尿系统（肾）等不良反应。环氧化酶 -2 选择性抑制剂作为新一代 NSAIDs 逐渐成为临床药物研究的热点。环氧化酶能催化花生四烯酸途径中前列腺素的合成，其中环氧化酶 -2 主要介导疼痛及炎症应答，是 NSAIDs 发挥抗炎镇痛的靶酶；而环氧化酶 -1 涉及正常的生理作用，如胃黏膜保护作用及维持肾血流量。因此环氧化酶 -2 选择性抑制药特异性地抑制环氧化酶 -2，理论上对环氧化酶 -1 几乎不抑制，与传统 NSAIDs 相比，最大的优点是胃肠道安全性大大提高，大幅度降低因环氧化酶 -1 抑制而引起严重的胃肠道不良反应的发生率。环氧化酶 -2 选择性抑制药在骨中浓度能达到血药浓度的一半，明显优于同类药物，是治疗小关节源性疼痛的首选药物。

2. 神经阻滞治疗　　神经阻滞是一种诊断手段，也是一种治疗手段。不是国际脊柱介入学会在治疗指南中推荐的治疗措施，但临床上，采用内侧支神经阻滞治疗小关节源性疼痛，合并使用激素或不同时使用激素的均有良好的短期和长期疗效。

3. 关节内注射激素　　小关节内注射也是目前临床上除药物治疗外最重要的治疗手段。多选择泼尼松和利多卡因的混合剂，在 X 线的引导下选择性进行小关节突内注射。小关节突封闭一般进针点位于腰椎棘突旁 1cm 左右，纵向向上 0.5cm，轻度斜向外 10°左右，进入 1 ～ 2cm，缓缓注射 1 ～ 2ml 药物。

4. 中医辨证论治　　腰椎骨关节炎在中医学理论中属于痹症的范畴，肝肾不足，从而导致营卫不固、腠理空疏，进而受到风寒湿邪的侵蚀，使气滞血瘀、脉络痹阻，最终导致痹症的发生。故治疗上应从肝肾入手，配合祛风、除湿、止痛等方法，达到标本兼治的目的。治疗以补肝肾、强筋骨、祛风散寒除湿、通血活络止痛为原则。寒湿痹阻型治疗上以祛风散寒、除湿通痹为主；肝肾不足型则治以滋补肝肾。中医在这方面具有优势，安全、不良反应小、疗效佳，可延缓病程进展，且能降低手术并发症。

5. 介入治疗　　射频去神经治疗，射频去神经治疗是国际脊柱介入学会推荐的治疗措施。对照阻滞试验阳性者，可明确小关节源性疼痛是后内侧支传导，经皮射频消融可通过去除小关节的神经支配直接缓解疼痛，是治疗此类小关节源性疼痛唯一有效的治疗手段。由于关节突关节受同节段水平和上节段水平的脊神经内侧支双重支配。通常需要消融一支以上的后内侧支神经才能完全缓解疼痛，为了达到去神经的解剖的精准性和有效性，电极应该平行放置在靶神经处，以确保最大限度地有效去除靶神经的长度。

适应证：射频消融去神经治疗仅适用疼痛超过 3 个月，且非手术治疗无效者，对照神经阻滞诊断试验明确靶神经为疼痛的责任神经者；有真实意愿，且既往无去神经手术治疗史。

绝对禁忌证有：不愿意接受者、系统性感染者、出血性疾病、使用抗凝药有出血风险者、孕妇。

相对禁忌证有：装有起搏器者、使用免疫抑制剂者、没有真实意愿者。

手术方法：等离子消融因为温度低、安全性好，成为主要的治疗方式。可在门诊手术。病人俯卧可透视手术床，常规消毒铺巾，局部麻醉。在 X 线下用脊柱穿刺针找到和阻滞腰神经后内侧支靶神经，并保留针头作局部麻醉和定位用。靶点部位为上关节突的外表面与横突的结合部。在 X 线监视下穿刺放置电极，电极应该接近乳突副韧带，并尽可能与后内侧支平行，与矢状面呈 15°～ 20°。因为大号的电极可消融大的区域，建议使用 10mm 头的 18 号电极。在 X 线下再次确认穿刺针和电极的位置是否正确。给予 50Hz 电刺激感觉功能测定，通常患者会出现与平时症状相吻合的腰骶部异常感或疼痛，确定靶神经在操作范围后即可开始消融。消融温度应该增加到80℃，持续时间60～90s。

去神经术能极大程度缓解患者疼痛，但由于是针对神经根进行破坏，并未解除小关节的炎症，因此不能阻止小关节炎的继发性病理改变。

（二）手术治疗

小关节源性疼痛往往与其他退变性疾病同时存在，如椎间盘突出、滑脱、椎管狭窄等。非孤立性的小关节疼痛者，射频消融、神经阻滞等治疗往往只能部分缓解症状。有学者采用腰椎融合手术治疗小关节疾病。经皮小关节融合手术治疗小关节源疼痛的新方法，尚有待进一步研究。

九、养护

平时应注意在工作中保持正确的腰部姿势，防止腰部受伤。非手术治疗常常能获得良好的效果。但如合并腰椎退变性疾病，如腰椎管狭窄、腰椎退变性滑脱及退变性侧凸时，则应考虑外科干预。急性发作时应卧床休息、戴腰围、局部理疗、热敷，促进腰部血液循环，有利于炎症消退。症状剧烈时可用消炎镇痛药。疼痛缓解后，可适度行腰部功能锻炼及理疗。

治疗期间嘱患者避免久站、久坐、穿高跟鞋走长路、搬持重物的体力劳动，同时指导患者游泳、摇晃呼啦圈、爬行等腰背肌有氧运动。因早期持续被动运动可促进软骨的再生和修复，小载荷下的腰部主、被动活动有促进滑液向关节软骨的渗透和扩散，改善软骨细胞的营养代谢，改善关节周围血液循环，降低小关节突囊内压力及病变局部骨内压力，促进关节软骨细胞自身修复的治疗作用。

综上所述，小关节源性疼痛是慢性腰痛的重要原因，孤立的小关节疼痛发病率随着年龄增长而增加。小关节源性疼痛往往与其他脊柱退变性疾病同时存在，如椎间盘突出、椎管狭窄、脊柱滑脱、手术后腰痛等。对照后内侧支阻滞试验具有重要的诊断意义。射频消融是有效的治疗方法。

主要参考文献

[1] Pinheir-Franco JL，Vaccaro AR，Benzel EC，et al.Advanced Concepts in lumbar Degenerative Dick Disease.New York，Dordrecht，London：Springer Heidelberg，2016.

[2] 柳海晓，沈跃，徐华梓．下腰椎关节突关节骨性关节炎程度与黄韧带厚度和骶骨倾斜角的关系．中国脊柱脊髓杂志，2012，22（5）：401-406.

[3] 张继业，王吉兴，张斌，等．高应力导致兔腰椎小关节骨性关节炎的实验研究．中国脊柱脊髓杂志，2011，21（10）：853-859.

[4] 柳万国，唐成林，孙莉，等．腰椎关节突关节骨性关节炎的CT分级及其临床意义．中国脊柱脊髓杂志，2011，21（12）：981-986.

[5] 何飞宇，石磊，陈海，等．腰椎小关节骨性关节炎的病理学及影像学对比研究．创伤外科杂志，2012，14（3）：247-249.

［6］刘波，杨欢，赵斌 . 小关节源性腰背痛的新认识 . 实用放射学杂志，2013，29（10）：1689-1692，1700.

［7］甄建国 . 中西医结合治疗老年腰椎骨性关节炎的临床研究 . 中国老年学杂志，2011，31（11）：2073-2074.

［8］沈峥嵘,沈庆法 . 沈庆法教授以肾虚为主论治慢性腰痛的临床经验 . 中国临床医生杂志,2015,43(8)：79-81.

第11章 腰椎软组织疾病的中西医结合治疗

第一节 概　述

一、腰椎软组织疾病的西医发病机制

腰椎软组织疾病的致病原因十分复杂，从理论上讲，任何接受神经末梢支配的腰椎结构都有可能成为疼痛的起源部位，腰椎周围丰富、复杂的软组织结构中富含大量痛觉神经纤维，这使得临床上大部分的腰痛属于软组织性疼痛。

腰部的软组织结构如肌肉、韧带、筋膜等，因超负重、持续负荷及不良姿势长时间劳作可引起慢性劳损，腰部软组织受到急性损伤后，得不到及时正确的治疗，可以后遗慢性劳损。这些慢性劳损可以引起损害性疼痛。慢性软组织性腰痛的产生有不同的机制学说，简述如下。

1. **无菌性炎症学说**　无菌性炎症学说是对慢性软组织性疼痛最基本的认识，揭示了软组织损伤疼痛的机制和病理过程。任何刺激作用于机体，只要有适当的时间和强度，并超过了机体的防御能力，皆可引起炎症。

（1）致病因子：主要是非生物因子，即非细菌、病毒等微生物因素致病，而大多数是由于物理性因素、劳损、撕裂等。损伤所产生的炎性介质，主要以内源性炎性介质为主。包括血浆中的炎性物质：激肽类物质（缓激肽等）、补体（C3）、纤维蛋白单位和肽类；组织本身释放的炎性介质：血管活性胺（组胺和 5- 羟色胺）、酸性物质（慢反应物质和前列腺素）和溶酶体成分。

（2）病理过程：无菌性炎症的病理过程主要表现为变性、渗出和增生三种基本变化。

①变性：组织细胞因受致炎因子的影响而发生代谢障碍，功能和形态发生变化，称为变性。病理切片发现，病变区细胞出现肿胀、脂肪变性，严重时发生凝固、液化、纤维肿胀、黏液变性、纤维断裂、坏死、崩解。同时，组织崩解时会释放出大量的炎性介质，造成恶性循环，再一次加重炎症发展的过程。

②渗出：由于炎性介质的作用，使炎症区血管发生扩张，通透性增加，血管内液透过血管壁进入组织间隙，这一过程称为渗出。渗出开始以前，首先是炎性充血过程，局部组织鲜红，温度升高，进而代谢产物聚集，刺激血管，渗出发生。渗出液中含有较少量的球蛋白、白蛋白、纤维蛋白及各种炎性细胞。

③增生：炎性组织内细胞通过分裂增殖称为增生。增生较旺盛的主要为组织细胞、成纤维细胞及血管内皮细胞。炎性过程的增生，可以使炎性病灶局限化，进而使组织修复。但是过度的增生又可影响病变的愈合及病变区的功能。

综上所述，组织损伤的病理形态变化如下：反复的牵拉力，造成软组织纤维损伤、断裂，小血管破裂、出血、渗出、水肿。断裂后，组织进行修复，再遇牵拉后，再次断裂修复，这是一个恶性循环过程。在这一过程中，损伤过程总是大于修复过程，因此出现出血或渗出机化，组织瘢痕形成，炎性细胞侵入，吞噬坏死的组织细胞，形成无菌性炎症。其纤维及瘢痕组织增生释放致痛因子可刺激局部的感觉和运动神经末梢，从而引起局部疼痛和肌肉张力持续性增强，出现痉挛性疼痛，压迫软组织内的血管，出现缺血性肌痛，造成"痉挛—疼痛—再痉挛—更疼痛"这一恶性循环。

2. 静态残余张力性损伤学说　静态残余张力性损伤也称为静力性肌炎，既无确定的外伤，也无明显的劳损，但是慢性软组织的疼痛却显而易见，病理变化如下：当焦虑、恐惧、抑郁所致的精神紧张或躯体处于某一种状态或姿势的时间过长，肌张力持续增大，肌肉压力持续升高不降，关节内的压力也会增加，关节周围的软组织被牵张。关节、肌肉、韧带等持久无舒张休息状态，必然造成血液循环障碍，无氧代谢增强，结缔组织增生，肌肉痉挛。检查时可无明显的压痛点及异常的软组织改变，但肌紧张明显，当肌肉主动收缩或抗阻力收缩时，出现肌肉起止点的疼痛。

3. 激发中心学说　该学说认为：慢性软组织损伤性疾病在顽固疼痛处，往往有一个疼痛的激发中心，这个中心是该种疼痛的根源。但是目前为止，只发现这一现象，而其内在原因是什么，组织学、形态学、生物化学和生理学基础是什么，还不十分清楚。但是临床上确实发现疼痛区有激发点，并且将激发点破坏，疼痛即可消失或减轻。

4. 筋膜间室综合征学说　腰背筋膜是全身最强韧、最厚的筋膜之一，能维持腰部平衡。腰背筋膜浅、深层与椎旁韧带共同组成筋膜室，肌肉收缩时内压增高，肌肉松弛时容积恢复。筋膜室内压异常增高对肌纤维造成机械损伤，挤压腰神经后支，肌肉血流供应减少，导致骨筋膜室综合征。长期积累性损伤导致软组织肿胀、粘连、机化反复发生，力学失衡，是筋膜室综合征反复发作的主要原因。

5. 骨性纤维管卡压学说　由于解剖上固有的特点，周围神经在经过肌肉起止点或穿肌肉处及经过骨性隆起沟槽处时，往往在其周围形成由骨性或纤维结缔组织构成的沟管，以便固定约束该神经，但这使该神经通过骨纤维管时，容易受到摩擦、挤压，而使管内水肿、狭窄。同时，与其相伴的血管、神经也可受到损伤压迫，渗出增加而水肿，进而加重卡压。

二、腰椎软组织疾病的中医认识

传统中医学中腰痛又称"腰脊痛"，是指因外感、内伤或挫闪导致腰部气血运行不畅，或失于濡养，引起腰部一侧或两侧或正中发生疼痛为主要症状的一种病证，亦可兼见其他诸多部位不适，以胸部、背部、胁部、腹部、脊部、尻、股、小腿及脚部等为常见。

1. **历史沿革**　腰痛是一种常见、多发的临床症状，"腰痛"一名最早见于《黄帝内经》，《素问·刺腰痛》曰："衡络之脉令人腰痛，不可以俯仰，仰则恐仆，得之举重伤腰。"

《灵枢·五癃津液别论》曰："虚，腰背痛而胫酸。"《素问·六元正纪大论》记："感于寒，则病人关节禁固，腰椎痛。"《五常政大论》认为："湿气下临，肾气上从，则腰椎痛。"可见《内经》对腰痛的病因有"虚、寒、湿"三方面。并且首先提出了肾与腰部疾病的密切关系，《素问·脉要精微论》："腰者，肾之府，转摇不能，肾将惫矣。"

《素问·刺腰痛论》根据经络循行，阐述了足三阴、足三阳及奇经八脉为病所出现的腰痛病证，并介绍了相应的针灸治疗。

汉代张仲景在《金匮要略·五脏风寒积聚病脉证并治》言："肾著之病，其人身体重，腰中冷，如坐水中……腰以下冷痛，腹重如带五千钱，甘姜苓术汤主之。"论述了寒湿腰痛的发病、症状与治法。据传同时代的华佗根据《内经》刺夹脊治疗腰背痛之法，创立了华佗夹脊穴，使腰痛的治疗效果和安全性都有了显著提高。

隋代巢元方所著《诸病源候论·腰痛候》指出："凡腰痛有五，一曰少阴，少阴肾也，十月万物元气伤，是以腰痛；二曰风痹，风寒着腰，是以痛；三曰肾虚，役用是以痛；四曰臀腰坠落伤腰，是以痛；五曰寝卧湿地，是以痛。"提出了"肾主腰脚"的论点，指出肾虚是发病之本，并提出风邪、外伤、劳伤等原因。总的病机传变是"劳损于肾，动伤经络，又为风冷所侵，血气击搏，故腰痛也"。治疗上注重内服汤剂和养生导引法。

唐代孙思邈的《备急千金要方》收集了多种腰痛的治疗方法，其中最为著名的就是独活寄生汤。在我国现存最早的伤科专书《仙授理伤续断秘方》中记载了跌损外伤导致腰脚痹痛的病例，并有相关补肾、壮筋骨、活气血、祛风湿等方剂。

宋代对于腰痛的认识和治法有了进一步发展完善。陈无择《三因极一病证方论》："夫腰痛虽属肾虚，亦涉三因所致。在外则脏腑经络受邪，在内则忧思恐怒，以致房室坠腹，皆能致之。"《太平圣惠方》中记载治疗腰痛的方剂130余首。

金元时期的朱丹溪归纳腰痛的病因："腰痛主湿热，肾虚，瘀血，挫闪，有痰积。"强调肾虚的重要作用，在治疗上提出了化痰祛风、清热除湿之法。张景岳也认为本虚肾衰为主要病因："腰痛虚证十居八九……其有实邪而为腰痛者亦不过十之一，二耳。"

明代王肯堂在其著作《证治准绳·腰痛》中指出腰痛之因："有风，有湿，有寒，有热，有闪挫，有瘀血，有滞气，有痰积，皆标也。肾虚其本也。"这是对腰痛的病因病机较全面的概括。

《七松岩集·腰痛》对腰痛常见的病因和分型进行了概括："然痛有虚实之分，所谓虚者，是两肾之精神气血虚也，凡言虚证，皆两肾自病耳。所谓实者，非肾家自实，是两腰经络血脉之中，为风寒湿之所侵，闪肭锉气之所碍，腰内空腔之中，为湿痰瘀血凝滞不通而为痛，当依据脉证辨悉而分治之。"

《张氏医通》《杂病源流犀烛》总结历代医家对腰痛的论述，归纳为风腰痛、寒腰痛、肾虚腰痛、气滞腰痛、瘀血腰痛等，使腰痛的辨治更为系统。

对于腰痛治疗，清代李用粹《证治汇补·腰痛》指出："治惟补肾为先，而后随邪之所见者以施治，标急则治标，本急则治本，初痛宜疏邪滞，理经隧，久痛宜补真元，养血气。"这种分清标本先后缓急的治疗原则，在临床具有重要的指导意义。

2. 病因病机

（1）体虚年衰：先天禀赋不足，加之劳役负重，或久病体虚，或年老体衰，或房事不节，以致肾之精气虚亏，腰府失养。诚如《景岳全书·杂证谟·腰痛》言："腰痛之虚证十居八九，但察其既无表邪，又无湿热，而或以年衰，或以劳苦，或以酒色斫丧，或七情忧郁所致者，则悉属真阴虚证。"腰为肾之府，由肾之精气所溉，肾与膀胱相表里，足太阳经过之，此外，任、督、冲、带诸脉，亦布其间，所以腰痛病变与肾脏及诸经脉相关。内伤腰痛多由肾精气亏虚，腰府失其濡养、温煦。精气亏虚则肾气不充，偏于阴虚则腰府不得濡养，偏于阳虚则腰府不得温煦，故发生腰痛。

（2）外邪侵袭：多由居处潮湿，或劳作汗出当风，衣着单薄，或冒雨着凉，或暑夏贪凉，腰府失护，风、寒、湿、热之邪乘虚侵入，阻滞经脉，气血运行不畅而发腰痛。湿性黏滞，所以感受外邪多离不开湿邪为患。外感腰痛的主要发病机制是外邪痹阻经脉，气血运行不畅。寒为阴邪，其性收敛凝闭，侵袭肌肤经络，郁遏卫阳，凝滞营阴，以致腰府气血不通；湿邪侵袭，其性重着、黏滞，留着筋骨肌肉，闭阻气血，可使腰府经气不运；热邪常与湿合，或湿蕴生热而滞于腰府，造成经脉不畅而生腰痛。风、寒、湿、热诸邪，常因肾虚而乘客，内外二因，相互影响，痹阻经脉，发生腰痛。诚如《杂病源流犀烛·腰脐病源流》说："腰痛，精气虚而即客病也。"

（3）跌扑闪挫：举重抬舁，暴力扭转，坠堕跌扑，或体位不正，用力不当，屏气闪挫，导致腰部经络气血运行不畅，气血阻滞不通，瘀血留着而发生疼痛。经脉以通为常，跌扑挫扭，影响腰部气血运行，以致气滞血瘀，壅滞经络，凝涩血脉，不通而痛。诚如《景岳全书·杂证谟·腰痛》说："跌扑伤而腰痛者，此伤在筋骨而血脉凝滞也。"

概括起来，腰痛的病理变化常表现以肾虚正气不足为本，感受外邪，跌扑闪挫为标的特点，而气滞血瘀、脉络痹阻是腰痛的基本病理过程。

3. 中医辨证治疗

（1）风湿腰痛

主证：腰部疼痛、走串不定，牵引腿足，活动不利，天气阴变则疼痛加重，脉浮弦，苔薄白。

治法：祛风湿、止腰痛。

方药：独活寄生汤加减。独活 12g，桑寄生 18g，秦艽 9g，防风 6g，细辛 3g，川芎 6g，当归 9g，白芍 9g，茯苓 9g，牛膝 9g，杜仲 12g，桂心 3g，甘草 3g，水煎服。方中独活、细辛、防风、秦艽、茯苓、桂心祛风散寒利湿，当归、川芎、白芍活血止痛，桑寄生、牛膝、杜仲补肾强腰，甘草和中，全方具有祛风除湿、补益肝肾、邪正兼顾的特点，对于肌肉风湿、风湿性关节炎、坐骨神经痛等所引起的腰痛，有良好的补益镇痛作用。

加减：对病久正虚者，可加黄芪、续断等。

（2）寒湿腰痛

主证：腰部冷痛，身体沉重，转侧不利，得暖则适，遇阴而寒冷则疼痛加重，脉沉缓，苔白腻。

治法：散寒除湿，通络镇痛。

方药：肾着汤加味。茯苓 15g，白术 9g，甘草 6g，干姜 9g，独活 12g，苍术 9g，木瓜 12g，附子 6g，川续断 12g，狗脊 12g，水煎服。方中干姜、附子辛热以散寒湿，茯苓、苍术、白术、甘草和中燥湿，独活祛风散湿，木瓜、川续断、狗脊强腰除湿通络，共奏散寒利湿、温经通络之效。

加减：痛引腿足，加牛膝、五加皮。兼有风邪者，加防风、秦艽。

（3）湿热腰痛

主证：腰髋疼痛，痛处伴有热感，口苦，烦热，小便短赤，舌苔黄腻，脉濡数。

治法：清热利湿。

方药：四炒丸加味。苍术 9g，黄柏 9g，牛膝 9g，薏苡仁 24g，防己 9g，萆薢 12g，木瓜 12g，续断 12g，水煎服。方中苍术、黄柏、薏苡仁化湿清热，防己、萆薢、木瓜利湿通络，牛膝、续断活血强腰。诸药合用，清热利湿，对于湿热客于脉络所致的腰痛，颇具效用。

加减：小便灼热感明显者，加猪苓、泽泻、车前子等。

（4）瘀血腰痛

主证：腰痛剧烈，如刺如折，痛有定处，痛处拒按，轻者俯仰不便，重者不能转侧，脉细涩，舌质紫暗或有瘀斑。

治法：活血化瘀，通络镇痛。

方药：身痛逐瘀汤加减。当归 12g，川芎 9g，桃仁 9g，红花 6g，羌活 6g，没药 6g，牛膝 12g，香附 9g，五灵脂 6g，水煎服。方中当归、桃仁、红花、五灵脂、没药活血化瘀以镇痛，香附、羌活、川芎、牛膝理气通络以止痛，合而使瘀去气行而痛止。

加减：如为外伤所致者，可加大黄、吞服三七粉。尿血者，加白茅根、牡丹皮、大小蓟。腰膝困痛者，加狗脊、杜仲等。

（5）肾虚腰痛

主证：腰部酸痛，下肢软弱无力，遇劳尤甚，卧则减轻，或伴脑转耳鸣，遗精，带多。偏阳虚者，小便清长，手足不温，舌淡，脉沉细。偏阴虚者，心烦失眠，口燥咽干，手足心热，舌红少苔，脉细数。

治法：补肾壮腰。

方药：a. 偏阳虚者，宜温补肾阳，用右归丸加减。熟地黄 12g，山药 12g，山茱萸 12g，枸杞子 12g，杜仲 12g，附子 6g，肉桂 6g，当归 9g，菟丝子 12g，水煎服。方中熟地黄、山药、山茱萸滋补肾精，枸杞子、菟丝子、杜仲补肾壮腰，附子、肉桂温补肾阳，当归养血活血。对于腰痛偏于肾阳虚者，具有滋养强壮腰痛的作用。b. 偏阴虚者，宜滋补肾阴，用左归丸加减。熟地黄 12g，山药 12g，山茱萸 12g，茯苓 9g，泽泻 6g，牡丹皮 6g，枸杞子 12g，龟甲 12g，水煎服。方中熟地黄、山药、山茱萸、茯苓、泽泻、牡丹皮滋补肾阴，合枸杞子、龟甲以增强滋阴强腰之作用。

加减：烦热、口干苦者，加知母、黄柏。若腰痛持续不已，而又无其他自觉症状者，可用青娥丸（杜仲、补骨脂、胡桃肉）治之。

三、封闭疗法

封闭疗法起源于苏联和英国，是将特定的药物直接注射于腱鞘、穴位、压痛点、关节囊、关节腔、肌筋膜、滑囊、病灶周围、神经干等病变局部，通过消炎、镇痛、解痉、活血等作用，在病变局部发挥治疗作用，以消除局部炎性水肿，促进炎症吸收并缓解肌肉痉挛以达到一定镇痛效果的一种治疗方法，临床上用于治疗慢性软组织性腰痛取得了较好疗效。

1. 局部封闭治疗慢性软组织性腰痛的机制

（1）阻断痛觉的神经传导通路。

（2）阻断痛觉的恶性循环。

（3）改善局部血循环。

（4）作用于交感神经，阻断其兴奋。

（5）糖皮质激素：抑制炎性反应，即消炎镇痛、退肿及软化瘢痕组织。

2. 局部封闭治疗慢性软组织性腰痛的作用

（1）消炎镇痛。

（2）软化纤维瘢痕组织。

（3）降低局部创伤免疫反应。

3. 封闭疗法的常用药物

（1）麻醉类：普鲁卡因、利多卡因、罗哌卡因、布比卡因等。

（2）糖皮质激素类：氢化可的松、泼尼松龙、甲泼尼龙、地塞米松、倍他米松、曲安奈德等。

复方倍他米松和罗哌卡因或左旋布比卡因的配伍，是目前公认的速效、长效、抗炎效价高，而且是最安全、阻滞时间最长的、毒性反应最小及疼痛反跳最低的用于局部封闭的药物配伍。

4. 封闭疗法的禁忌证

（1）患者拒绝接受封闭或对封闭异常担心。

（2）对激素或局麻药物过敏。

（3）痛点或附近有骨或软组织病理性改变，如结核或肿瘤。

（4）局部或全身感染。

（5）大的关节手术前，会增加感染风险。

（6）有严重的糖尿病或高血压病。

（7）近期有消化道出血者。

5.封闭疗法的操作

（1）准备器具。

（2）确定穿刺部位，将局部皮肤以拇指和示指拉紧，标记穿刺点。

（3）以适当的消毒剂由内向外螺旋状消毒皮肤，等待1min，让皮肤晾干。

（4）以适当的针头快速刺入皮肤，缓慢进针到病变处。

（5）回抽无血液，注入药物，移除针头。

（6）按压针眼，无菌辅料覆盖。

（7）嘱患者休息并留观15～20min。

6.局部封闭的副作用和并发症　局部封闭的作用如上所述，而大多数副作用和并发症也正是由于糖皮质激素的作用而产生。虽然局部封闭时用的激素量少且释放慢，主要用其在局部的抗炎作用、免疫抑制作用及抗过敏作用，但对激素敏感的患者或用药过于频繁，这些作用可能导致以下结果：减少炎症部位免疫作用细胞数目，减少血管扩张，稳定溶酶体膜，抑制巨噬细胞的吞噬作用，减少前列腺素及相关物质的生成。凡是激素可能发生的副作用，局部封闭时也都可能发生，如骨质疏松、股骨头无菌性坏死等。

另外，注射局部封闭所用的局麻药后都可能产生头晕、行走不稳等情况，是局麻药被吸收后全身小血管扩张造成的，因此治疗后应要求患者休息并观察15～20min。

（1）封闭疗法的不良反应。①局部不良反应：注射后疼痛加重，皮肤脱色，皮下脂肪增多，出血、青肿等。②全身不良反应：面部潮红，影响糖尿病控制，月经不调，下丘脑-垂体轴抑制，变态反应等。

（2）封闭疗法的注意事项。a.操作定位要准确，否则就会大大影响治疗效果；b.不要注射到皮下，更不能注入皮内，会造成皮肤发白、变薄；c.注射药物前必须回抽，确定针头不在血管内；d.覆盖纱布和压迫，穿刺完毕，拔出针头后，局部针眼部位应用无菌敷料压迫1～2min，以便软组织将穿刺通道关闭，减少感染机会。要注意保持局部清洁，3d内不要洗澡。如果穿刺后出现明显的红肿，疼痛或伴有体温升高等，应及时来医院处理，以免延误治疗；e.封闭注射7～10d1次，一般不超过3次，2次注射没有效果者，应立即停止。

四、针灸疗法

1.对慢性软组织性腰痛的治疗作用

（1）镇痛镇静：针灸一方面能使体内致痛物质如血浆游离5-羟色胺、缓激肽、慢反应物质的含量显著下降；一方面可激发机体产生内源性吗啡样物质参与镇痛。另外，针刺腰部华佗夹脊穴能直接作用于病变局部的神经周围，调节神经功能，从而达到良好的镇痛作用。

（2）抗炎消肿：针灸能改善腰部软组织的微循环和淋巴循环，促进炎性物质的吸收，抑制炎症病灶部位血管通透性增加，减轻水肿。从而减轻或消除炎症对局部神经的化学刺激，减轻腰部软组织的粘连。

（3）调整肌肉、韧带状态：针灸能提高弛缓韧带、肌肉的兴奋性，增强其修复功能，尤其能调节腰部软组织和神经的功能，从而恢复腰部的力学平衡，促进腰痛的康复。

2. 一般选穴特点

（1）循经取穴：腰部上连背膂，下连尾尻，中为脊柱，有 3 条经脉经过腰部。李东垣在《东垣试效方》中强调："治之者，当审其何经所过分野，循其空穴而刺之。"治疗腰痛最常用的三条经脉是足太阳、足少阳和督脉，这和它们的循行特点有很大的关系。①足太阳膀胱经：《灵枢·经脉》云："膀胱足太阳之脉……夹脊抵腰中，入循膂，络肾属膀胱。"正因为足太阳经循行过腰并主腰脊疼痛，历代医家治疗腰痛时多将此经作为首选，常用穴位为委中、肾俞、昆仑等。②足少阳胆经：足少阳经按其循行并不过腰，而行于腰侧，一般腰痛连腿或痛在腰侧而牵引少腹或胁下者选用足少阳经穴较多，这似乎与现代神经节段性支配理论不谋而合。该理论认为：某一穴位主治病症的范围主要取决于与该穴有关的脊髓节段支配空间。足少阳经常用的环跳、阳陵泉均位于神经干的投影点或附近，应与此有关。《针灸大成》中多用环跳、风市、阴市、阳陵泉相配治疗腰痛连腿，疗效显著。③督脉：命门、腰俞等穴为常用穴位，主要用于虚寒性腰痛。

（2）异经取穴：腰痛的病因比较复杂，并且引起腰痛的病因与病理变化在脏腑经络之间相互影响，因此，在选取本经穴的同时，还应选用相关经络的腧穴。如《针灸甲乙经》云："少腹控睾引腰脊，……散于肓，结于脐，故取肓原以散之，刺太阴以予之，取厥阴以下之，取巨虚下廉以去之。"其病在小肠，又取肓原、太阴、厥阴、下巨虚等与病相关的脏腑经络之穴位。

（3）近部取穴：单纯腰部疼痛取肾俞、大肠俞、命门等，痛及臀部取环跳，痛及尻股取承扶。

（4）根据病性取穴：病有寒、热、虚、实、阴、阳、血瘀之不同，每条经脉也有各自的属性。在腰痛的治疗中，往往根据病性之不同选择相应的经络、腧穴。如肾虚腰痛常用肾俞，腰以下至足跟之肾阳不足腰痛常选命门，阴虚腰痛用太溪，血瘀腰痛用委中，湿痹不能行选三阴交。

总而言之，针灸治疗慢性软组织性腰痛不外乎辨邪之病位和病性，首先确定证候所属经络，即病位，还要辨别寒热虚实之病性，再结合经穴的特性选用相应穴位，同时施用相应的补泻手法。

3. 分部取穴特点

（1）腰部：腰部是症状反应部位，腰部用穴有三种类型，一是选择压痛点，即以痛为腧，直接在痛处施针或灸，如宋代王执中云："点肾俞酸痛，其令灸而愈。"二是腰部太阳经穴位，以疏通经络，激发太阳经气，常用腧穴有肾俞、大肠俞、志室等。三是腰部督脉经穴，常用命门、腰俞两穴。

（2）下肢：张志聪云："夫足之三阳，循腰而下，足之三阴及奇经之脉，循腰而上，病则上下不通，阴阳间阻，而为腰痛之症。"腰痛之远道取穴主要为足六经下肢穴位，尤其是足三阳经之穴。四总穴歌所言："腰背委中求"，便是典型的例子。另外，下肢常用的穴位还有阳陵泉、昆仑、太溪等。

4. 刺灸法特点

（1）刺法：历代医家治疗腰痛用针居多，针刺不但能疏通经络、活血祛瘀，且能通过经穴的配伍和补泻手法的运用达到调和阴阳、扶正祛邪的功效。

（2）灸法：《内经》提出了因人施灸的原则。艾灸剂量一般为随年壮，不可多灸。过灸则得恶火，骨枯髓涩。灸法治疗腰痛种类较多，非独艾灸，还有天灸（常用药物有生姜、芥子等）、隔姜灸、隔附子饼灸、神仙灸法，以及雷火灸法和清代的太乙神灸法等，不一而足。

（3）刺络放血：《素问》有"刺解脉，在郄中结络如黍米，刺之血射以黑，见赤血而已"的记载，即是在委中刺络放血。对于气滞血瘀之腰痛，刺络放血法较为常用，能迅速缓解疼痛。

五、推拿治疗

推拿是指医者通过手或身体的其他部位，应用一定的力量，使用特定的技巧动作操作于人体的特定部位，使力学作用产生了特定的动力学效应，以达到治疗疾病的目的的一种治疗方法，古代称之为"按跷"或"导引"。应用推拿治疗慢性软组织性腰痛取得了很好的疗效。推拿手法要求持久、有力、均匀、柔和，从而达到"深透"的目的，正如《医宗金鉴》所说："一旦临证，机触于外，巧生于内，手随心转，法从手出。"

1. 推拿治疗慢性软组织性腰痛的作用

（1）疏通经络，行气活血：对于腰部气滞血瘀，经络阻滞，为肿为痛，通过按法、推法等手法，可以起到疏筋活络、活血化瘀的作用，从而气行则血行，血行则肿消，通则不痛。《医宗金鉴·正骨心法要旨》指出："按其经络，以通郁闭之气，摩其壅聚，以散瘀结之肿，其患可愈。"

（2）宣通散结，松解粘连：对于外伤血瘀或风寒湿邪郁阻，腰部气血凝滞、瘀停经络、筋膜粘连，通过揉法、按法等手法可以宣通闭塞的气血，疏通瘀阻的经络，松解粘连的筋膜，使得经通筋柔骨正。

（3）缓急解痉，疏通经络：推拿手法是缓解肌紧张、肌痉挛非常有效的方法，首先它能直接松解筋肉，疏通经络，调整机体内部平衡，通过按法、摩法、拔伸摇法等手法，可以强迫伸屈关节，解除痉挛，再进一步解除疼痛，恢复关节功能。此所谓"松则通，通则不痛"。

（4）理筋正骨，调和气血：临床上有很多病人，无意中会出现一种情况，没有多大外力，突然某个部位卡住不能动了，或痛或不痛，此即所谓"骨错缝，筋出槽"，通过正确的扳法、拨法、拔伸法等手法可以使错缝之骨、出槽之筋归位，恢复正常的功能。

2. 推拿治疗慢性软组织性腰痛的现代医学作用机制

（1）调节神经功能：推拿手法作用于人体任何部位，均能刺激神经末梢，引起相应的冲动，促进神经抑制或者兴奋，从而反射性地引起机体的各种反应，使神经兴奋和抑制过程达到相抵平衡而起到治疗作用。

（2）促进血液的循环：推拿手法能使一定范围内血管扩张，外周阻力减低，血流增快，血流量增加，这样使局部血液循环改善，可以治疗软组织挛缩，使软组织改变缺血、缺氧的状态，改善微循环，恢复正常的功能。

（3）促进血液中生物活性物质的改变：推拿后患者血清中内啡肽含量与全血中 5- 羟色胺含量升高，而血浆中儿茶酚胺含量却降低，使交感神经处于相对抑制状态，从而缓解了疼痛。

（4）加速修复损伤的软组织：推拿手法通过皮肤达到肌肉、韧带、关节囊等软组织，以增强肌力、改善韧带、关节囊的弹性，解除软组织的粘连，促进软组织内水肿的吸收，以及各种代谢产物的排泄，改善组织缺血、缺氧的状态，从而使受伤了的软组织很快得到了修复。

3. 手法禁忌证　推拿手法可能造成意外损伤的患者都是禁忌人群。如骨肿瘤、骨结核和有化脓性炎症的患者；皮肤挫伤和有出血的病人；酒醉神志不清及精神病患者；老年人有严重心脏病变、高血压及骨质疏松的患者等。

六、小针刀疗法

小针刀疗法是在中医学理论指导下，吸收现代西医及自然科学成果，再加以创造而成的特殊疗法。它是在精细解剖、立体解剖、动态解剖和生物力学等知识的指导下，使用小针刀来治疗疾病的方法。

小针刀是由金属材料做成的在形状上似针又似刀的一种针灸用具，是在古代九针中的镵（音"缠"）针、锋针等基础上，结合现代医学外科用手术刀而发展形成的，是与软组织松解手术有机结合的产物。小针刀疗法是一种介于手术方法和非手术疗法之间的闭合性松解术。是在切开性手术方法的基础上结合针刺方法形成的。治疗时运用小针刀对病变处进行剥离、疏离、松解，恢复机体原有平衡状态，改善活动功能，改善血运，使疼痛症状迅速缓解。其适应证主要是软组织损伤性病变和骨关节病变，因此在慢性软组织性腰痛的治疗中应用广泛。

小针刀治疗慢性软组织性腰痛的机制包括：疏通粘连，松解瘢痕，延长挛缩，消除异常高应力，切割减张内引流，解除神经卡压，利用创伤修复机制改善局部血液循环。

1. 常规操作步骤

（1）术前准备：局部麻醉药品，穿刺针、小针刀。

（2）操作：根据施术部位，以医生方便、病人舒适为原则选择合适的体位。选择治疗点位，常规消毒、铺巾，可根据病情和病人需要先做局部麻醉。一手定点、定向，加压分离（或捏起），一手持小针刀刺入，到达病位后，行疏通剥离（纵行、横向）等适宜的手法。治疗结束后出针，注意按压针孔、消毒、贴无菌贴，并平卧位观察 20min。

2. 常用手法

（1）进针：根据病变部位、深浅与周围解剖关系，常规按照定位、定向、加压、刺入四个步骤进行。

（2）纵行剥离法：进针时使刀刃的方向与肌纤维等方向平行，刀口达到靶目标时沿着肌纤维的方向疏剥。主要适用于组织粘连、肌腱周围软组织的瘢痕挛缩。

（3）横行剥离法：进针时使刀刃的方向与肌纤维等方向平行，刀口达到靶目标时与肌纤维的方向垂直铲剥，将粘连在骨面上的软组织铲起，刀下感到松动即可。主要适用于肌肉与韧带和骨面等周围组织发生的粘连。

（4）切开剥离法：进针时使刀刃的方向与肌纤维等方向平行，刀口达到靶目标时将相互间粘连的组织或瘢痕切开。主要适用于不同软组织间的粘连，瘢痕挛缩；小的结节切开或切碎后便于组织吸收。

（5）瘢痕刮除法：瘢痕位于肌腱、肌腹或肌肉的附着点处时，可采用小针刀将瘢痕刮除。操作时先沿着肌纤维等的纵轴切开数条切口，然后在每个切口处反复疏剥两三次，刀下柔韧无明显阻力时，说明已达到目的。

（6）肌纤维切割法：如引起顽固性疼痛、功能障碍的原因是由于部分肌肉纤维紧张或痉挛而造成的，可将小针刀的刀刃垂直刺入肌纤维，切断少量紧张或痉挛的肌纤维，这样可收到立竿见影的效果。

（7）通透剥离法：范围较大的软组织粘连板结，因无法行逐点疏剥松解，在患处可取多点进针，进针点一般都选在肌肉与肌肉、肌肉与其他软组织的间隙处，当针刀抵达骨面时，除软组织与骨骼的附着点外，其他与骨骼粘连的软组织均应被铲除剥离，并尽可能将软组织之间的粘连疏剥开，同时将瘢痕、结节切开。

3. 小针刀的禁忌证

（1）病变部位或全身有感染、发热。

（2）病变部位有重要的血管、神经或脏器等难以避开。

（3）出血、凝血功能异常。

（4）重要脏器疾病的发作期，如心肌梗死。

（5）体质虚弱、高血压、冠心病、晚期肿瘤病人等。

（6）此外，对于老年病人、极度恐惧的病人及对治疗效果怀有疑虑的病人均应该慎用小针刀治疗。

4. 小针刀使用的注意事项

（1）严格掌握适应证、禁忌证。

（2）严防损伤神经、血管、内脏等重要组织和脏器。

（3）预防晕针，尽可能采用卧位，术后应观察。

（4）避免空腹，治疗前可给予相关说明及心理暗示治疗。

（5）严格无菌操作，预防感染。

（6）注意小针刀的消毒和保养，并及时更换。

第二节　腰椎棘上韧带、棘间韧带损伤

一、疾病概述

棘上韧带起于腰椎棘突，附于各棘突顶端而后向上移为项韧带连结于皮肤，它是索状胶原纤维组织，甚坚强而敏感，有协同稳定脊柱的作用。腰棘间韧带也是一种致密的胶原纤维结缔组织，它将相邻的棘突连在一起，靠其韧性来加强脊柱的稳定性，并帮助棘上韧带及黄韧带限制脊柱过度前屈。这两种韧带主要是防止脊柱的过度前屈，往往同时发生损伤，从而引发腰痛。

二、病因病理

30 岁以上的青壮年，棘上韧带和棘间韧带都可发生不同程度的退变，由于组织的变性，其弹性韧性降低，轻度损伤也可将其撕裂而导致一系列症状。

1. 常见的致伤因素

（1）弯腰负重损伤：棘上韧带和棘间韧带在正常情况下受骶棘肌保护，但在弯腰劳动、猛力搬移重物、抬杠、剧咳、喷嚏等毫无准备的短促动作，可使松弛的韧带骤然收缩，造成扭伤或从顶端撕裂，形成小血肿。损伤后失治或误治，迁延日久，则遗留慢性腰痛。由于棘上韧带大多终止于 $L_3 \sim L_4$ 棘突，而 L_4 以上无棘上韧带，在弯腰时，其应力点落在棘间韧带，棘间韧带受到强力牵拉或外力作用于该韧带上，则容易发生损伤及断裂。

（2）慢性劳损引起的损伤：长期从事弯腰劳动，其维持弯腰的应力，主要由棘间、棘上韧带负担，由于韧带长时间的牵拉，弹力可逐渐减退，并发生水肿增生及粘连，刺激腰神经后支而引起腰痛，也可在弯腰提重物时，发生部分纤维性撕裂而损伤。

2. 组织病理改变　腰椎棘上与棘间韧带损伤的病理属于典型的末端病改变。伤后手术标本根据观察，有四种情况：部分断裂、囊变、全断与松弛。组织病理改变：①韧带的胶原纤维呈玻璃样变、脂肪变或有断裂。有的化生成软骨或骨组织。②韧带止点的潮线涨潮，骨组织增生。③韧带小动脉增生及硬化。④韧带内出现滑液囊（可能是断裂出血所致）。

三、临床表现

1. 症状

（1）棘上韧带损伤：①多因弯腰劳动突然受重力牵拉或弯腰而发病，伤情短暂迅猛，但用力不一定很大。②腰部板直，不敢向前弯腰，咳嗽、喷嚏时必须略屈髋屈膝，否则易诱发或加重疼痛。③仰位起床困难，常选侧卧位起床。④查体时先由病人指出痛点，痛点常固定在 1 ～ 2 个棘突，压痛极为表浅，局限于棘突尖部，不红不肿，用指腹轻扪韧带，可左右移动。⑤拾物试验阳性。

（2）棘间韧带损伤：①有脊柱扭转外伤史。②往往与棘上韧带合并损伤，单独损伤多发生于腰 4/5 及腰 5 骶 1 间隙。③疼痛位于两棘突间，为深在性疼痛，胀痛，劳累后加重，休息后减轻，弯腰时重，后伸腰时轻，脊柱微屈被动扭转，可使疼痛加重。④压痛点在棘突间，但不明显。

2.体征　棘上、棘间韧带损伤，直腿抬高试验阴性，神经系统检查无异常。弯腰拾物试验阳性。

四、辅助检查

X 线检查有时可见棘突间隙增宽。

五、诊断与鉴别诊断

1.诊断

（1）棘上韧带慢性损伤：有明显的外伤史，或长期弯腰工作的劳损史；以腰部酸痛为主，可伴有一侧骶棘肌紧张；压痛较浅，常局限于棘突顶端的上下角处；腰部前屈受限，拾物试验阳性；X 线检查多为正常。

（2）棘间韧带慢性损伤：有搬抬重物等扭伤史，或长期弯腰工作的劳损史；多发生在腰 4/5、腰 5 骶 1 之间，下腰部酸痛无力，行走时有僵硬感；压痛部位在棘突之间，较深在，有深层叩击痛，腰椎微屈时被动扭住疼痛加剧，X 线常无明显异常表现。

2.鉴别诊断

（1）棘突骨骺炎及撕脱骨折：X 线检查，骨骺炎有骨骺无菌性坏死；骨折多有急性外伤史，有明显的骨折线影。

（2）腰椎压缩性骨折：有明显外伤史，损伤椎体棘突压痛明显，叩击痛明显，X 线示椎体变形。

六、中医认识

棘上韧带劳损属中医学腰痛、痹证等范畴。病因有腰部长期劳累，病机为寒湿、湿热、瘀血等痹阻经络，或肝肾亏虚，腰府失养，筋骨失健，络脉不通。治宜补肝肾，通经络，行气化瘀。

中医认为该病属伤筋范畴，往往因外伤或瘀血所致，《金匮翼》有曰："瘀血腰痛者，闪挫及强力举重得之。盖腰痛者，一身之要，屈伸俯仰，无不由之。"

七、治疗

本病的治疗应以局部处理为主，绝大多数可经非手术治疗痊愈。但因受伤的韧带无法制动，故不易短期内治愈。

1. **针灸疗法** 取穴：阿是穴，相应夹脊穴，委中。阿是穴和委中可于针刺后刺血拔罐。

2. **推拿治疗**

治疗原则：舒筋活血，消肿镇痛，理筋整复。

取穴及部位：阿是穴、腰部夹脊穴、八髎、承山、委中及患部棘突和间隙。

主要手法：按揉、推抹、弹拨、擦法等。

操作方法：①患者俯卧，医者先以按揉法在患病部位及周围施术，重点按揉结节状或条索状物，使其消散。如有棘上韧带剥离移位时，可用拇指拨动已剥离的韧带使其复位。②在腰部两侧用轻手法按揉治疗 3 ~ 5 遍，然后沿棘上韧带方向做上下推抹，使其平复。③直擦背部督脉及两侧膀胱经，以透热为度，局部可配合湿热敷，以温经通络、活血止痛。

3. **针刀治疗**

体位：俯卧位，腹下垫枕，使脊柱轻微后凸，棘间间隙稍打开。

定点：棘突顶部或棘突顶部的上下缘骨面上的压痛点，棘间压痛点。

操作：①棘上韧带：在棘突顶点进刀，刀口线和脊柱纵轴平行，刀体与皮肤垂直刺入，到达棘突顶部骨面进行纵横疏通、剥离。然后，使刀体向尾端倾斜 45°，斜刺入约 5mm，紧贴棘突上缘骨面做纵横疏通、剥离。再将刀体向头端倾斜 45°，斜刺入约 5mm，紧贴棘突下缘骨面做纵横疏通、剥离。出针后无菌敷料按压针孔 1 ~ 2min，针孔无出血后用创可贴敷盖针孔。②棘间韧带：在病变棘间压痛点处进针，刀口线与脊柱纵轴平行，快速垂直进针，进入皮下后缓慢进针，有落空感后即进入棘间韧带，将刀体倾斜与脊柱头或尾端成 30°~ 45°，使刀锋触到上位棘突下缘和下位棘突上缘，沿棘突矢状面纵横疏通、剥离，然后，在棘间韧带正中行纵横疏通、剥离。出针后无菌敷料按压针孔 1 ~ 2min，针孔无出血后用创可贴敷盖针孔。

4. **封闭治疗**

体位：俯卧位，腹下垫枕，暴露棘突间隙。

药物：倍他米松 1ml+2% 利多卡因 2ml+0.9% 氯化钠 2ml。

操作：棘上韧带痛点在棘突顶端或其上下角，垂直皮肤进针后，触及骨质后稍退，回吸无血，推入药物 2 ~ 3ml。棘间韧带痛点较深，垂直皮肤进针后，调整针尾向下肢倾斜，缓慢进针，有明显胀痛感时，回吸无血，即可推入药物 2 ~ 3ml，进针不可过深，避免进入脊髓腔。

5. **手术治疗** 病程长、非手术治疗无效者，有人行筋膜条带修补术，其疗效尚不肯定。

八、养护

1. 患者在治疗的同时一定要注意养护，不能长时间地坐位工作和弯腰工作，每间隔一定时间，一般认为 40 ~ 50min，就要活动腰椎，做几次背伸运动，然后慢速地旋转腰部。

2. 积极锻炼腰背肌功能，强大的腰肌可使棘间韧带的牵引力减少，有利于康复。

3. 术后腰部宜用宽皮带护腰，局部保暖，适当休息，以利于修复。

第三节　腰背部筋膜炎

一、疾病概述

腰背部肌筋膜炎系指由寒冷、潮湿和慢性劳损等原因引起腰背部筋膜、肌肉出现水肿、缺血、渗出及纤维性病变的一类疾病。该病是临床常见多发病征之一，临床上以中老年患者常见，多发生于体力劳动者和长时间坐位工作者。腰背部筋膜炎又称腰背部肌肉风湿病、腰背部纤维织炎、腰背部筋膜疼痛综合征。

二、病因病理

腰背部肌肉被筋膜包绕，筋膜下还有脂肪组织，脂肪可以穿过筋膜形成疝，穿行其中的神经支及血管受到卡压。亦可因为局部肌肉损伤导致渗出出血，在筋膜之间、肌肉和筋膜之间引发炎症粘连，相互挤压牵拉，肌肉痉挛，神经血管绞窄受压，从而引发腰背部疼痛。导致腰背部肌筋膜纤维织炎的原因主要有以下几种。

1. 寒冷　这是最多见的原因。寒冷地区、寒冷季节、冷风侵袭引起腰背血液循环发生改变，血管收缩、缺血、淤血及水肿，造成局部纤维组织发生炎症变化，并随气候改变而加重或减轻。

2. 潮湿　也是一种多见的原因。剧烈活动后，迫不及待地吹风、冲淋，或长期从事水下、野外作业，或冒雨涉水，处所阴暗潮湿，导致皮肤代谢功能失调，特别是排汗功能降低，引起皮下及筋膜处血液流速减缓，从而导致微血管充血、淤血、渗出，形成筋膜纤维织炎。

3. 慢性损伤　各种慢性劳损性因素，或者程度不等的急性外伤未及时治疗或治疗不彻底，反复作用于腰背部，导致腰背部软组织张力增高，出现微小的撕裂样损伤，形成本病。

4. 患者体弱　与免疫功能不强有关，精神长期处于紧张状态，工作姿势单一持久等均可诱发本病。

三、临床表现

1. 症状　腰背部筋膜炎易发于筋膜、腱鞘、韧带、骨膜、肌肉起止点等处，大多数患者有长期和持续性特殊姿势下工作的慢性损伤史。

该病疼痛不很剧烈，开始为酸胀不舒，软弱无力，时轻时重，间歇发作，以后呈烧灼、刺痛、木僵、串麻，并有进行性的加重；劳累时疼痛明显，休息后减轻，范围也不断加大，与气候变化有关，阴雨天病情加重，致使患者腰部屈伸活动受限，立、坐、卧行动困难。患者难以确切述说疼痛的部位，但是疼痛的放射性比较少见。不少患者夜间翻身困难，晨起后疼痛加重，稍加活动，疼痛也能减轻。该病除过分劳累、疲劳外，抑郁、受惊及受挫折时病情也会加剧。

2. 体征　触诊时，腰部僵硬，肌肉拘谨，可触摸到大小不等的结节或条索状物。重压肌筋膜区的皮下结节，除在该点有酸胀感外，还可在该点周围或距离稍远区域引发疼痛或肌紧张。

四、辅助检查

实验室检查抗"O"或红细胞沉降率正常或稍高，X 线片仅提示腰骶椎先天变异或骨质增生，余无异常表现。

五、诊断与鉴别诊断

1. 诊断

（1）可有外伤后治疗不当、劳损或外感风寒等病史。

（2）腰背部弥漫性钝痛，可有发凉、麻木、肌肉痉挛和运动障碍。

（3）疼痛常与天气变化有关，阴雨天及劳累后可使症状加重。

（4）腰背部有固定压痛点，常可触到条索状的结节，按压可引起疼痛和放射。

（5）X 线检查无异常。实验室检查抗"O"或红细胞沉降率正常或稍高。

2. 鉴别诊断

（1）臀上皮神经损伤：主要表现为腰臀部疼痛，尤其是臀部疼痛，髂嵴处可检查到固定的压痛点。

（2）第三腰椎横突综合征：在第三腰椎横突尖部可触及有明显的压痛，定位固定是其特点。

六、中医认识

根据经络学说经筋理论，中医学认为腰背部筋膜炎属于筋病，病在经筋。经筋病征多表现为肌肉、肌腱、筋膜、关节、韧带等组织在感觉、运动方面的功能失常。《灵枢·经筋》篇说：经筋之病，寒则筋急……临床所见，腰背部筋膜炎的疼痛症状便是寒则筋急的表现。局部的经络阻滞、气血运行不畅，表现为有形的结节、条索状物，按之疼痛，即"不通则痛"。《灵枢·本脏》曰："血和则经脉流行，营复阴阳，筋骨劲强，关节清利矣。"以中医内调外治之手段，一方面能修复受损筋膜、清除淤血、解除肌肉痉挛，另一方面滋补肾阳、温经散寒、行气活血、舒经通络，攻补结合，常有标本兼治的功效。

七、治疗

本病以非手术治疗为主。控制运动量，适当锻炼腰背肌，运动后和晚间睡前做腰背肌的牵拉运动锻炼，即体前屈尽量拉长腰背肌，这样可以缓解肌肉痉挛，改善血液循环。

1. 辨证论治

（1）风寒湿阻证：腰部疼痛板滞、转侧不利，疼痛牵及臀部、大腿后部，阴雨天加重。舌淡，苔白，脉弦紧。治则：祛风散寒除湿。

方药：独活寄生汤加减。独活12g，桑寄生18g，秦艽9g，防风6g，细辛3g，川芎6g，当归9g，白芍9g，茯苓9g，牛膝9g，杜仲12g，桂心3g，甘草3g，水煎服。加减：对病久正虚者，可加黄芪、续断等。

（2）气滞血瘀证：晨起腰背部板硬刺痛，痛有定处，轻则俯仰不便，重则痛剧不能转侧，痛处拒按。舌紫暗，苔少，脉涩。

治则：活血化瘀，行气止痛。

方药：身痛逐瘀汤加减。当归12g，川芎9g，桃仁9g，红花6g，羌活6g，没药6g，牛膝12g，香附9g，五灵脂6g，水煎服。加减：腰膝困痛者，加狗脊、杜仲等。

（3）肝肾亏虚证：腰部隐痛，绵绵不绝，腿膝酸软无力，遇劳更甚，休息减轻。舌淡，苔少，脉细弱。

治则：补益肝肾，强壮筋骨。

方药：补肾活血汤或补肾壮筋汤加减。熟地黄9g，杜仲3g，枸杞子3g，补骨脂9g，菟丝子10g，归尾、没药各3g，山茱萸3g，红花1.5g，独活3g，淡苁蓉3g，水煎服。

2. 推拿治疗

治疗原则：舒筋活血，温经通络，解除挛缩，化瘀止痛。

取穴及部位：肾俞、肝俞、脾俞、腰阳关、足三里、膈俞、筋缩、夹脊、肩井、八髎及病变局部压痛点（阿是穴）。

主要手法：揉、压、拨、拿、搓、叩等。

操作方法：①患者俯卧，术者用掌或大小鱼际，以轻缓的力度在病变部位及周围，做揉、搓、推、摩等法，约5min，以加速局部血液循环，疏通经络。②用叠掌或掌根以稍强的力度，在病变部位及周围揉按约3min，使局部肌肉充分放松。③点按局部穴位压痛点（阿是穴），每穴约2min，以通畅气血，缓解疼痛。④用拇指或背关节，以较强的力度，在病变部位反复拨、按、推、捋约5min。对条索隆起、僵硬、增粗、结节硬块等阳性反应物，可作为重点施治，顺着肌筋的循环方向，左右拨动，来回按揉，上下推捋，以理顺肌筋，消除瘀滞。⑤双手拇、示、中三指提拿、弹拨肌筋3～5遍，可起到剥离粘连，缓解痉挛之效。⑥用掌摩、揉、搓，双空拳来回叩击病变部位约5min，以进一步疏通经络气血，缓解麻木、挛缩等症状。

以上治疗方法，临床需根据患者的具体情况，辨证加减，灵活运用。

3. 针灸治疗针

刺阿是穴、夹脊穴、肾俞、腰阳关、委中等穴，亦可使用电针，或配合艾灸。

4. 针刀治疗

体位：俯卧位，腹下垫枕。

定点：腰骶部阳性反应点，包括髂嵴后上缘、腰椎各横突尖端，以及腰背部筋膜范围内的结节、条索及脂肪疝等处。

操作：①髂嵴压痛点：刀口线与脊柱纵轴线成 15°，刀体与皮肤垂直。快速刺入皮肤，直达髂骨，倾斜刀体向远端，与髂骨面成 60°，刺入髂嵴上缘，纵行疏通；然后，再倾斜刀体向近端，与髂骨面成 150°，在髂骨面及内唇处纵行疏通、横行剥离。②腰椎横突尖端：刀口线与身体纵轴平行，刀体与皮肤垂直，快速刺入皮肤，抵达横突背面，调整刀锋到横突尖端，切开剥离；然后，将刀锋转向下缘外侧，疏通、剥离。

5. 手术治疗
病情严重，影响工作者，经非手术治疗无效，可行腰部软组织松解术，如有痛性结节或条索状物者，应将其切除。

八、养护

日常要注意保暖，防止受凉；平素应加强腰背部功能锻炼；重体力劳动及运动前，要适当进行热身活动，使肌肉、筋膜放松，预防损伤。

第四节　臀上皮神经损伤

一、疾病概述

臀上皮神经卡压综合征是指臀上皮神经在走行过程中，在其行经的骨纤维管、筋膜的出入点，神经因损伤、水肿、粘连而受到慢性卡压，引起相应神经支配部位不同程度的感觉障碍、营养障碍甚至运动功能障碍的临床综合征，是引起腰腿痛的一个重要原因，也被称作臀上皮神经卡压综合征、臀上皮神经炎等，属于中医学痹证、痛证、麻木等范畴。

二、病因病理

一般认为臀上皮神经来源于 $L_{1\sim3}$ 脊神经后支的外侧支，外侧支有肌支和皮支：肌支支配竖脊肌，皮支走行至髂嵴上方骶棘肌外缘处穿出腰背肌筋膜后层到皮下，然后跨越髂嵴到臀部形成臀上皮神经血管束，分布于臀部和股外侧皮肤，入臀以后继续在筋膜中下行，可达股后下部，支配相应部位的臀筋膜和皮肤组织。

该病的发生与解剖性因素、全身性因素、姿势和职业性因素等有关。因臀上皮神经走行途经相应解剖部位，如骨性隆起、纤维骨性管道等，易于受到反复摩擦刺激或直接受到压迫。当外力持续作用，受寒受凉引起肌肉强直收缩或其他原因引起损伤，躯干向健侧过度弯曲旋转时，臀上皮神经受牵拉，或向外侧移位可发生神经的慢性损伤而出现症状。此外，发育上的缺陷，如髂嵴外翻，也是造成臀上皮神经损伤的一个因素。

　　该病的基本病理现象是臀上皮神经血管束的内压增高，静脉回流受阻，臀上皮神经遭受压迫产生水肿充血，神经变粗大，周围软组织发生无菌性炎症，充血肿胀，出现了以臀部疼痛为主的症状，疼痛反过来又可促使局部软组织的张力更高，从而形成了恶性循环。随着疾病发展，神经纤维部分脱髓鞘，甚至出现瓦勒变性，神经纤维缺失，神经分布密度减低，表现为肌肉萎缩无力，皮肤麻木。

三、临床表现

　　1.症状　患者自觉腰臀部疼痛，尤其是臀部呈刺痛、酸痛或撕裂样疼痛，疼痛位置较深，区域模糊。可见臀部麻木，但无下肢麻木；行走、站立均痛，起坐困难、疼痛加重、腰部使不上劲，需扶物或由他人帮助，腰部功能活动受限。

　　2.体征　在患侧臀上部，即臀上皮神经分布区有轻触痛及皮肤的牵扯痛。另外在髂嵴最高点向内下侧3～5cm处有压痛及软组织"条索状"的硬物（是皮神经变粗大、钝厚的表现）。对侧直腿抬高受限，但没有神经根刺激症。

四、辅助检查

　　骨盆 X 线片通常无异常表现，必要时需检查腰椎 X 线以除外腰椎疾病。如怀疑为腰椎间盘突出症，需要做 CT 或 MRI 检查以资鉴别。

五、诊断与鉴别诊断

　　1.诊断

　　（1）大多数患者有腰部扭伤史或受风寒史。

　　（2）患者主诉腰臀部疼痛，位置较深，区域模糊，可有臀部麻木，行走、起立困难，需扶物或由他人帮助，腰部功能活动受限。

　　（3）患侧臀上皮神经分布区压痛，但无小腿的放射痛，可触及条索样硬物。

　　（4）腰椎屈曲活动受限，对侧下肢直腿抬高活动受限，但无神经根刺激征。

　　2.鉴别诊断

　　（1）腰椎间盘突出症：为腰骶部疼痛伴患侧大腿后面向下放射至小腿外侧痛，甚至放射至足背外侧。疼痛为酸胀痛，麻木也以小腿外侧及足背外侧为主，休息后症状缓解，劳累及腹压增加（打喷嚏、用力排便、剧烈咳嗽）时疼痛加重；直腿抬高试验及加强试验阳性，相应神经根椎旁压痛试验阳性，CT、MRI 可明确鉴别。

　　（2）梨状肌综合征：除臀部疼痛外可有明显的下肢疼痛，在臀中部可找到条索状的病变，该部位有明显压痛，体检时直腿抬高试验受限制，尤其是梨状肌紧张试验可呈现明显阳性体征。

六、中医认识

　　腰背筋膜后层在髂嵴附着处撕裂，臀上皮神经途经这些撕裂处时移位、卡压，长时间后瘢痕粘连，活动时神经被牵拉而移位，这种改变即中医学所谓的"筋出槽"。该病治疗的关键在于消除局部无菌性炎症，松解臀上皮神经"入臀点"周围软组织的粘连，使神经回纳于骨纤维管，也就是中医学所说的"筋回槽"，从而达到消除疼痛的目的。

七、治疗

1. 辨证论治

（1）风寒侵袭：腰臀部疼痛，下肢活动困难，受天气影响较大。苔薄白，脉浮缓。

治则：祛风散寒，温经止痛。

处方：蠲痹汤加减。独活 15g，制乳香 10g，桑寄生 25g，牛膝 20g，防风 15g，细辛 3g，当归 15g，川芎 10g，秦艽 15g，羌活 12g，桂枝 10g。

（2）湿热下注：腰腿部疼痛，局部有热感，遇热加重，小便色黄，大便燥结。苔黄腻，脉濡数。

治则：清热利湿，舒经镇痛。

处方：四妙丸加减。苍术 15g，黄柏 12g，薏苡仁 30g，牛膝 20g，木通 10g，木瓜 20g，忍冬藤 30g，地龙 10g。

（3）气滞血瘀：腰腿疼痛拒按，活动不利，夜间加重。舌质暗红，或有瘀斑，脉涩。多有外伤史。

治则：活血化瘀，理气镇痛。

处方：身痛逐瘀汤加减。当归 15g，川芎 10g，红花 10g，制乳香 10g，制没药 10g，地龙 10g，香附 20g，苏木 10g，赤芍 15g。

（4）肾气不足：腰腿疼痛，酸软无力，遇劳加重，反复发作。舌质淡红，脉沉细。

治则：补肾填精，和络镇痛。

处方：青蛾丸加减。补骨脂 30g，杜仲 30g，胡桃肉 15g，熟地黄 20g，当归 10g，川芎 12g，黄芪 40g，桑寄生 25g。

2. 推拿治疗

治则：舒筋散结，活血通络。

常用穴位及部位：阿是穴、环跳、委中及臀部。

常用手法：按揉法、弹拨法、指揉法、擦法、热敷法。

操作方法：患者取俯卧位，医生立于患侧。先在臀部用掌根按揉法，按 5 ～ 8min。所有手法的刺激量并不需要很大，主要以提高局部的血液及淋巴液的循环，以降低神经血管束的内压压力，消除受压因素。在髂嵴的下方，与神经血管束呈垂直方向施以弹拨法，以散结通络。并配合阿是穴、环跳和委中穴的指揉法约 5min。可将以上两法交替施用 3 ～ 5 遍即可。最后沿神经血管束的方向用擦法，以热为度，并可以配合局部热敷法。

3. 针灸治疗　《灵枢·经脉》："足太阳膀胱经主筋所生病者……其支者从腰中，下夹脊，贯臀，入腘中。"臀上皮神经分布区与足太阳膀胱经循行路线基本接近，所以针灸治疗取穴以足太阳经穴为主，常用足太阳经穴三焦俞、肾俞、气海俞、大肠俞、关元俞、腰眼、秩边、承扶、委中以疏通太阳经气，濡养本经气血，兼治经筋之病。

4. 小针刀治疗

体位：俯卧位。

定点：髂嵴中后部压痛点或结节处。

操作：在髂嵴中后部压痛点或结节处，刀口线与脊柱纵轴平行，针刀经皮肤、皮下组织，直达髂骨骨面，刀体向上移动，当有落空感时，即到达髂嵴上缘臀上皮神经的入臀点，在此纵疏横剥 2 ～ 3 刀，深度不超过 1cm，以松解臀上皮神经入臀点粘连和瘢痕，针刀松解术毕，患者仰卧位屈膝屈髋 1 ～ 2 次。

5. 封闭治疗

体位：俯卧位。

药物：倍他米松 1ml+2% 利多卡因 5ml+0.9% 氯化钠注射液 4ml 混合备用。

操作：髂嵴上缘找到明显压痛部位标记，皮肤常规消毒，取用 7 号封闭长针头垂直刺入皮肤，缓慢进针，直达骨面后稍退出 1 ～ 2cm，无触电感，抽吸无回血后，推注药液 5ml 左右，若局部皮下触及条索状或结节状肿块者，可予 5ml 药液在肿块周围做浸润注射。

6. 手术治疗　对于病程长、症状重，经非手术治疗效果不佳或反复发作者，可考虑行臀上皮神经松解术。

八、养护

注重局部保暖，避免风寒湿邪侵袭；纠正生活、工作中的不良姿势，避免腰、臀肌肉的疲劳，以降低软组织的张力增高。

第五节　梨状肌综合征

一、疾病概述

梨状肌综合征由于损伤或激惹的梨状肌局部充血、水肿、肌痉挛，进而刺激或压迫坐骨神经而产生局部疼痛、活动受限和下肢放射性痛、麻木等一系列症状的综合征，称为梨状肌综合征，又称梨状肌损伤、梨状肌狭窄综合征。

二、病因病理

梨状肌位于臀部中层，起于第 2 ～ 4 骶椎前面的骶前孔外侧，向外下方穿过坐骨大孔至臀部，形成狭细的肌腱抵止于股骨大粗隆顶部，受第一、二骶神经支配，其功能是使大腿外展、外旋。坐骨神经大多数经梨状肌下孔穿过骨盆到臀部，但少数坐骨神经可发生变异，即坐骨神经从梨状肌肌腹中穿出，或坐骨神经高位分支。梨状肌损伤是导致此病的主要原因，大部分患者都有外伤史，如闪、扭、跨越、站立、肩扛重物下蹲、负重行走及受凉等。某些动作如下肢外展、外旋或蹲位变直位时使梨状肌拉长、牵拉而损伤梨状肌。其次，部分病例仅有过劳或夜间受凉，而产生臀部疼痛。小腿外侧及后侧麻木。抽痛，或腓总神经麻痹等症状和体征，此种情况可能与坐骨神经和梨状肌损伤变异有关。此外，由于部分妇科疾病如盆腔卵巢或附件炎症及骶髂关节发生炎症时也有可能波及梨状肌，影响通过梨状肌下孔的坐骨神经而发生相应的症状。

梨状肌损伤后，局部充血水肿或痉挛，反复损伤导致梨状肌肥厚，硬化或粘连等刺激或压迫坐骨神经而引起臀腿痛。

三、临床表现

1. 症状

（1）患侧臀部疼痛，可呈牵拉样、烧灼样或刺割样疼痛，不能行走，自觉患肢变短或有跛行，但髋关节活动功能正常。

（2）患侧臀部或下肢酸胀麻痛，疼痛因活动或劳动后而加重，休息后可减轻。有时疼痛向同侧下肢后外侧或会阴部放射，部分患者可出现皮肤麻木、感觉减退、肌肉萎缩等。

2. 体征

（1）直腿抬高试验：嘱病人仰卧做直腿抬举试验，患侧下肢抬高 30°～60° 时疼痛逐渐加重，而抬高超过 60° 后，疼痛反而减轻。

（2）梨状肌紧张试验：患者仰卧位于检查床上，将患肢伸直，做内收内旋动作，如坐骨神经有放射性疼痛，再迅速将患肢外展外旋，疼痛随即缓解，即为梨状肌紧张试验阳性。

另一种梨状肌紧张试验：病者俯卧位，两下肢伸直。检查者先用一手握住患侧踝部，将膝关节屈曲 90°，另一手按住对侧骶髂部以固定骨盆，然后将小腿用力向外侧推压，使髋关节内旋以致梨状肌紧张。若出现臀部疼痛并向下肢放射者，即为阳性，说明坐骨神经在梨状肌处受损，多由于梨状肌损伤、痉挛压迫坐骨神经所致。

四、辅助检查

X 线、CT 等检查无明显异常。

五、诊断与鉴别诊断

1. 诊断

（1）有外伤或受凉史，常发生于中老年人。

（2）以坐骨神经痛为主要表现，疼痛从臀部经大腿后方向小腿和足部放射。

（3）臀部梨状肌部位压痛明显，并可触及条索状硬结。

（4）直腿抬高在 60° 以内疼痛明显，超过 60° 后疼痛减轻，梨状肌紧张试验阳性。

（5）实验室检查无阳性发现，影像学检查常无异常改变。

2. 鉴别诊断　确诊梨状肌综合征时需要除外其他疾病造成的坐骨神经疼痛，主要有坐骨神经炎和根性坐骨神经痛。坐骨神经炎起病较急，疼痛沿坐骨神经的通路由臀部经大腿后部、腘窝向小腿外侧放散至远端，其疼痛为持续性钝痛，并可发作性加剧或呈烧灼样刺痛，站立时疼痛减轻。根性坐骨神经痛多由于椎间盘突出症、脊柱骨关节炎、脊柱骨肿瘤及黄韧带增厚等椎管内及脊柱的病变造成。发病较缓慢，有慢性腰背疼痛病史，坐位时较行走疼痛明显，卧位疼痛缓解或消失，症状可反复发作，小腿外侧、足背的皮肤感觉减退或消失，足及趾背屈时屈肌力减弱，踝反射减弱或消失，这类病变可做 X 线片、CT 检查以协助诊断。

此外，梨状肌综合征还应该和其他造成干性坐骨神经痛的疾病相鉴别，如臀部脓肿、坐骨神经鞘膜瘤等病。

六、中医认识

中医认为梨状肌综合征主要为禀赋不足，正气虚弱，风寒湿邪乘虚而入或闪挫劳损等，浸淫足太阳膀胱经和足少阳胆经，气血瘀滞不通，阻塞经络而发生一系列的臀腿痛征候。

七、治疗

1. 辨证论治

(1) 气滞血瘀证：臀痛如锥，拒按，疼痛可沿大腿后侧向足部放射，痛处固定，动则加重，夜不能眠。舌暗红苔黄，脉弦。

治则：行气活血，祛瘀镇痛。

处方：身痛逐瘀汤加减。当归 12g，川芎 9g，桃仁 9g，红花 6g，羌活 6g，没药 6g，牛膝 12g，香附 9g，五灵脂 6g，水煎服。

(2) 风寒湿阻证：臀腿疼痛，屈伸受限。偏寒者得寒痛增，肢体发凉，畏冷，舌淡苔薄腻，脉沉紧。偏湿者肢体麻木，酸痛重着，舌淡苔白腻，脉濡缓。

治则：祛风散寒除湿，活血镇痛。

处方：独活寄生汤加减。独活 12g，桑寄生 18g，秦艽 9g，防风 6g，细辛 3g，川芎6g，当归 9g，白芍 9g，茯苓 9g，牛膝 9g，杜仲 12g，桂心 3g，甘草 3g，水煎服。

(3) 湿热蕴蒸证：臀腿灼痛，腿软无力，关节重着，口渴不欲饮，尿黄赤。舌质红，苔黄腻，脉滑数。

治则：清利湿热，通络镇痛。

处方：四妙丸加味。苍术 9g，黄柏 9g，牛膝 9g，薏苡仁 24g，防己 9g，萆薢 12g，木瓜 12g，续断 12g，水煎服。

(4) 肝肾亏虚证：臀部酸痛，腿膝乏力，遇劳更甚，卧则减轻。偏阳虚者面色无华，手足不温，舌质淡，脉沉细；偏阴虚者面色潮红，手足心热，舌质红，脉弦细数。

治则：滋补肝肾，舒筋通络，强筋壮骨。

阳虚证处方：右归饮加减。熟地黄 30g，山药 6g，杜仲 6g，山茱萸 3g，制附子 3g，枸杞子 9g，川芎 6g，当归 9g，牛膝 9g，狗脊 9g，桑寄生 9g，川续断 9g，菟丝子 9g 等，水煎服。

（5）阴虚证处方：左归饮加减。熟地黄 15g，山药 6g，枸杞子 6g，女贞子 6g，炙甘草 3g，茯苓 9g，补骨脂 6g，杜仲 9g，骨碎补 9g，当归 9g 等，水煎服。

2. 推拿治疗

治疗原则：舒筋解痉，通络镇痛。

部位及取穴：环跳、承扶、风市、阳陵泉、委中、承山及臀部、股后部及小腿外侧等部。

主要手法：㨰法、按压法、揉法、弹拨法、擦法及被动运动。

操作方法

①松解手法：患者俯卧位，医者站于患侧，先用柔和而深沉的㨰法沿梨状肌体表投影反复施术 3 ~ 5min，然后施掌按揉法于患处 2 ~ 3min，再在患侧大腿后外侧施㨰法和拿揉法，充分使臀部及大腿后外侧肌肉放松。

②弹拨镇痛法：医者用拇指弹拨法于梨状肌肌腹呈垂直方向弹拨 10 余次，并点按环跳、承扶、阳陵泉、委中、承山等穴，以酸胀为度，以达通络镇痛之目的。

③理筋整复法：施掌推法或深按压法，顺肌纤维方向反复推压 5 ~ 8 次，力达深层，再以肘尖深压梨状肌 2 ~ 3min，以达理筋整复之目的。

④舒筋活血法：医者一手扶按髋臀部，一手托扶患侧下肢，做患髋后伸、外展及外旋等被动运动，反复数次，使之滑利关节，松解粘连，最后施擦法擦热局部。

3. 针刀疗法

体位：由于定点位置不同，需要不同体位，俯卧位（梨状肌下孔点）、侧卧位（股骨大转子尖点）。

定点：股骨大转子尖点；梨状肌下孔点：梨状肌下缘线（髂后上棘与尾骨尖连线中点和股骨头大转子顶部连线）中内 1/3。

操作：

①梨状肌下孔点：刀口线与肢体纵轴平行，刀体与皮肤垂直，快速刺入皮肤、皮下组织，缓慢、匀速向深层推进，出现窜麻感时，退出 10mm 左右后，将刀锋向外侧稍加移动，再试探式向深层推进 10 ~ 15mm，如有酸胀感出现即到达病位，做纵行疏通、横行剥离，刀下有松动感即可出刀。

②股骨大转子尖点：刀口线与肢体纵轴平行，刀体与皮肤垂直，快速刺入皮肤，直达股骨大转子尖骨面，然后调整刀锋达转子尖的内侧骨缘，调转刀口线 90°，沿骨缘切开梨状肌肌腱 2 ~ 4 刀，再纵行疏通，横行剥离，刀下有松动感后出刀。

4. 局部封闭治疗

药物组成：2% 利多卡因 5ml+ 地塞米松磷酸钠注射液 5mg+ 生理盐水 4ml。

操作：患者取俯卧位，患侧臀部垫高，髂后上棘与尾骨尖连线中点和股骨头大转子顶部连线的内外 1/3 等分点，做好标记后，常规消毒皮肤，用 7 号腰穿针垂直皮肤刺入，经皮下组织，进入臀大肌，当产生阻力时，穿透臀大肌筋膜至梨状肌有轻度空虚感，回抽无血液时，固定针体扇面注入药物，每封闭点约 5ml。

5. 运动疗法

（1）做髋关节的内外旋、内收外展的被动锻炼。在做锻炼的时候患者仰卧床上，患肢屈膝屈髋，亦可做双手推膝关节及患侧髋的内旋活动，每日 5 ~ 10min。

（2）患侧下肢力量锻炼。如空蹬练习法，患者仰卧位，先做踝关节跖屈背伸活动，然后屈髋屈膝用力向斜上方进行蹬腿动作，每日 3 ~ 5 次，每次 15 ~ 20 下。

（3）腰背肌功能锻炼。如五点支撑法、三点支撑法、燕飞法等，锻炼应遵循循序渐进的原则，以不劳累和额外增加痛苦为度，禁止做蛙跳动作。

八、养护

注意局部保暖，避免风寒刺激。

第六节　第三腰椎横突综合征

一、疾病概述

第三腰椎横突综合征是指第三腰椎横突局部肌肉、筋膜急慢性损伤刺激脊神经后支所出现的以腰臀部及下肢疼痛，腰部活动障碍等为主要症状的临床综合征。本病腰臀腿部症状繁杂，是临床腰腿痛最常见的病症之一，多见于体型瘦长的青年人，又称"腰三横突周围炎""腰三横突滑囊炎"。本病属于中医"伤筋"的范畴。

二、病因病理

腰三横突综合征的发生与其解剖和生物力学特点有关。腰椎横突是胸腰筋膜前层的附着点，各横突间有横突间肌和横突间韧带相连；又是腰方肌、横突棘肌的起点，腹内斜肌和腹横肌、背阔肌深部筋膜也通过腱膜起于此处；肌肉和筋膜对腰部稳定性和运动性有重要作用。而 $L_{1~3}$ 脊神经后支穿过横突的肌筋膜行于横突背侧。其中 L_2 脊神经后外侧支正好紧贴 L_3 横突下行。第三腰椎是腰椎生理前凸的顶点及腰椎前屈后伸、左右旋转的活动枢纽，解剖上第三腰椎横突最长、最宽，尖端肥厚，其承受最大拉力故损伤最多。这种"肌肉-神经-骨骼附着交集处"的特殊解剖模式是第三腰椎横突综合征发病的主要因素。正常情况下，腰椎两侧横突附着肌肉和筋膜相互拮抗或协同以维持生理功能，但当腰部用力，特别是用力不平衡时，一侧腰背筋膜或肌肉紧张收缩，在肌力牵引作用与反作用下同侧或对侧止于横突尖部的肌筋膜撕裂受损，局部组织渗出、出血、无菌性炎症，随着病情发展，出现横突周围肌肉筋膜纤维化，形成瘢痕粘连、增厚和肌腱膜挛缩，使穿过肌筋膜的神经血管受炎性刺激和机械性挤压而致第三腰椎横突综合征。第三腰椎横突尖部有腰神经后外侧支紧贴下行穿过，其病变组织机械性压迫脊神经后支时，患者见腰部不适，横突尖部压痛，甚至引起臀上皮神经刺激征，表现为臀部胀痛。脊神经后外侧支受横突周围组织病理改变的影响，可反射性刺激其他分支，即腰三横突综合征的同根现象。同根 $L_{1\sim4}$ 脊神经后外侧支的前支主要发出股神经和闭孔神经两大肌支，其同根脊神经的后外侧支长期受腰三横突尖部无菌性炎症刺激后会反射性引起同根前支闭孔神经和股神经的刺激症，患者表现为股前区弥漫疼痛、内收肌群紧张、"4"字试验阳性、大腿根部明显压痛。

引起本病的常见原因有以下几个方面。

（1）长期的慢性劳损：由于第三腰椎横突附着的肌肉较多，且方向各异，故长期的牵拉力过大，其附着的肌肉韧带筋膜超出其生理承受限度引起损伤。

（2）突然的弯腰损伤：突然剧烈的弯腰，可使腰三横突周围肌肉筋膜、韧带、神经发生撕裂，没有及时治疗而迁延不愈。

（3）风湿或局部受寒：一侧腰肌感受风寒湿，而造成肌肉紧张痉挛，特别在重体力弯腰劳动后，对侧或同侧肌肉在牵拉作用与反作用力的影响下损伤。

三、临床表现

1. 症状

（1）疼痛：腰部、臀部疼痛为主，少数表现股内侧痛或下腹痛，疼痛为持续性，晨起或弯腰时疼痛加重，活动时加剧。

（2）放射痛：本病通常有明显的牵扯性疼痛，腰痛牵扯臀部、大腿后外侧或腹股沟部。从刺激脊神经后支的角度而言，应为放射痛，但多为大腿或膝上痛，少有超过膝关节向小腿放射痛者。

（3）功能活动受限：患者多无功能活动受限，可在腰部活动至某一角度或维持某一姿势时间较长时，出现腰部酸困加重；急性发作时，可出现明显的腰部功能活动障碍，可表现为单一方向活动困难，如不能后伸或前屈，也可呈现为几个方向。

2. 体征

（1）压痛点：第三腰椎横突端部及周围有明显压痛点，点按时局部疼痛明显，并可伴有至臀、腿部的放射痛或疼痛牵扯到腹部、腹股沟部。并可在臀部外上方或腹股沟处发现条索及压痛点，也可在肾俞穴、志室穴发现压痛。

（2）肌痉挛：肌痉挛主要发生于一侧骶棘肌、臀大肌和髂腰肌，按压腰部时可诱发肌痉挛。

（3）腰脊柱生理曲度改变：可见腰段脊柱生理曲度改变，呈板状腰；或腰段脊柱侧弯，多向健侧倾斜，凸向患侧，即弯腰挺臀姿势被动体位。

四、辅助检查

X 线检查：可见第三腰椎横突肥大，或者横突明显过长，或左右横突不对称；有时可见到脊柱侧弯，生理曲度改变。

五、诊断与鉴别诊断

1. 诊断

（1）多见于从事体力劳动的青壮年。

（2）有突然弯腰扭伤史、长期慢性劳损或腰部受凉史。

（3）一侧或双侧慢性腰痛，腰痛可牵扯臀部、大腿或腹股沟。晨起或弯腰疼痛加重，久坐直起困难，有时可向下肢放射至膝部。

（4）第三腰椎横突处压痛明显，并可触及条索状硬结。

（5）X 线：腰椎生理曲度改变，第三腰椎横突肥大，或者横突明显过长，或左右横突不对称。

2. 鉴别诊断　　与腰椎间盘突出症的鉴别点：①本症咳嗽、打喷嚏时疼痛不加重。②压痛点位置不同，本病位于 L_3 横突尖端，后者为病椎椎板间隙。③本病少数患者可出现直腿抬高试验阳性，但加强试验为阴性。

六、中医认识

第三腰椎横突综合征属中医"痹症"范畴，《内经》曰："风寒湿三气杂至，合而为痹。"故外感而发的腰痛以寒湿为多见，寒湿之邪侵入经脉，血脉凝滞不通而痛；此外第三腰椎横突为人体活动之枢纽，承重行屈伸，姿势不当、动作不协调、用力过大皆可使局部气机阻滞，气滞则血瘀，气血瘀滞而痛。《素问·脉要精微论》指出"腰者肾之府，转摇不能，肾将惫矣"，故而"不荣而痛"。由此可见寒湿、瘀血、肾虚三者都是腰痛的病因，三者可以各自致病，但又相互关联致病。根据"以痛为俞"的原则，取第三腰椎横突尖端附近的阿是穴为主要治疗点，采用各种方法疏通经气，"通而不痛"。

七、治疗

1. 辨证论治

（1）血瘀气滞证：腰痛如刺，痛处固定，拒按，腰肌板硬，转摇不能，动则痛甚。舌质暗红，脉弦紧。

治则：活血化瘀，舒筋理气。

处方：身痛逐瘀汤加减。当归 12g，川芎 9g，桃仁 9g，红花 6g，羌活 6g，没药 6g，牛膝 12g，香附 9g，五灵脂 6g，水煎服。

（2）风寒阻络证：腰部冷痛，转侧俯仰不利，腰肌硬实，遇寒痛增，得温痛缓。舌质淡苔白滑，脉沉紧。

治则：祛风散寒，通络镇痛。

处方：独活寄生汤加减。独活 12g，桑寄生 18g，秦艽 9g，防风 6g，细辛 3g，川芎

6g，当归 9g，白芍 9g，茯苓 9g，牛膝 9g，杜仲 12g，桂心 3g，甘草 3g，水煎服。

（3）肝肾亏虚证：腰痛日久，酸软无力，遇劳更甚，卧则减轻，腰肌萎软，喜按喜揉。偏阳虚者面色无华，手足不温，舌质淡，脉沉细；偏阴虚者面色潮红，手足心热，舌质红少苔，脉弦细数。

治则：补益肝肾，强筋壮骨。

处方：偏阳虚者，宜温补肾阳，用右归丸加减。熟地黄 12g，山药 12g，山茱萸 12g，枸杞子 12g，杜仲 12g，附子 6g，肉桂 6g，当归 9g，菟丝子 12g，水煎服。偏阴虚者，宜滋补肾阴，用左归丸加减。熟地黄 12g，山药 12g，山茱萸 12g，茯苓 9g，泽泻 6g，牡丹皮 6g，枸杞子 12g，龟甲 12g，水煎服。

2. 推拿治疗

治则：舒筋通络，松解粘连，活血镇痛。

取穴：肾俞、志室、腰眼、臀中、阿是穴、委中、五枢、维道、冲门穴。

手法：按法、滚法、揉法、点拨法、腰椎整复法及腰部被动活动。

操作步骤

①滚揉放松腰脊法：患者俯卧位，医者先用按法、揉法或滚法在患处周围及腰部疼痛部位施术，手法施力由轻到重。对急性发作，不能忍受按压者可直接施用点按、点拨法。

②点拨穴位通经法：医者用拇指在肾俞、志室、腰眼、委中等穴施用点按、点拨法，以疏通经脉、达到镇痛之目的。

③腰部点拨解痉法：医者用拇指在腰部软组织痉挛处施以点按、点拨法，可在第三腰椎横突端部及阿是穴处进行点拨，以缓解肌肉痉挛、松解粘连。

④斜扳腰椎整复法：患者侧卧位，患侧在上，医者用双手分别扶住肩部及臀部做腰部斜扳法。

⑤髂前点拨理筋法：患者仰卧位，医者用四指并排点拨髂前、腹股沟处的髂腰肌，点按五枢、维道穴及冲门穴。

⑥屈髋屈膝牵拉法：患者仰卧位，医者用双手扶住膝部做屈膝屈髋被动活动 3 ～ 5 次。

3. 针灸治疗　　主穴：第三腰椎横突端或横突下阿是穴，深度为 6 ～ 8cm，行提插捻转手法 1 ～ 2min，然后向一个方向大幅度捻转至滞针为度。配穴：命门、委中、太溪等。主穴配穴均每 10min 行手法 1 次，并留针 30min，每天 1 次，7d 为 1 个疗程。

4. 针刀治疗

体位：俯卧位，腹下垫枕暴露腰背部皮肤。

定点：L_3 横突尖部压痛处。平 L_2 与 L_3 棘突间隙，旁开约四横指，即在骶棘肌外侧缘，重按时压痛明显，并可触及一硬结，即为腰三横突尖部，用甲紫定点标记。

操作：定点局部常规消毒，铺无菌洞巾，取 3 号针刀，刀口线与人体纵轴线平行，针体与人体矢状面成 45°向内缓缓刺入，刀口接触的骨面即为腰三横突背面，将刀口渐移至横突尖部，在横突尖部上缘、外缘、下缘行半圆形切开（注意刀口不离骨面），再在横突背面行横行剥离，觉针下松动即出针，按压针孔片刻，敷创口贴。休息 1 周后进行下一次治疗，1 ~ 2 次为 1 个疗程。

5. 封闭治疗

药物：倍他米松 1mg+2% 利多卡因 2ml+0.9% 氯化钠 2ml。

体位：俯卧位，腹部垫枕，以便更好地显露第三腰椎横突。

操作：常规消毒、铺巾后，医生位于患侧，一手拇指在第三腰椎棘突上缘水平，从骶棘肌外侧缘向脊柱方向按压，可触及一骨性尖部并伴有明显的局部压痛，另一手持注射针，向横突尖部垂直穿刺，触及骨质后慢慢调整方向移至横突尖部，最后，在横突尖部和其下缘注射药物。

6. 手术治疗　经非手术治疗无效时，对于反复再发或长期不能治愈时，可考虑手术松解横突尖端周围的软组织，或者切除过长的横突尖。

八、养护

1. 对于腰部急性损伤要及时医治。

2. 注意纠正不良姿势。避免久坐，避免过度劳累，尽量避免弯腰提重物。

3. 加强腰背肌功能锻炼，注意持之以恒。

主要参考文献

[1]　张晓阳 . 腰痛与椎间盘突出 . 北京：人民军医出版社，2011.

[2]　张卫华，安军明 . 腰腿痛的诊断与非手术治疗（第二版）. 北京：人民军医出版社，2013.

[3]　叶应陵，周秉文 . 腰腿痛的诊断与治疗（第三版）. 北京：人民军医出版社，2009.

[4]　史可任 . 颈腰关节疼痛及注射疗法（第四版）. 北京：人民军医出版社，2009.

[5]　鲁玉来 . 最新腰腿痛诊断治疗学 . 北京：人民军医出版社，2007.

[6]　孙智平 . 脊柱退行性病中西医治疗 . 西安：西安交通大学出版社，2012.

[7]　赵文海，詹红生 . 中医骨伤科学 . 上海：上海科技出版社，2011.

[8]　马勇 . 中医筋伤学 . 北京：人民卫生出版社，2012.

[9]　房敏，刘明军 . 推拿学 . 北京：人民卫生出版社，2012.

[10]　石学敏 . 针灸学（第二版）. 北京：中国中医药出版社，2007.

[11]　庞继光 . 针刀医学基础与临床 . 深圳：海天出版社，2006.

第 12 章　慢性腰痛的康复与养护

一、慢性腰痛的康复总目标及康复治疗原则

1. 康复总目标

（1）减少或消除腰部积累伤的发生、发展。

（2）正常活动范围的恢复，病变节段及其邻近节段恢复全范围的无痛活动。

（3）消除腰及下肢损伤而导致的运动功能障碍。

（4）达到最佳的肌力、耐力和协调性。

（5）恢复所有的功能活动。

（6）不断提高日常生活活动能力，预防复发。

2. 康复治疗原则　松弛痉挛肌肉，消除因肌肉紧张导致的运动能力下降，消除再度损伤的原因，解除疼痛，恢复关节活动度，改善日常生活活动能力，提高生活质量。

二、慢性腰痛的康复治疗方法

慢性腰痛的康复治疗与临床治疗是一个统一的整体，除了临床应用的休息、支撑、药物治疗之外，康复治疗在以下方面有其独到的作用。

1. 健康教育　在腰痛的急性发作期就应开始对患者教育，让患者对腰痛有正确的认识，知道腰痛不是一种严重疾病，了解腰痛预后良好。早期指导患者克服恐惧心理及病态行为，能够降低慢性腰痛的复发率。

在急性期还应对患者进行姿势的指导，避免进一步损伤。对于坐位工作者，正确的坐姿对缓解腰部疼痛、预防复发很重要。应指导患者使用合适的靠背椅，在腰背部放松的坐姿中利用椅背或靠垫维持一定的腰椎前凸度，并使用脚垫使膝关节略高于髋关节。指导患者经常变换姿势，在疼痛尚未完全缓解时，每间隔 10 ~ 20min 变换一次姿势，在疼痛消失后逐渐增加至每 40 ~ 60min 变换一次姿势。

指导患者在不引起疼痛加重的前提下保持活动，避免弯腰旋转时过度用力，在各种活动中尽量减少对腰椎的应力，如搬重物时应将身体尽可能地靠近重物，并在用力时注意屈曲膝关节，保持腰椎伸直；在整理床铺等站立弯腰的动作中注意略屈曲膝关节；在咳嗽、打喷嚏、大便等增加腹内压的动作时，尽量收紧腹部肌肉；起床或躺下时从侧卧位过渡，并用双手支撑辅助。

告知患者腰痛的复发是常见的现象，指导患者在腰痛复发时不紧张，不恐惧，可尝试

前次疼痛发作时的有效方法进行治疗。指导患者在腰痛复发时也不盲目乐观，尤其是对第一次腰痛发作治疗效果好、疗效快的患者，一定要使他们认识到，急性疼痛时不能过度活动，否则可能造成损伤加重，将导致治疗困难。

2. **腰椎牵引治疗**　反复腰腿痛的患者腰肌紧张度明显增加，且有不同程度的软组织退变、钙化。腰肌痉挛是导致腰部疼痛的重要原因之一，应用腰椎牵引技术能改善、缓解腰痛症状。牵引重量以体重的 1/5 ～ 1/4 为宜，对于慢性积累伤的患者，牵引一段时间后（约1 周），症状如明显改善，牵引量可逐渐加大，总量不宜超过体重的 1/2，牵引一般每天 1 ～ 2次，持续半个小时。

腰椎牵引治疗时，应当注意以下几方面：

（1）牵引简便易行、较为安全，但仍应在医生的指导下开展，牵引的角度、重量、时间等应遵医嘱进行。

（2）在牵引治疗时，原则上都需卧床。家中需准备硬板床，以便保持牵引力。若卧于席梦思等软床上，则失去了牵引的作用，甚至会加重症状。

（3）牵引所用的牵引带必须合身。骨盆牵引带的拉力必须作用在髂骨翼上，并保护骨突部，以防压疮。

（4）牵引一段时间后，症状可能有所缓解，此时不应过早终止牵引，而应继续卧床结合牵引治疗，减少复发的可能。

（5）牵引一段时间后症状无明显改善者，应请医生及时帮助查明原因，采取相应的措施。

（6）患者牵引一段时间后如症状加重，应立即停止牵引，请医师做进一步的诊治。

（7）不适合进行牵引治疗的患者，切不可在家中自行牵引。

（8）诊断不明确，怀疑有腰椎破坏性疾病，如肿瘤、结核或化脓性疾病的患者，不宜用牵引治疗。

（9）全身状况较差，患严重呼吸、循环系统疾病或经医生认定不适宜牵引的患者不要进行牵引治疗。

（10）有明显骨质疏松的患者，或牵引后即感症状加重，疼痛剧烈的患者，不适宜进行牵引治疗。

3. **物理因子治疗**　电、光、声、磁、热等物理因子的治疗可促进局部血液循环，增强代谢，缓解局部无菌性炎症，减轻水肿和充血，缓解疼痛，解除粘连，改善神经肌肉营养，促进神经、肌肉的再生及其功能的恢复，防止肌萎缩，在临床上广泛应用于慢性腰痛的治疗。在临床应用中根据每种物理因子的特点和患者的具体情况进行选择，具体治疗方法举例如下。

（1）中频脉冲电疗法：腰骶部痛区并置，下肢痛区并置，感觉阈上，每次15 ～ 20min，每日 1 次，15 ～ 20 次为 1 个疗程。

（2）低频电疗：腰骶部痛区并置，下肢痛区并置，频率 2Hz、50Hz、100Hz 等，感觉阈上，每次 20min，每日 1 次，15 ～ 20 次为 1 个疗程。

（3）干扰电疗：腰骶部痛区六电极交叉形成干扰场，差频 120Hz，感觉阈上，每次 20min，每日 1 次，15 ～ 20 次为 1 个疗程。

（4）超短波：腰腹对置或腰与患侧小腿后并置，无热至微热量，每次 15 ～ 20min，每日 1 次，15 ～ 20 次为 1 个疗程。

（5）超声波：腰骶部、坐骨神经走行，接触移动法，0.8 ～ 1.5W/cm²，每次 10 ～ 15min，每日 1 次，15 ～ 20 次为 1 个疗程。治疗前先做直流电药物离子导入可增加疗效。

（6）直流电药物离子导入：每次 20min，每日 1 次，15 ～ 20 次为 1 个疗程。

（7）水疗法：气泡浴，温度 38℃，每次 15 ～ 20min，每日 1 次，每周 2 ～ 3 次，15 ～ 20 次为 1 个疗程。

（8）红外线：腰骶部照射，距离 30cm 左右，每次 20 ～ 30min，每日 1 次，15 ～ 20 次为 1 个疗程。

（9）石蜡疗法：盘蜡法，敷于腰骶部和患侧下肢痛区，温度 42℃，每次 30min，每日 1 次，15 ～ 20 次为 1 个疗程。

（10）磁疗：脉冲电磁疗，腰骶部放置治疗极，10Hz，每次 20min，每日 1 次，15 ～ 20 次为 1 个疗程。

（11）冷疗：冷疗袋，温度 0 ～ 4℃，直接敷于腰骶部，每次 5min，每日 3 ～ 4 次，治疗 1 ～ 3d。

4. 手法治疗　手法治疗具有松解粘连、解除痉挛、缓解疼痛等作用。手法治疗能够缓解腰痛并改善腰椎活动度，其机制是利用机械力来改善软组织，改善肌肉和神经支配。

手法治疗的作用包括：①对非可收缩的软组织（韧带、关节囊、肌腱、筋膜）进行被动牵伸，增加其活动度。②使异常紧张的骨骼肌放松，可延长骨骼肌的长度，扩大其活动度。③治疗中大量的本体感觉传入和动力学信号的传入可关闭疼痛闸门，缓解疼痛。④内啡肽的释放缓解疼痛。⑤医务人员手的密切接触对患者起到很好的安慰作用，达到镇痛效果。

选择正确的手法治疗慢性腰痛，一般在治疗后 2 ～ 4 周能够得到满意的治疗效果，如果没有达到预期治疗目标，需要重新对患者进行仔细的评定。

（1）腰部推揉法：患者坐位或俯卧位，医者坐于患者背后或立于治疗床旁，用拇指或掌根推揉腰背部脊柱两侧压痛点周围，反复推揉 2 ～ 3min，然后由轻到重推揉压痛点 2 ～ 3min。每次 20 ～ 30min，每天 1 次，10 次为 1 个疗程，连续治疗 2 个疗程。

（2）手法治疗的禁忌证有：操作者对所应用的手法技术不能熟悉掌握；腰椎恶性肿瘤；局部感染或炎症；马尾综合征；多个相邻节段神经根病变；骨折、脱位等椎体不稳；各种严重的未很好控制的内科疾病，如严重的冠心病、肾衰竭、糖尿病等。

5. 运动疗法　慢性腰痛的患者可以通过适当的运动方法减轻甚至缓解疼痛，也可以通过运动提高腰腹肌肌力，改善腰椎及下肢的柔韧性，保持正常的功能状态，有效地预防腰痛的复发。

在临床工作中，应该以患者的临床表现为基础，制定个体化的运动处方。应用运动的方法缓解慢性腰痛，最适合的病例是运动后疼痛明显减轻或消失，同时各方向脊柱活动度明显改善。腰痛的发作期，不适合应用运动疗法的情况有：有明显的外伤史，疼痛伴腰椎节段性活动度明显增大，因疼痛剧烈而不能进行活动，有双侧下肢感觉或运动的神经学阳性体征，巨大的椎间盘突出，活动后疼痛程度加重且范围扩大等。

在慢性腰痛缓解之后，康复的目标是恢复功能，此时运动疗法成为不可替代的治疗手段。通过合理的运动，达到脊柱最佳的稳定性和活动性，也是预防慢性腰痛复发的有效手段。

肌肉在脊柱的稳定性方面发挥重要的作用，因此，肌力训练是运动疗法中必要的组成部分。首先进行脊柱的静态肌力训练，包括保持脊柱的中立位而进行盆底肌、腹横肌的收缩练习，腰椎屈肌和伸肌的等长练习；然后进行动态肌力训练，包括在各种姿势的变换中维持脊柱的中立位，在四肢的抗阻运动中维持脊柱的中立位，腰椎屈肌和伸肌的等张抗阻训练。

腰椎和下肢的软组织的柔韧性是脊柱活动的重要基础，也是减少损伤的重要条件。因此，在慢性腰痛的运动疗法中牵伸训练占很大比例。牵伸的动作包括腰椎屈曲、伸展、左右侧屈和左右旋转，髋关节屈曲、伸展、外展、内旋和外旋。牵伸力度过轻，将没有任何效果；牵伸力度过重可能引起组织损伤，损伤修复后的柔韧性将更低。因此，牵伸的原则是在各个活动方向的终点位置使用轻微的外力引起明显的牵拉感，当外力去除回复至中立位后，牵伸部位无任何不适感觉，整个过程不引起明显的疼痛。

（1）定量有氧运动：有氧运动可以提高心肺功能，改善全身包括腰腹部和下肢的血液循环，增加腰肌、腹肌、下肢肌肉的肌力，改善机体的灵活性和协调性，已经被研究证明能够减少慢性腰痛的复发。因此，应该在慢性腰痛患者的疼痛缓解期，为他们制定适度的有氧训练方法，可以采用游泳、快走、慢跑、自行车、乒乓球、羽毛球、网球等各种运动项目。

（2）躯干肌主动运动练习：指导患者在站立位、俯卧位和仰卧位下，进行躯干各肌群的被动牵伸和主动运动练习，以发挥躯干屈肌、伸肌和下肢盆带肌的力量和柔韧性，增加脊柱的稳定性。一般编排 8 ~ 10 个动作，每个动作有节奏地重复 10 次为一组，每次练习 2 ~ 3 组，每组间休息 1 ~ 2min，每天练习时间 20 ~ 30min。练习强度尽可能以不增加疼痛和不引起疲劳为度，可与推拿同步进行。

具体锻炼动作介绍如下。

①按摩腰部：预备姿势：坐位或立位均可，两手掌对搓发热后，紧按腰部。动作：双手掌用力向下按摩到骶尾部，然后再向上回到背部。

②风摆荷叶：预备姿势：两脚开立比肩稍宽，两手叉腰，拇指在前。动作：腰部自左 - 前 - 右 - 后做回旋动作；再改为腰部自右 - 前 - 左 - 后做回旋动作。运动时两腿始终伸直，

膝关节稍屈，双手轻托腰部，回旋的圈子可逐渐增大。

③转腰推碑：预备姿势：两脚开立，比肩稍宽，两臂下垂。动作：a. 向右转体，左手成立掌向正前方推出，右掌变拳抽回至腰际抱肘，眼看右后方；b. 向左转体，右手变立掌向正前方推出，左掌变拳抽回至腰际抱肘，眼看左后方。推掌的动作要缓慢，手腕稍用力，臂部不要僵硬，转体时头颈与腰部同时转动，两腿不动，推掌与变拳抽回腰间的两臂速度应该一致。

④掌插华山：预备姿势：两脚开立，比肩稍宽，两臂下垂。动作：a. 右掌向右搂回腰际抱肘，左掌向正右方伸出，身体向右转，成右弓步；b. 左掌向左方平行搂回腰际抱肘，右掌向正左方伸出，身体向左转，成左弓步。眼看插出的手掌，手向外插出的动作可稍快。

⑤双手攀足：预备姿势：两脚开立，比肩稍宽，两手置于腹前，掌心向下。动作：a. 腰向前弯，手掌向下按地；b. 还原，重复 10 次。注意：两腿要伸直，膝关节勿屈曲，弯腰角度因人而异，不可强求。

⑥白马分鬃：预备姿势：两脚开立，比肩稍宽，两臂下垂，两手交叉，如左腰有病，左手交叉在前；右腰有病，右手交叉在前。动作：a. 身体向前俯，眼看双手，两手叉举至头顶上端，身体挺直；b. 两臂上举并向两侧分开，恢复预备姿势。上举时犹如向上攀物状，尽量使筋骨伸展，向两侧分开时掌心向下成弧线。

⑦凤凰顺翅：预备姿势：两脚开立，比肩稍宽，两手下垂。动作：a. 上身下俯，两膝稍屈，右手向右上方撩起，头也随之转向右上，眼看右手，左手需按右膝；b. 上身仍下俯，两膝仍稍屈，左手向左上方撩起，头也随之转向左上，眼看左手，右手下放需按左膝。头部左转或右转时吸气，转回正面时呼气，转动时用力要轻。手臂撩起时动作要缓慢，手按膝时不要用力。

⑧飞燕点水：预备姿势：患者俯卧，头转向一侧。动作：a. 两腿交替做向后过伸动作；b. 两腿同时做过伸动作；c. 两腿不动，上身躯体向后背伸；d. 上身与两腿同时背伸；e. 还原；每一个动作重复 10 次。

⑨俯卧架桥：预备姿势：患者仰卧，以两手叉腰作支撑点，两腿屈膝成 90°，两脚支持下半身，呈半拱桥形，挺起躯干。当挺起躯干架桥时，膝部稍向两边分开，重复 10 次。

⑩行者下坐：预备姿势：两脚开立，距离与肩同宽，两手抱肘。动作：a. 脚尖着地，脚跟轻提，随后下蹲，臀部尽可能向下触及脚跟，两手放开成掌，两臂伸直平举；b. 起立恢复预备姿势。注意：下蹲程度根据患者的可能，不应勉强，必要时可扶住桌椅进行，重复 10 次。

⑪四面摆莲：预备姿势：患者两脚正立，双手叉腰，拇指在后。动作：a. 右小腿向后提起，大腿保持原位，然后右脚向前踢出，足部尽量跖屈。b. 右腿还原再向后踢，以脚跟触及臀部为度。c. 右下肢抬起屈膝，右脚向里横踢，似踢毽子一样。d. 右下肢抬起屈膝，右脚向外横踢。练完后换左下肢做同样动作，每个动作重复 10 次。

⑫仰卧举腿：预备姿势：仰卧位，腿伸直，两手自然放置体侧。动作：做直腿抬举动作，

角度可逐渐增大，双下肢交替。每个动作重复 10 次。注意：双下肢抬举角度应根据患者的可能，不应避免。

⑬蹬空增力：预备姿势：仰卧位，腿伸直，两手自然放置体侧。动作：a. 屈髋屈膝的同时踝关节极度背伸；b. 向斜上方进行蹬踏，髋、膝伸直，足尽量跖屈，双下肢交替进行，每个动作重复 10 次。

⑭蹬车活动　预备姿势：坐在一个特制的固定练功车或健身器上。动作：做蹬车活动，模拟踏自行车，重复动作 2 ～ 4min。

由于运动是一种非特异性生理刺激，以上运动需在专人指导下进行，以保证疗效。运动负荷应高于患者的现有能力，需通过努力才能完成。为安全起见，运动量应从小到大，从易到难，循序渐进。疼痛减轻后要增加运动量，特别是要加强腰部伸肌的训练，使脊柱屈伸肌力保持一定的平衡，以维持腰椎生理前凸，只有两肌群协调才能完成腰部正常的运动。经常性躯干肌肉和腹部肌肉整合锻炼可有效预防反复性腰痛。选择适宜的方法，注意动作的准确性，严格掌握循序渐进的原则，避寒保暖，持之以恒，坚持锻炼。

6. 中医传统的康复手法　祖国传统中医学对治疗慢性腰痛有很好的疗效。

(1) 针刺疗法：是使用针具，选择人体腧穴进行刺激，达到气血经络通畅、疼痛缓解的目的。常用的治疗下背痛的腧穴有命门、腰阳关、腰俞、腰眼、环跳、承扶、风市、血海、阳陵泉、委中、承山、昆仑、太溪等。

(2) 推拿疗法：中医传统的推拿手法与西方手法治疗虽然理论基础和操作技术完全不同，但都是通过医者对患者体表部位的施力，改善局部的血液循环，提高局部的痛阈，达到镇痛的效果。常用的推拿手法有揉法、滚法、推法、擦法、点法、按法、拿法、拍法、扳法和抖法。

(3) 拔罐疗法：是利用各种方法减低罐内的气压，使罐能够通过压力作用吸附于皮肤上，引起局部皮肤淤血的治疗方法。拔罐疗法的镇痛机制是通过局部皮肤淤血产生无菌性炎症，从而调动人体自身的免疫防病能力。常用的拔罐方法有留罐、走罐。

(4) 灸法：是在特定的治疗穴位上燃烧艾灸的方法。艾灸燃烧的温热作用可以扩张血管，改善血液循环，促进炎症产物的吸收，达到消炎作用。艾灸应用于穴位可以疏通经气，促进气血运行，对慢性腰痛有较好的治疗作用。

7. 心理、行为与安慰治疗　由于疼痛的本质是一种主观的体验，其反应的程度显著与心理因素相关。VanTulder 指出慢性腰痛的治疗不是集中在去除潜在的器质性疾病，而是通过对环境因素和认知过程的修正，减小残疾。行为干预是常用的方法，但什么类型的病人应选择何种方式的行为治疗，仍需进一步的研究。安慰有正性的治疗效果，不管何种治疗，其效果可达到 50%，强刺激的治疗（手术）可达到 70%。安慰有减少焦虑，提供心理支持，引发体内防御机制的作用。Waddell 指出医生必须同时扮演其最古老的顾问作用。Voltaire 200 年前指出"医学是一门艺术，它包括在疾病自然康复的同时取悦于病人"。

三、慢性腰痛的养护

慢性腰痛的治疗，重在预防。预防有减轻痛苦和减少花费的潜在能力。预防尝试包括腰部支持、腰痛学校、腰背肌锻炼、人类工程与环境改造学、修正个人的危险因素等。具体措施如下：

1. 保持良好的姿势并矫正各种畸形

（1）正确的站立姿势：两眼平视，下颌稍内收，胸部挺起，腰背平直，小腿微收，两腿直立，两足距离与双肩宽度相等。在劳动中应采取较好的站立位置：膝关节微屈、臀大肌轻轻收缩，腹肌自然收缩。一旦发现有站立体位不良姿势应及时纠正，以免造成腰痛、腰肌紧张，甚至发生脊柱侧凸等症。

（2）正确的坐姿：应该是上身挺直、下颌微收、双下肢并拢，还应选择合适的坐具，以使腰部处于相对松弛状态，减少劳损的机会。坐在靠背椅上，使腰骶部的肌肉不致疲劳。坐下和站起的动作也有一定的要求。坐下时，最好先走到椅凳边，一足放在另一足后面，然后上身微前倾，缓慢坐下，站起时，最好先将一足放在另一足的后面，轻轻用力蹬地，使上身离位而起，同时，上半身微向前倾，高低适中，靠背有一定后倾角，如在腰部有 3 ~ 5cm 厚的依托物则更佳。在此过程中腰背尽量保持正直。

（3）正确的步行姿势：表情自然，双目平视前方，头微昂，口微闭，颈正直，胸部自然前上挺，腰部挺直，收小腹，臀部略向后突，双臂自然下垂，双上臂自然摆动，摆幅 30° 左右，前摆时肘微屈，勿甩前臂，后摆时勿甩手腕；下肢举步有力，步行后蹬着力点侧重在踇趾关节内侧，利用足弓的杠杆作用推进身体前移，换步时肌肉微放松，膝关节勿过于弯曲，大腿不宜抬得过高。每个单步步幅依自己腿长及脚长而定，一般平均为 70cm 左右。行走时勿上下颤动和左右摇摆。正确的上下楼步态应全足踏实在楼梯上，不要只踏半只脚，膝关节应略屈曲，收小腹，臀部向内收，上身挺直，速度适当。

（4）正确提物的姿势：弯腰搬提重物时，正确的姿势是先将身体向重物尽量靠拢，然后屈膝、屈髋，再用双手持物，伸膝伸髋，重物即可被搬起。这样，主要依靠臀大肌及股四头肌的收缩力量，避免腰背肌的收缩力量，避免腰背肌使双膝处于半屈曲状态，使物体尽量接近身体，则可减少腰背肌的负担，减少损伤的机会。

（5）家务劳动的正确姿势：人们从事家务劳动如不注意姿势，往往会出现腰腿痛，可采取以下措施来预防。

①洗小件物品如淘米、洗菜时，最好不要将盆直接放在地上，或放在太低的位置，而应放齐腰的高度，这样可以避免腰部过度屈曲，减少腰部的负担。

②择菜等长时间劳作时，应将物品放在一个高度适当的台子上或坐在一个高低合适的凳子上择菜，以避免腰部的过度向前屈曲。

③切菜、切肉时，应该放在一个高度适当的台子上，切物品时应保持脊柱正直，不要

左右歪斜、东倚西靠，尽可能不弯曲腰部。

④扫地、拖地时，应将扫帚或拖把的把加长，以避免过度弯曲腰部，造成腰肌的劳损。如居室面积过大，可分几次打扫，在间隔时间内可适当活动一下腰部，避免腰痛。

⑤晾晒衣服或擦高处玻璃等劳动时，应在脚下垫个矮凳，避免腰部过度后伸而受伤。在儿童和青年发育期，尤其是学龄儿童保持良好姿势最重要，对于姿势不良者应及时纠正。当下肢或骨盆出现畸形或活动障碍时应纠正。

2. 工作中预防

（1）合理地使用空调。室温在26℃较适宜，此外，空调的风切忌对着腰部及后背吹。

（2）开车时应把座位适当地移向方向盘，使方向盘在不影响转向的情况下尽量靠近胸前，同时靠背后倾角度以100°为宜，不要使后倾角度太大，并调整座位与方向盘之间的高度。尽量避免连续开车超过1h，需要长时间行走时，宜中途停车休息5～10min，走出驾驶室，稍微活动一下，做一些腰部的保健体操。

（3）加强体育锻炼，加强体育锻炼能使肌肉、韧带、关节囊经常处于健康和发育良好的状态。肌力强、韧带弹性大者，发生劳损的机会少。进行体育训练之前，要做充分的准备活动。无论何种体育运动，在正式开始前均对脊椎、四肢进行由小幅度到大幅度、由慢到快的准备活动，以腰部充分活动、四肢关节灵活为度。在体育运动中，应合理安排腰部运动量，运动量应由小到大，循序渐进，并在运动中有一定时间的间歇，以避免腰部过度疲劳。

（4）劳动中注意体位。避免在不良的体位下劳动时间过长，改善体力劳动条件，对单一劳动姿势者应坚持工间锻炼，或采用围腰保护腰部，注意技术革新，改进操作方法。

（5）注意劳逸结合。慢性病、营养不良、肥胖者，要注意休息，加强治疗，病后初愈、妊娠期、分娩后、月经期应注意休息，避免过劳，急性腰扭伤病人应彻底治疗，在腰伤未愈的情况下切不可继续训练，以免反复损伤，迁延难愈。

慢性腰痛功能性锻炼非常关键，要防治慢性腰痛，应保持良好的姿势，矫正各种畸形，加强体育锻炼，并坚持下去。

主要参考文献

[1] Watson A, Charlesworth L, Jacob R, et al. The Community In-Reach and Care Transition (CIRACT) clinical and cost-effectiveness study: study protocol for a randomised controlled trial. Trials, 2015, 16:41.

[2] Tyson SF, Thomas N, Vail A, et al. Recruiting to inpatient based rehabilitation trials: lessons learned. Trials, 2015, 16:75.

[3] Von Forell GA, Stephens TK, Samartzis D, et al. Low back pain: a biomechanical rationale based on "patterns" of disc degeneration. Spine, 2015, 40(15):1165-1172.

[4] Sung PS, Leininger PM. A kinematic and kinetic analysis of spinal region in subjects with and without recurrent low back pain during one leg standing. Clin Biomech, 2015, 30(7): 696-702.

[5] McGregor AH, Probyn K, Cro S, et al. Rehabilitation following surgery for lumbar spinal stenosis. A

Cochrane review. Spine, 2014, 39(13):1044-1054.

［6］ Ebenbichler GR, Inschlag S, Pflüger V, et al. Twelfe-year follow-up of a randomized controlled trial of comprehensive physiotherapy following disc herniation operation. Clin Rehabil, 2015, 29(6):548-560.

［7］ 丛培彦，张灵芝，于丽，等. 整体护理干预腰腹肌肌力训练对腰椎间盘突出症患者腰椎功能的影响. 中国现代医生，2015，(21):143-146.

［8］ 赵长安. 中医康复训练方法治疗老年骨质疏松性胸腰椎压缩性骨折的疗效分析. 中国医药指南，2013，(35):520-521.

［9］ 胡文清，吕杭州，张仲，等. 早期综合康复治疗预防腰椎间盘突出症术后症状复发的临床研究. 中华物理医学与康复杂志，20120，32(11)：860-862.

［10］ 周玲. 腰背肌锻炼在腰椎退变性疾病术后护理中对腰痛的治疗作用. 中国全科医学，2010，13(6):640-641.

［11］ Chou R，Baisden J，Eugene J. Surgery for Low Back Pain:A R eview of the Evidence for an American Pain Society Clinical Practice Guideline. Spine，2009，34(10)：1094-1109.

［12］ 魏鹏绪，张景. 下背痛康复与核心稳定性. 中华临床医师杂志 (电子版)，2011，5(21):6375-6377.